基礎栄養学（第4版）

高　　早苗
柳　　　進
河田哲典
山田英明
眞鍋芳江
関　周司　共著

三共出版

まえがき

　私達は，外界から必要な物質を食物として摂取し，これを消化吸収，代謝してさまざまな生活活動，生命の維持，成長，再生産をおこなっている。この現象を栄養といい，栄養を学ぶ学問を栄養学という。基礎栄養学（従来の栄養学総論）は，人間の栄養の基本を学ぶ学問で，栄養学のコアであり，栄養の意義，健康と食生活，健康の保持・増進，疾病の予防・治療における栄養の役割，栄養素の化学と消化吸収，栄養素およびエネルギーの代謝とその意義，遺伝子発現と栄養などが含まれている。

わが国は急速な少子高齢社会を迎え，栄養との関わりが深い教育（心身の健全な発育成長に重要な食育），保健（生活の質の向上，生活習慣病の予防，健康寿命の延伸など），福祉（児童福祉，高齢者福祉，社会福祉）などが大きな社会問題となっており，栄養のプロフェショナルである栄養士・管理栄養士は，食育や保健・福祉の担い手として，一段とその重要性が増してきている。このような食を通して人々の健康を守る栄養士・管理栄養士の役割の増大に対応して，栄養士法が2002年に改正・施行されたが，この改正では教育課程，国家試験の方法が大幅に見直され，管理栄養士は登録制から免許制に切り換えられた。2004年には食育の重要性が認識され栄養教諭制度が制定された。また，全国栄養士養成施設協会は，質の高い栄養士を担保するために協会認定栄養士試験を実施することにした。

　このように健康を守る栄養士・管理栄養士に対する社会的ニーズの増大は，日進月歩の栄養学およびその関連分野（食品学，医学・医療など）の継続的学習（生涯学習）とその基礎になる大学における学習に比較的高い一定水準以上の学力確保を求めている。2002年には管理栄養士国家試験出題基準（ガイドライン）が示され，その中に基礎栄養学など各教科の教育目標が示されているが，本基礎栄養学は長年栄養学の教育研究に従事してきたものがこのガイドラインに準拠し，全体のまとまりに注意しながらそれぞれの専門を生かして分担執筆した。執筆にあたって特に注意した点は，教科書という特殊性から限られた紙面であるので，基礎栄養学で主体的に学ぶべき事項に重点を置き記述し，他の関連教科（特に生化学）で主体的に学ぶ事項であっても基礎栄養学的視点に立って必要事項はもれないように記述した。また，個人栄養や生活習慣病の予防栄養などの視点にたって新たに基礎栄養学のガイドラインに加えられた「遺伝子発現と栄養」，「摂食行動」および「食物繊維」についても章立てして記述した。

　最近，厚生労働省から2005年4月から2010年3月まで使用される2005年版「日本人の食事摂取基準（2005年版）」が示された。その内容は，2004年度まで5年間使用されてきた第6次改訂「日本人の栄養所要量－食事摂取基準－」よりかなり大幅な改訂がなされている。そこで本書では，本文関連事項をこの新しい基準に従って記述するとともに，その全文を付録1として掲載した。

　本書が管理栄養士養成課程・栄養士養成課程ならびに関連分野における基礎栄養学

の学習・教育に役立つことを願っている。できるだけ注意したつもりであるが，本書を利用していただく指導者の方々，学生諸君らのご指摘，ご指導，ご助言をいただき，よりよい教科書にしたいと考えている。

　本書を出版するにあたり多くの方々の著書を参照させていただいた。また，三共出版株式会社　代表取締役　萩原幸子氏および常務取締役　石山慎二に激励と多大の協力をいただいた。心からのお礼を申し上げる次第である。

　　　平成17年　初春

著者一同

第 4 版 に あ た っ て

　本書を刊行して15年が経過し，第4版を発行することとなった。日本人の食事摂取基準は，健康な個人および集団を対象として，国民の健康の保持・増進，生活習慣病の予防のために参照するエネルギーおよび栄養素の摂取量の基準を示すものである。この度2020年版が発表された。この2020年版は，栄養に関連した身体・代謝機能の低下を回避する観点から，健康の保持・増進，生活習慣病の発症予防および重症化予防に加え，高齢者の低栄養予防やフレイル予防も視野に入れて策定された。このため，関連する各種疾患ガイドラインと共に調和が図られている。食事摂取基準の対象は，健康な個人および健康な人を中心として構成されている集団とし，生活習慣病等に関する危険因子を有していたり，また，高齢者においてはフレイルに関する危険因子を有していたりしても，おおむね自立した日常生活を営んでいる者を含む。

　健康な個人又は集団を対象として，健康の保持・増進，生活習慣病の発症予防および重症化予防のための食事改善に，食事摂取基準を活用する場合は，PDCA サイクルに基づく活用を基本とすることとされている。

本書は，「まえがき」に述べているとおり，基礎栄養学的視点に立って必要と思われる事項はもれなく記述しており，食事摂取基準を活用するための基となる栄養学の基本を学ぶことができる。

　本書が管理栄養士養成課程，栄養士養成課程の参考図書として役立つことを願っている。本書を利用してお気づきの点はご指摘，ご指導，ご助言をいただき，よりよい教科書にしたいと考える。

　　　令和2年　初春

著者一同

目　　次

1章　栄養の概念

2章　摂食行動

3章　消化・吸収と栄養素の体内動態

4章　糖質（炭水化物）の栄養

5章　脂質の栄養

6章　たんぱく質の栄養

7章 ビタミンの栄養

8章 無機質（ミネラル）の栄養

9章　水，電解質の代謝

10章　機能性非栄養素成分

11章　エネルギー代謝

12章　遺伝子発現と栄養

1章　栄養の概念

●学習のポイント●

1. 栄養とは，生物（ここでは人間）が外界から物質（食物）を取り入れ，これを利用して体組織の修復，成長，活動，再生産など多様な生命現象を営むことをいう。
2. 栄養素は，外界から取り入れる生命活動に不可欠な物質のことで，糖質，脂質，たんぱく質，ビタミン，ミネラル，水の6種類に大別される。
3. 食品は，栄養素やその他の機能性成分の供給源であるが，すべての栄養素を含有する食品は無く，多種類の食品を組み合わせることではじめて必要成分を摂取することが可能となる。
4. 「健康とは，身体的，精神的そして社会的に完全に良好な状態であり，単に疾病または虚弱でないというだけではない」（世界保健機構）とされている。
5. この健康を保持増進するには，適切な量の栄養素をバランスよく摂取する必要がある。
6. 栄養素摂取量の過不足や不均衡は，身体にさまざまな異常を引き起こすが，その誘引として食生活，運動などの生活習慣が関連している。
7. 健常者の日常的な生活に必要とされる栄養素摂取量の目安として，「日本人の食事摂取基準」（厚生労働省）が設けられ，性，年齢階層，身体活動レベル別に推定エネルギー必要量，推定平均必要量，推奨量，目安量，目標量および耐容上限量が示されている。
8. 食事摂取基準を具体的な生活行動目標に置き換えた「食生活指針」，「健康日本21」が策定されている。

1-1　栄養と栄養素

1-1-1　栄養とは

　ヒトは，生命を維持し，成長し，活動し，子孫を残すために，生体の材料やエネルギー源となる物質を食物から取り入れ，これを利用することで生命活動を営んでいる。このように，ヒトが生活（生命の維持，機能・形態の維持，活動，成長，生殖など）するために必要な物質を外界から取り入れ，利用可能な形に替えて利用し，生じた老廃物を体外に排泄する，この絶え間ない繰り返しによる生命の営みを栄養（nutrition）

2

という。外界から取り入れる生命活動に不可欠な物質は，栄養素（nutrient）と呼ばれる。栄養素は，より簡単な物質に分解（異化；catabolism）されてエネルギーを取り出し利用されたり，高分子化合物の合成（同化；anabolism）に利用される。このような細胞や組織・器官レベルでの物質の変化を代謝（物質代謝，新陳代謝；metabolism）という。栄養は，ヒトに限らずあらゆる動植物に共通する現象で，植物は，大気中の二酸化炭素と根から吸い上げた水を原料に，太陽光のエネルギー（光エネルギー）を利用して光合成をおこない，グルコースを生成する。このグルコースに加えて，根から吸収される窒素，リン酸，カリウムのような無機質を材料として植物体を形成する。植物のように個体の成長，増殖に必要な物質を無機質から作ることができる生物を独立栄養生物という。一方，動物は，体内で無機質から有機物を合成することができず，植物や他の動物を食べることで有機物を栄養素として摂取している。このような生物を従属栄養生物という。動物は，植物から得た栄養素の分解産物である二酸化炭素を大気中に放出し，死しては土に還って窒素やミネラルを植物に供給する。また，植物は，光合成の過程で酸素を大気中に放出する。このように，地球上の生態系は，相互に必要物質を供給し合うこと（物質循環）で成り立っている。

　健康状態と栄養状態は密接に関連している。栄養状態は，栄養素の量（適量，不足，過剰）と質（栄養素相互のバランス）によって規定されるが，それは一律のものではなく，身体内外のさまざまな影響因子の影響を受ける。図1-1に示すように栄養を規定する因子は，食物成分を利用するヒト（食べる側）とそれを供給する食物（食べられる側）双方にあり，これらの因子が複雑に絡み合って個人の食生活と栄養が成り立っている。発展途上の貧しい地域では，食料の生産・流通，経済力などが食品選択に強い影響を与えるであろうが，豊かな先進諸国では嗜好が最優先されるであろう。また，心理状態は食欲と密接に関連し，不安や不満は食欲の減退にも亢進にも作用する。

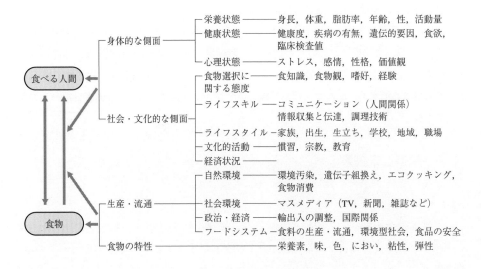

図1-1　栄養・食生活をとりまく因子
（笠原賀子ほか編，『栄養教育論』，講談社サイエンティフィク）

「栄養」を考える上で，これら規定因子の存在を理解しておくことはきわめて重要である。すなわち，人体の構造と機能，成長と加齢，疾病の成因と病態，遺伝，心理と行動，食品の成分，機能性，加工・調理，生産，社会構造，経済，環境などの幅広い分野の知識が統合されてはじめて人間栄養の全体像を理解することができるのである。管理栄養士は，栄養状態や健康状態を的確に評価・判定（アセスメント）し，エビデンスに基づく栄養管理・栄養教育を行う専門職である。栄養学は，その職責を果たす上での基礎となる重要な科目として位置づけられる（図1-2）。

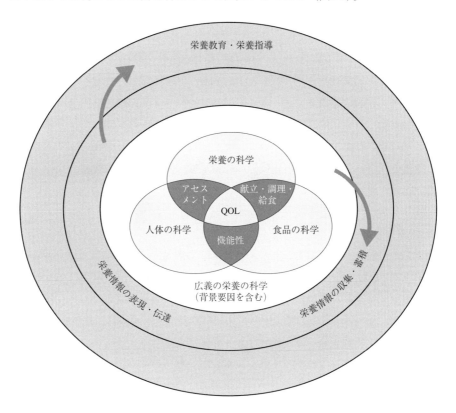

図1-2　管理栄養士の職務

(笠原賀子，医学と教育，47（9），46（1999）)

(笠原賀子ほか編，『栄養教育論』，講談社サイエンティフィク)

1-1-2　栄養素の種類と働き

（1）栄養素の種類

　個体の生命維持，正常な機能・形態の恒常性維持，発育・成長，生活活動のために外界から摂取する必要のある物質を栄養素という。食事は，栄養素を取り入れるための重要な手段であるが，その内容や摂り方が不適切であれば栄養素の過不足が起こり，成長や健康状態に悪影響を及ぼす。

　栄養素は表1-1に示すように，三大栄養素といわれる，①糖質（炭水化物

4

表1-1　栄養素の分類

		熱量素	構成素	調整素
六大栄養素	三大栄養素			
	糖質（carbohydrate）	○	△	△
	脂質（lipid）	○	△	△
	たんぱく質（protein）	○	○	△
	微量栄養素			
	無機質（mineral）		○	○
	ビタミン（vitamin）			○
	水		○	△
食物繊維				○

○；主たる機能　　△；従たる機能

carbohydrate），② 脂質（lipid），③たんぱく質（protein）と，微量栄養素である④ミネラル（無機質，mineral），⑤ビタミン（vitamin）の５種類（五大栄養素）に水を加えた六大栄養素に大別される。水（water）は，生体内の物質輸送や化学反応に重要な役割を果たすと同時に体構成の重要な成分でもあることから，現在では，栄養素のひとつとする考え方が主流となっている。また，食物繊維（dietary fiber；ヒトの消化酵素で消化されない食物中の難消化成分の総体）は，栄養素の働きは持たないが，脂質および糖質代謝の正常化，大腸の健康などに寄与することから，六大栄養素に次ぐ重要な成分とされる。

（2）栄養素の働き

　栄養素をその働きから分類すると，①熱量素，②構成素，③調整素（保全素）に大別される（表1-1）。熱量素とは，運動（筋肉の収縮），産熱（体温保持），生合成，能動輸送，神経伝達などに使われるエネルギーの供給源となる栄養素で，主に糖質と脂質が用いられ，たんぱく質も必要に応じて用いられる。構成素とは，身体成分（組織，臓器の構成成分，体液成分，免疫成分など）の材料となる栄養素であり，主にたんぱく質とカルシウム，リンなどのミネラル，水分がこれにあたる。調整素（調節素，保全素ともいう）とは，身体機能の調節［代謝調節，体液の恒常性（ホメオスタシス：homeostasis）*維持や生体防御など］に関わる栄養素で，主としてビタミン，ミネラルなどがこれにあたる。栄養素の働きは，相互に密接に関連しており，どれが欠けても代謝が円滑に行えない。また，代謝の調整には，遺伝子や神経，ホルモンが関与している。

1-1-3　体構成成分と栄養素

　人体は約20種の元素から成り，この内の96％を酸素（O），炭素（C），水素（H），窒素（N）が占める。これらの元素から構成される物質は，水と有機質（糖質，脂質，たんぱく質）である。水分は，成人の体重の約60％を占め，たんぱく質，脂肪がこれに次ぐ。糖質は，量はわずかであるが，血中にグルコース，筋肉や肝臓にグリコーゲ

---

*生体には，外部環境が変化しても，体内の状態（内部環境）を常に一定に保とうとする機構が備わっている。これを恒常性（ホメオスタシス）という。主に細胞外液（血液，リンパ液，間質液）のイオン濃度，グルコースの濃度，pHなどが一定に保たれていることをさす。また，体内に侵入した異物に反応し，これを排除して内部環境を正常に維持しようとする働きが生体防御反応である。

ンの形で貯蔵されている。残り約4％は無機質であり、その大半は骨や歯の主成分であるカルシウムおよびリンが占める。また、カルシウム、リン、カリウム、ナトリウム、塩素、マグネシウムなどは、それぞれ微量ではあるが体液（細胞外液および細胞内液）中にイオンの形で存在し、体液の浸透圧やpHの調整などの重要な生理作用に関与している。これらの体構成元素は、すべて飲食物から摂取されるが、摂取栄養素量と体構成量の比率は大きく異なる。水は、体内で溶媒として働き、生体反応の場を提供し、反応そのものに関与し、ホメオスタシス維持の中心的役割を果たしている。摂取水分量はかなり変動するが除脂肪体重当たりの体水分量はほぼ一定に保たれている。水分以外で摂取量の最も多い糖質は、そのほとんどがその日のエネルギー源として消費され、体内に貯蔵されている量と体構成に関与している量は、合わせても約0.5％と僅かである。体構成物質であるたんぱく質やミネラルは体に常時一定量存在し、食事から摂取するのは主に新陳代謝によって入れ替わる分である。脂質の大半を占める中性脂肪（トリアシルグリセロール）は効率的なエネルギー貯蔵物質で、脂質のみならず糖質やたんぱく質からも体内合成され蓄えられる（図1-3）。体脂肪量は、一般に女性が多く、男性が少ない。また、肥満体では体脂肪量が多い。

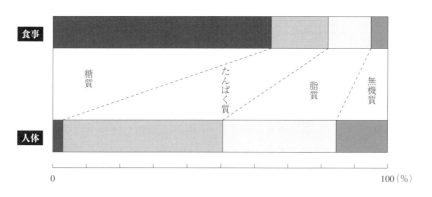

図1-3

1-2　食品と栄養

1-2-1　食品の定義

　食品は，食品衛生法では，「すべての飲食物」と定義されている。食品学の分野では，食品は“原材料および加工品”，食物は“食品を調理したもの”と区別して用いる。口に入れて食べるものを総称して，食べ物，飲食物ともいう。食べ物とは，基本的に次の条件を満たしているものをいう。

①　咀嚼，嚥下が可能であり，ヒトの消化酵素で容易に消化できる。

②　安全である（有害物質を含まない，有害物質を消化管内で発生させない，有害物質に汚染されていない）。

③　抵抗感なく食べられ，五感を刺激する何らかの魅力が備わっている。

④　栄養素を少なくとも1種類以上，通常多種類を複合して含有する。

1-2-2　食品と栄養素

　食品は，種類によって，含有する栄養素の種類と量が異なるので，必要な栄養素をまんべんなく摂取しようとすると，多種類の食品を組み合わせなければならない。食品と含有栄養素についての情報源として，日本食品標準成分表（文部科学省資源調査分科会編）が公表されている。現在使用されている日本食品標準成分表2015年版（七訂）には，わが国の主要食品2,191品目（18群に分類された原材料的食品および加工食品）について，廃棄率と可食部100gあたりのエネルギー量および成分量が示されている（表1-2）。この他に，アミノ酸成分表，脂肪酸成分表，炭水化物成分表も公表されており，食品成分表と共に給食経営管理，臨床栄養管理，栄養教育等の資料として広く利用されている。また，栄養教育の現場では，食品と栄養素の関係を具体的に理解するために，栄養成分の似通った食品同士をいくつかのグループに分けた食品群が用いられている。

　食品をおいしく，消化しやすくするために調理操作を行うが，ビタミンは，調理中の水への溶出，空気との接触による酸化，熱による破壊などでの調理による損失がある。ビタミンの損失率は，ビタミンA 30 %，B_1 20 %，B_2 25 %，C 50 %程度とされている。ミネラルも水に溶出するものがあり，カリウムは煮汁中に約30%が溶出する。献立作成や栄養素摂取状況の評価に際しては，損失率を考慮する必要がある。

1-2-3　食品の機能性成分

　近年，食品成分の中に，栄養素の働きは持たないが，健康の保持・増進，疾病の予防に有効な働きを示す様々な成分が明らかにされ，食品の機能性という概念が誕生した。食品の機能は，表1-3に示すように一次（栄養），二次（感覚），三次（体調整）の各機能に分類されるが，一般的に機能性成分という場合は，この内の三次機能を発揮する成分を指す。三次機能成分とその働きは表1-4に示すように多岐にわたるが，これらを含み，健康への有用性を表示しようとする食品については，消費者が適切に選択

できるための表示基準を定めた保健機能食品制度が制定されている（厚生労働省）。

表1-2　日本食品標準成分表2015年版（七訂）の一部

食品番号	索引番号	食品名	廃棄率	エネルギー		水分	たんぱく質	アミノ酸組成によるたんぱく質	脂質	トリアシルグリセロール当量	飽和	一価不飽和	多価不飽和	コレステロール	利用可能炭水化物（単糖当量）	炭水化物	水溶性	不溶性	総量	灰分
			%	kcal	kJ	←g→								mg	←g→					
		こめ																		
		［水稲穀粒］																		
01080	82	玄米	0	353	1476	14.9	6.8	5.9	2.7	2.5	0.62	0.83	0.90	(0)	74.3	78.4	0.7	2.3	3.0	1.2
01081	83	半つき米	0	356	1489	14.9	6.5	(5.6)	1.8	(1.7)	(0.45)	(0.52)	(0.61)	(0)	75.9	81.5	0.4	1.0	1.4	0.8
01082	84	七分つき米	0	359	1502	14.9	6.3	(5.4)	1.5	(1.4)	(0.40)	(0.41)	(0.51)	(0)	76.6	83.3	0.2	0.7	0.9	0.6
		精白米																		
01083	85	うるち米	0	358	1498	14.9	6.1	5.2	0.9	0.8	0.29	0.21	0.31	(0)	77.6	83.1	Tr	0.5	0.5	0.4

ナトリウム	カリウム	カルシウム	マグネシウム	リン	鉄	亜鉛	銅	マンガン	ヨウ素	セレン	クロム	モリブデン	レチノール	カロテン α	β	β-クリプトキサンチン	β-カロテン当量	レチノール活性当量	D	トコフェロール α	β	γ	δ	K
←mg→									←μg→										←mg→					μg
1	230	9	110	290	2.1	1.8	0.27	2.06	Tr	3	0	64	(0)	(0)	1	0	1	Tr	(0)	1.2	0.1	0.1	0	(0)
1	150	7	64	210	1.5	1.6	0.24	1.40	Tr	3	0	76	(0)	(0)	0	0	0	(0)	(0)	0.8	Tr	0.1	0	(0)
1	120	5	45	180	1.3	1.5	0.23	1.05	0	2	Tr	73	(0)	(0)	0	0	0	(0)	(0)	0.4	Tr	0	0	(0)
1	89	5	23	95	0.8	1.4	0.22	0.81	0	2	0	69	(0)	(0)	0	0	0	(0)	0	0.1	Tr	0	0	0

B₁	B₂	ナイアシン	B₆	B₁₂	葉酸	パントテン酸	ビオチン	C	食塩相当量	備考
←mg→				←μg→		mg	μg	mg	g	
0.41	0.04	6.3	0.45	(0)	27	1.37	6.0	(0)	0	うるち米
0.30	0.03	3.5	0.28	(0)	18	1.00	3.5	(0)	0	うるち米。歩留り:95～96%
0.24	0.03	1.7	0.20	(0)	15	0.84	2.9	(0)	0	うるち米。歩留り:92～94%
0.08	0.02	1.2	0.12	(0)	12	0.66	1.4	(0)	0	うるち米。歩留り:90～91%

表1-3　食品の機能

一次機能	栄養機能（生命維持機能）
二次機能	感覚機能（知覚応答機能） 味覚，臭覚，触覚などの感覚に訴える機能
三次機能	体調節機能 生体防御，恒常性維持，疾病予防，老化防止などの機能

表1-4　食品の三次機能成分例

機　能	成　分	食　品	機　能	成　分	食　品
（免疫系に関して）			（消化系に関して）		
液性免疫補強	免疫グロブリン	人乳（初乳）	カルシウム吸収促進	カゼインホスホペプチド	牛乳
マクロファージ活性化	リポポリサッカライド	小麦など	アミノ酸吸収促進	オリゴペプチド混合物	食品たんぱく質
	カゼインペプチド	牛乳	腸管エネルギー補給	グルタミンペプチド	小麦グルテン
免疫増強	β-1,3-グルカン	シイタケ	回腸平滑筋収縮	アルブテンシンA	家畜血清
	キチン	エビ，カニ	腸内菌叢調整（整腸）	オリゴサッカライド	諸食品
（分泌系に関して）				食物繊維	諸食品
成長ホルモン分泌	成長ホルモン放出因子	人乳	（細胞系に関して）		
インスリン機能増強	グリシニン	大豆	成長・分化		
アドレナリン分泌	カプサイシン	トウガラシ	成長	上皮成長因子	人乳
コレシストキニン分泌	トリプシン阻害因子	豆類	分化	ビタミンA	諸食品
（神経系に関して）			抗感染		
脳神経調節（鎮静）	オピオイドペプチド	牛乳	抗菌作用	ラクトフェリン	牛乳
	エキソルフィン	小麦		ガングリオシド	人乳
（循環系に関して）			抗ウィルス作用	卵白シスタチン	鶏卵
赤血球産生（造血）	エリスロポエチン	人乳		オリザシスタチン	米
	ヘム鉄	家畜血液	抗酸化		
血圧降下	カゼインペプチド	牛乳	細胞膜保護	γ-オリザノール	米
	ゼインペプチド	トウモロコシ		セサミノール	ゴマ
	魚肉ペプチド	カツオなど		ルチン	ソバ
抗血栓	エイコサペンタエン酸(EPA)	イワシなど		ジンジャロール	ショウガ
コレステロール低減化	γ-リノレン酸	油糧種子	抗腫瘍		
	グリシニン	大豆	抗イニシエーション	ペルオキシダーゼ	野菜類
	タウリン	魚介類		α-およびβ-カロテン	ニンジンなど
	キトサン	エビ，カニ	抗プロモーション	オレオレジン	オレンジなど
				フコステロールなど	ワカメ

（国立健康・栄養研究所監修，『健康・栄養食品アドバイザリースタッフテキストブック』，第一出版）

1-3　健康と栄養

1-3-1　健康の概念

　現代医学の水準では健康と疾病の境界を明確に区分することできないが，一般的に，健康（health）であるということは，「与えられた遺伝的および環境条件のもとで，身体機能が正しく働いている状況」であり，「明らかな疾病が認められず，性，年齢，社会環境，自然環境を考慮して，一般に認められている健康の基準に当てはまる状態，身体の諸臓器が正常に働き，互いに均衡を保った状態」（WHO専門家会議）である。1946年の世界保健機関（World Health Organization; WHO）は，保健大憲章の前文で，

「健康とは，身体的，精神的そして社会的に完全に良好な状態であって，単に疾病がないとか虚弱でないというだけではない」と定義している。従来，健康を身体的，精神的に良好な状態として個体レベルでとらえてきたのが，社会的にも健全な状態として，集団レベルでとらえられるようになったのが特徴である。

1-3-2　健康に影響を及ぼす要因

　健康に影響を及ぼす要因は，遺伝要因，外部環境要因，内部環境（生活習慣）要因に大別される（図1-4）。このうち生活習慣要因は，健康への影響が最も大きく，なおかつ個人の努力によって変えることが可能な影響因子であることから，よい生活習慣の確立こそが健康の維持増進，疾病の予防に最良の方法とされている。生活習慣の中でも特に重要なのが食習慣で，心と身体と社会の健康および自然との共存をはかることのできる食生活が求められる。このような考えのもとになったのが，1960年にアメリカで行なわれた大規模な疫学調査で明らかにされた7つの健康生活習慣である（表1-5）。

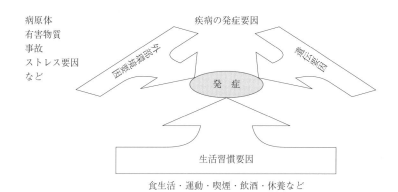

（資料：公衆衛生審議会成人病難病対策部会資料）

図1-4　疾病の発生要因

表1-5　7つの健康習慣（ブレスローとエンストローム）

①　たばこは吸わない	⑤　適正体重を保つ
②　定期的に運動する	⑥　朝食は食べる
③　飲酒は適度か，しない	⑦　間食はしない
④　1日7〜8時間の睡眠を守る	

1-3-3　栄養素摂取と健康

　健康状態は栄養によって大きく左右される。何らかの要因で栄養素摂取の過不足や不均衡が続けば栄養障害という不健康な状態（潜在的欠乏または不足，潜在的過剰または過剰），あるいは病的な状態（欠乏症，過剰症など）に陥る。健康状態が良好と

いうことは，少なくとも栄養素の摂取と利用が円滑に行われていることでもある。もちろん，健康状態は栄養状態のみで決まるものではなくて，例えばコレラ菌感染のような外部環境要因によって大きく左右されるが，不健康な栄養状態ではこれら外部環境要因の影響を受けやすく（感受性が高くて罹患しやすく），疾病からの回復にも悪影響を与える。

　この栄養状態を正しく総合的に判定するためには，食事調査のほか，生化学的検査，生理学的検査，身体状況調査が同時に行なわれなければならない。臨床症状の把握も必要とする場合がある。図1-5は栄養障害の成り立ちと栄養状態の評価判定（栄養アセスメント）を模式的に示したものである。

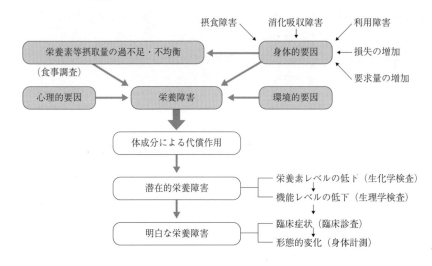

図1-5　栄養障害とアセスメントの流れ

（笠原賀子ほか編，『栄養教育論』，講談社サイエンティフィク）

1-3-4　不適切な栄養素摂取と健康
（1）低栄養
　低栄養は，健康的に生きるために必要な量の栄養素が摂れていない状態であり，食べものを手に入れたり調理することができない，食べものを食べたり吸収することが困難になる病気がある。またエネルギーの必要量が大幅に増えることが原因で発生することもある。
1）飢餓
　「世界の食料安全保障と栄養の現状」報告書によると，2018年には推計8億2,000万人の人々が，十分な食料を得られていない。これは世界飢餓人口の9人に1人に相当し，3年連続で飢餓人口は増加となっている。
2）たんぱく質・エネルギー低栄養状態
　長期にわたって十分なたんぱく質とエネルギーを摂らなかったときに起こる。たんぱく質とエネルギーが重度に欠乏した状態をたんぱく質・エネルギー低栄養状態

（PEM：protein energy malnutriton）という。PEMには，長期間のたんぱく質とエネルギーの不足によって起こるマラスムス（marasmus）とエネルギーに比べてたんぱく質が不足した状態で起こるクワシオルコル（kwashiorkor）の2種類がある。発展途上国ではPEMは小児に多くみられ，小児が死亡する半数以上がPEMによるものとなっている。先進国では，高齢者や食欲を減退させる疾患，または栄養素の消化，吸収，もしくは代謝を障害する疾患の患者にPEMがよくみられる。高齢者のPEMは，基礎代謝・活動量の低下，摂食・消化・味覚機能の低下，孤独感などによる慢性的な食欲不振によって起こり，免疫力や活力の低下，認知症，寝たきり，褥瘡，余命の短縮などの危険因子となる。

3）　ダイエット

　若い女性のダイエットが社会現象化しているが，栄養的な配慮のない食事制限は，鉄欠乏性貧血，生殖機能障害，骨粗鬆症の発症要因となる。エネルギーの摂取不足は，体脂肪の減少のみならず筋肉や臓器のたんぱく質崩壊を招き，体力や免疫力低下の原因となる。不必要なダイエットは避けるべきであるが，ウエイトコントロールが必要な場合は，エネルギー摂取量の制限（基礎代謝を目安とする），たんぱく質その他栄養素の十分な摂取，欠食しない，適度な運動などの良好な生活習慣維持を原則とする。

（2）過栄養

1）　エネルギーの過剰摂取

　①　肥　満　　肥満とは，単に体重が重い「過体重」のことではなく，体脂肪が過剰に蓄積された状態をいう。体脂肪は，エネルギー貯蔵庫の役割を担い，正常体重者でも体重の約20％を占めるが，男性の場合25％以上，女性は30％以上を肥満という。体脂肪の蓄積は，消費しきれなかった余剰エネルギーが中性脂肪となって脂肪細胞に取り込まれて起こる。この現象は，エネルギー摂取量と消費量との相対値であるので，摂取量は多くなくても活動量が少なければ同様の脂肪蓄積が起こる。肥満の原因は，過食，摂食パターン（夕食過食，まとめ食い，早食いなど），運動不足などの生活習慣に遺伝因子，食事摂取による産熱障害が複合的に絡み合っている場合が多い。肥満の90％以上は，特別な疾患に伴っておこるのではなく肥満が原発する原発性肥満（単純性肥満）であるが，このうち，蓄積脂肪が皮下よりも腹腔内に多くたまる内蔵脂肪型肥満は生活習慣病発症との関連が強いとされている。成人の肥満判定にはBMI（body mass index；体格指数）がよく用いられる。BMIは体重（kg）を身長（m）の2乗で除したもので，判定基準は表1-6のとおりである。図1-6に示すように，男女ともにBMI 22前後が最も疾病率が低く，それより低すぎても高すぎても疾病率は上昇する。肥満（BMI 25以上）は，2型糖尿病（非インスリン依存性糖尿病；以下糖尿病と略す），高血圧，脂質異常症，メタボリックシンドロームのリスクを高め，動脈硬化を促進する。肥満の予防および治療は，生活習慣病の予防および治療上最も重要な対策である。

　②　小児肥満　　幼児期から学童期にかけての急激な体重増加は，脂肪細胞数の増大につながるので注意が必要である。小児肥満は，小児生活習慣病（小児期の脂質異常症，高血圧，糖尿病，メタボリックシンドロームなど）の危険因子であること，成

表1-6　肥満の判定

BMI（kg/m²）	18.5未満	18.5以上25未満	25以上
判定	やせ	正常	肥満

（日本肥満学会：肥満の判定基準より）

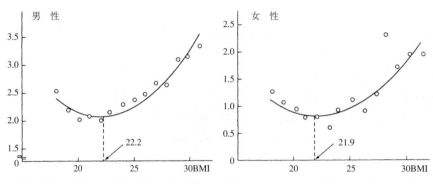

（藤岡滋典，「肥満症の診断」『からだの科学　肥満症』，No.184，日本評論社，1995（一部省略））

図1-6　BMIでみる肥満度と疾病率の関係

人肥満に移行する確立がきわめて高く，劣等感や社会的不適応にもつながりやすいことが指摘されている。改善には，成長を考慮して摂取エネルギー量の制限は緩やかにし，摂食パターンの改善，規則正しい生活習慣の確立，活動量の増加を主目標として取り組む。

2)　ビタミンの過剰摂取

脂溶性ビタミンであるビタミンA，Dは，主に肝臓に蓄積して過剰症を引き起こす。ビタミンAの過剰摂取は，発育期では骨の異常，妊娠初期では，胎児頭部の奇形発生率が高まることが報告されている。なお，ビタミンE，Kについては明らかな過剰症は報告されていない。

3)　ナトリウムの過剰摂取

通常の食事では，ミネラルの過剰摂取はほとんど起こらないが，ナトリウムの場合は，食塩の成分であることから過剰摂取になりやすく，高血圧，浮腫，胃がんなどの原因ないし誘因となる。日本人の平均食塩摂取量は約9.5gで，目標量男性7.5g/日未満，女性6.5g/日未満を大きく超えている。

4)　サプリメントの過剰摂取

サプリメント（栄養補助食品）は，使用法を誤るとビタミンやミネラルを通常とかけ離れた量摂取する恐れがある。栄養素や機能性成分には適量があり，過剰摂取による害があることも忘れてはならない。食品成分は，医薬品と異なり，特定の症状に対し短期間に効果を表すようなものではない。また，食品成分間には，相乗効果や相殺効果もあるので，単独で特定の成分だけを摂取するよりも，さまざまな成分が混在し

た食事の形で摂取するほうがより有効，かつ安全である。

1-3-5　栄養素摂取の質的評価と健康

栄養素の過不足の評価を量的評価というのに対し，栄養素相互の比率などバランスで評価することを質的評価という。栄養素摂取量が満たされていても，栄養素相互のバランスが不均衡であれば，栄養状態は不良となる。質的評価には次のようなものがある。

1)　エネルギー産生栄養素バランス

エネルギーを産生する栄養素である，たんぱく質，脂質，炭水化物とそれらの構成成分が総エネルギー摂取量に占めるべき割合（％エネルギー）としてこれらの構成比率を日本人の食事摂取基準（2020年版）に示す。これらの栄養素バランスは，エネルギーを産生する栄養素並びにこれら栄養素の構成成分である各種栄養素の摂取不足を回避すると共に，生活習慣病の発症予防とその重症化予防が目的である。脂質については，その構成成分である飽和脂肪酸など，質への配慮を行う必要がある。

2)　動物性たんぱく質比

体構成成分として重要な必須アミノ酸を適正量摂取し，動物性脂肪の摂り過ぎを防ぐには，動物性食品からのたんぱく質摂取比率を成長期50％，成人期40％程度とすることが望ましい。

1-3-6　適正な栄養素摂取量の目安　―日本人の食事摂取基準―

　エネルギー量や栄養素の必要量とは，欠乏症が発生しない最低の栄養素摂取量のことである。この必要量は，性，年齢，体格，生活活動，ストレスなど多様な要因の影響を受け個人差が大きいため個別に求めなければならないが，個別にこれらを求めることはきわめて困難である。そこで，健康な個人および集団を対象として，国民の健康の保持・増進，生活習慣病の予防のために参照するエネルギーおよび栄養素の摂取量の基準を示すものとして，「日本人の食事摂取基準」（2005年版）が2005年に策定された。この食事摂取基準の使用期間は５年間とされ，５年ごとに改定している。エネルギーおよび栄養素摂取量の多少に起因する健康障害は，欠乏症または摂取不足によるものだけでなく，過剰によるものも存在する。さらに，これらとは別に，栄養素摂取量の多少が生活習慣病の予防に関与する場合がある。これらに対応することを目的としたエネルギーおよび栄養素摂取量の基準が必要である。これが食事摂取基準の１つ目の基本的な考え方である。ところが，実際にはエネルギーおよび栄養素の「真の」望ましい摂取量は個人によって異なり，また，個人内においても変動する。そのため，「真の」望ましい摂取量は測定することも算定することもできず，その算定においても，その活用においても，確率論的な考え方が必要となる。これが，食事摂取基準の２つ目の基本的な考え方である。これら２つの基本的な考え方に基づき，エネルギーについて１種類，栄養素について５種類の指標を提示し，これらの総称として，「食事摂取基準」（Dietary Reference Intakes：DRIs）という名称を用いることとしている。日本人の食事摂取基準（2020年版）（付録）は，令和2年度より５年間使用される。平成25年度に開始した健康日本21（第２次）では，高齢化の進展や糖尿病等有病者数の増加等を踏まえ，主要な生活習慣病の発症予防と重症化予防の徹底を図るとともに，社会生活を営むために必要な機能の維持および向上を図ること等が基本的方向として掲げられている。こうしたことから，2020年版については，栄養に関連した身体・代謝機能の低下の回避の観点から，健康の保持・増進，生活習慣病の発症予防および重症化予防に加え，高齢者の低栄養予防やフレイル予防も視野に入れて策定を行うこととした。このため，関連する各種疾患ガイドラインと共に調和を図っていくこととした。

1-3-7　ライフステージ別の栄養

1）　成長期

　成長期は，日常の生活活動に加えて成長分の栄養が必要となる点で成人期と異なる。乳児期は，短期間に旺盛な発育を遂げるので，体重当たりの栄養必要量は成人の約３倍にもなる。生後６ヶ月頃までの乳児の栄養源は乳汁であるが，中でも母乳は栄養素や免疫物質の供給源として最適である。離乳期から幼児期は，摂食や消化機能が未熟である上に一度に摂取できる量が少ないことから，食事の内容，形態，食事回数，栄養補給源としての間食に特別の配慮が必要となる。また，この時期は，嗜好や食習慣の基礎形成に重要な時期でもある。思春期は，乳児期に次いで発育が旺盛で，一生の

内で栄養必要量が最も多い時期である。しかし，思春期特有の不安定な精神状態に加えて，部活，学習塾，ダイエットへの関心などによって生活時間や食習慣の乱れを生じやすく，栄養上の問題が起こりやすいので注意する必要がある。

2) 妊娠・授乳期

妊娠期は，妊婦の日常生活に必要な栄養量に胎児の発育分が加わるので，栄養素摂取には十分な配慮が必要である。妊娠期特有の貧血，糖尿病，妊娠高血圧症候群などは，いずれも不適切な栄養摂取が原因で起こり，重症になれば胎児の発育や妊婦の健康状態に重大な問題を引き起こす。肥満予防のためにエネルギーの過剰摂取に注意し，たんぱく質，ビタミン，ミネラルの十分な摂取に心がける。授乳期は，母乳中に分泌される栄養分を食事から摂取する必要がある。食事摂取基準は，妊娠期，授乳期の栄養必要量をそれぞれ非妊時の栄養素量とそれに加える「付加量」で示している。

3) 成人期

30代後半になると基礎代謝や日常活動量の低下などから肥満傾向が出やすくなる。特に男性の場合は，その上に喫煙，飲酒，外食，仕事上のストレスなどが重なることが多く，エネルギーの過剰摂取，微量栄養素や食物繊維の不足が生じやすい。このような状態は，生活習慣病を誘発しやすい。外食の選び方，飲酒時の副菜の選び方など実情に沿った栄養摂取の知識が必要である。

4) 高齢期

高齢期の栄養必要量は，栄養素の吸収・利用率の低下を考慮し，エネルギー以外の多くの栄養素は成人期と同じ量に設定されている。しかし，個人差が大きい世代なので，機能レベルや生活活動に合った個別対応を基本とし，生活の質（QOL；quality of life）の向上維持に配慮する。食事は，摂食機能の低下から，食べやすい糖質中心になりやすいので，副菜の充実が重要である。高齢者の単独世帯が増加しているが，栄養状態が最も良好なのは，夫婦二人暮し，もっとも不良なのは男性の単独世帯である。

1-3-8　わが国の栄養素摂取の変遷と疾病

わが国では，戦後まもなく占領軍の指導の下に始まった国民栄養調査（現国民健康・栄養調査）が今日まで毎年継続して実施されており，国民栄養の動向を詳細に知ることができる。これによると，栄養状態は，昭和20年代後半から向上し始め，昭和50年代には現在にほぼ近いレベルに達している。この間の特に目覚しい変化は，動物性たんぱく質および脂質摂取量の激増である（図1-7）。動物性食品の摂取量増加に伴って，それまでの主要なエネルギー供給源であった米の消費量は急減し，エネルギー産生栄養素バランスは，糖質偏重型（発展途上国型）から理想型（日本型）へ，さらに昭和60年代後半からは，脂質偏重型（欧米先進国型）へと傾いた（図1-8）。この間の疾病構造の変化は，昭和25年の死因第1位は結核，第2位.脳血管疾患であったが，翌年に第1位.脳血管疾患，第2位.結核と逆転し，栄養状態の改善と抗結核剤の普及で結核が急速に減少した。昭和28年からの死因は第1位.脳血管疾患，第2位.悪性新生物となり，寿命の延伸と共に悪性新生物の死亡率が増加し，脳血管疾患は昭和45年

から漸減に転じた。昭和57年からの死因は第1位.悪性新生物，第2位.心疾患，第3位.脳血管疾患となっている。平成30年の死亡数を死因順位別にみると，第1位は悪性新生物，第2位は心疾患，第3位は老衰，第4位は脳血管疾患となっている。主な死因の年次推移をみると，悪性新生物は一貫して増加しており，昭和56年以降は死因順位第1位となっている。心疾患は，昭和60年に脳血管疾患に変わり第2位となり，その後も死亡数・死亡率と共に増加傾向が続いている。脳血管疾患は，昭和45年をピークに減少しはじめ，昭和60年には心疾患に変わって第3位となり，その後は死亡数・死亡率と共に減少と増加を繰り返しながら減少傾向が続いている。老衰は，昭和22年をピークに減少傾向が続いたが，平成13年以降死亡数・死亡率と共に増加し，平成30年に脳血管疾患に変わり第3位となっている（図1-9）。部位別にみた悪性新生物の死亡率年次推移にみられるように，男女共に「胃」が減少し，「肺」，「大腸」，「膵」が増加しており，女性は「乳房」も増加している（図1-10）。このような傾向は欧米にみられ，生活スタイルの欧米化と密接に関係していることが伺える。食生活との関係では，肉類（これに伴い動物性脂質）の摂取量が多く，野菜の摂取量が少ないことによる高脂質，低食物繊維，低抗酸化物質（ビタミンC，ビタミンE，カロテノイド，ポリフェノールなど）の影響が発症増加に関与していると考えられている。

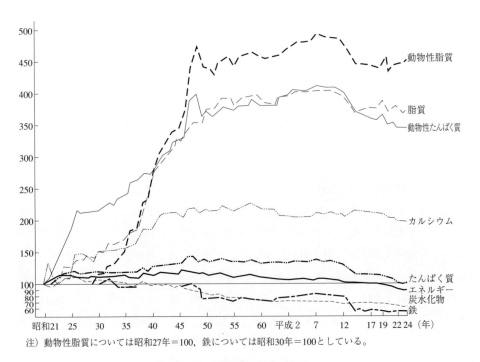

注）動物性脂質については昭和27年＝100，鉄については昭和30年＝100としている。

図1-7　栄養素等摂取量の推移

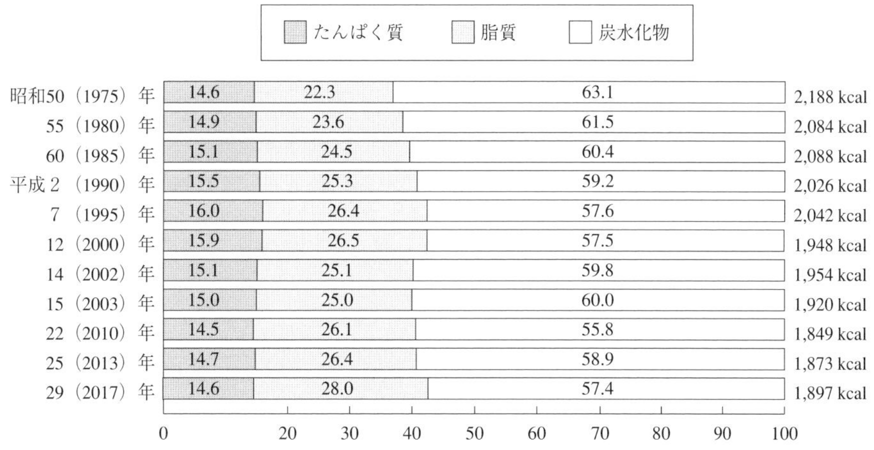

	たんぱく質	脂質	炭水化物	
昭和50（1975）年	14.6	22.3	63.1	2,188 kcal
55（1980）年	14.9	23.6	61.5	2,084 kcal
60（1985）年	15.1	24.5	60.4	2,088 kcal
平成2（1990）年	15.5	25.3	59.2	2,026 kcal
7（1995）年	16.0	26.4	57.6	2,042 kcal
12（2000）年	15.9	26.5	57.5	1,948 kcal
14（2002）年	15.1	25.1	59.8	1,954 kcal
15（2003）年	15.0	25.0	60.0	1,920 kcal
22（2010）年	14.5	26.1	55.8	1,849 kcal
25（2013）年	14.7	26.4	58.9	1,873 kcal
29（2017）年	14.6	28.0	57.4	1,897 kcal

（国民健康・栄養調査）

図1-8　エネルギーの栄養素別摂取構成比の年次推移（1歳以上総数）

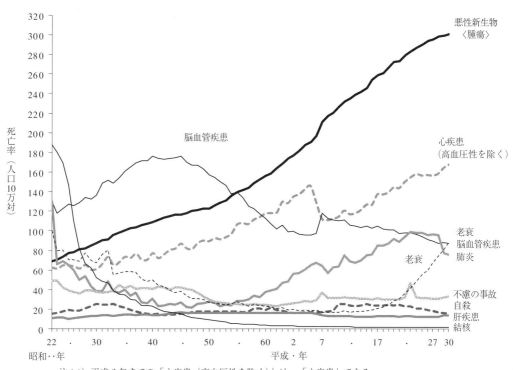

注：1）平成6年までの「心疾患（高血圧性を除く）」は、「心疾患」である。
　　2）平成6・7年の「心疾患（高血圧性を除く）」の低下は、死亡診断書（死体検案書）
　　　（平成7年1月施行）において「死亡の原因欄には、疾患の終末期の状態としての心不全、
　　　呼吸不全等は書かないでください」という注意書きの施行前からの周知の影響によるもの
　　　と考えられる。
　　3）平成7年の「脳血管疾患」の上昇の主な要因は、ICD-10（2003年版）（平成7年1月適
　　　用）による原死因選択ルールの明確化によるものと考えられる。
　　4）平成29年の「肺炎」の低下の主な要因は、ICD-10（2013年版）（平成29年1月適用）に
　　　よる原死因選択ルールの明確化によるものと考えられる。

図1-9　主な死因別にみた死亡率（人口10万対）の推移（厚生労働省「平成30年（2018）
　　　　人口動態統計月報年計（概数）の概況」）

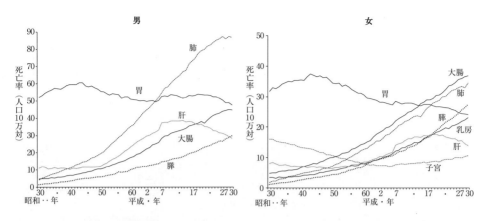

図1-10　悪性新生物〈腫瘍〉の主な部位別にみた死亡率（人口10万対）の推移（「平成30年（2018）人口動態統計月報年計（概数）の概況」）

1-4　生活習慣と健康

1-4-1　生活習慣病とは

　生活習慣病（life-style related disease）とは，食生活や運動，休養，喫煙，飲酒，ストレスなどの生活習慣が深く関与し，発症の原因，進行の要因となる慢性非感染性疾患の総称である。がん，脳血管疾患，心疾患，さらに脳血管疾患や心疾患の危険因子となる動脈硬化症，糖尿病，高血圧症，脂質異常症，COPD（慢性閉塞性肺疾患）などがこれに当たる。以前は「成人病」と呼ばれていたが，成人であっても生活習慣の改善により予防可能で，成人でなくても発症の可能性があることから，1996年に「生活習慣病」と改称された。表1-7に生活習慣と関連する疾病，表1-8に生活習慣病とこれに関係する栄養素を示した。わが国の３大死因である悪性新生物（がん），心疾患，脳血管疾患は脂肪総数の60％を占めている。また，高血圧症，２型糖尿病は国民病とも呼ばれ，糖尿病が強く疑われる人および糖尿病の可能性が否定できない人は2,000万人（平成28年度国民健康・栄養調査），高血圧症患者は，994万人にのぼる（平成29年患者調査）。さらに，高齢者の寝たきりは，本人，介護者双方の心身に大きな負担をかけることから，その予防は重要であるが，主要原因疾患は，生活習慣病である脳血管疾患と骨粗鬆症である。生活習慣病の特徴は，感染症などと異なり，一度発病すると完治は望めない点で，それだけに予防が重要である。遺伝的な要因の影響も次第

表1-7　生活習慣と関連する疾病（平成９年度厚生白書，一部改変）

○食習慣：２型糖尿病，肥満症，高脂血症（家族性のものを除く），高尿酸血症，
　　　　　循環器病（高血圧，動脈硬化症，脳卒中，虚血性心疾患など－先天性
　　　　　のものを除く），がん，歯周病など
○運動習慣（身体活動）：２型糖尿病，肥満症，高脂血症（家族性のものを除く），
　　　　　高尿酸血症，循環器病など
○喫煙：　がん（特に肺扁平上皮がん，喉頭がん，舌がんなど），循環器病，
　　　　　慢性気管支炎，肺気腫，歯周病など
○飲酒：　アルコール性肝疾患など
○ストレス：循環器病など

表1-8　主要生活習慣病と栄養の関係

栄養（因子）	虚血性心疾患	脳血管疾患	糖尿病	がん
摂取エネルギー	（+）		+	
総脂肪	+	－ （脳出血） （±）（脳梗塞）	+	＋（大腸がん・乳がんなど）
コレステロール	+	－ （脳出血） （±）（脳梗塞）		
糖質（でんぷん）			±	
砂　糖	（+）		（+）	
食物繊維	（－）		－	－
たんぱく質	（+）	－ （とくに脳出血）		
食　塩		+		＋（胃がんなど）
ビタミンA				－
ビタミンC				（－）
ビタミンE				（－）
アルコール	±	（+）	+	＋（上部消化管がん）

注）　＋　その疾患の発症に危険因子として作用する場合。
　　　－　その疾患の発症に抑制（防御）因子として作用するか，不足すれば発症の危険度を増す場合。
　　　±　危険因子としての作用と抑制因子としての作用と両方の報告がある場合。
　　　（　）間接的な作用と考えられる場合，または因果関係が明確でない場合。
資料）厚生省：循環器疾病・がん・糖尿病の予防と食生活－疾病予防と栄養に関する検討委員会報告

に明らかになりつつあるが，素因（高血圧者が多い家系など）を考慮した上で，よい生活習慣を確立することが最も有効な発症予防の手段である。

1-4-2　健康寿命の延伸と一次予防の役割

　疾病の予防対策には，食生活や運動などの生活習慣の改善による健康的な生活習慣の確立に重点を置いた一次予防（健康増進，健康づくり，予防接種），早期発見・早期治療をする二次予防（健康診断，検診），発症した疾病に対して治療，合併症の予防，リハビリテーションを行う三次予防（治療）などがある。

　生まれた子どもが，さまざまな危険因子（素因，疾病，事故など）のある中で，平均どれくらい生き延びられるかを示す数字，いいかえると0歳児の平均余命を平均寿命という。厚生労働省がまとめた平成30年簡易生命表によると，日本人の平均寿命は，男性81.25年，女性87.32年であった。これに対して健康でどれくらい長生きできるか，いいかえるとQOLを考慮した寿命，健康寿命が算出されている。この値は，平均寿命から一生の内で病床に伏せていた期間を除いた値で，次式で表される。

健康寿命　＝　平均寿命　－　非健康であった期間

　平成28年の日本人の健康寿命は，男性が72.14年，女性が74.79年と報告されている。充実した一生を送る上で非健康の期間を短縮して健康寿命を延伸することが望まれる。健康寿命の延伸は，高齢者の生活の質を向上し，充実した人生を送る上での重要な課題であるが，これを可能とする最も有効な手段が生活習慣病の一次予防である。幼少期からの継続的な食教育，健康教育は，生活習慣を自己管理・改善できる人材の育成に極めて有効と考えられる。

1-4-3　食習慣の問題点

栄養状態を良好に保ち，健康を維持するためには，適正な栄養素摂取とともにホルモン分泌の日内変動や睡眠覚醒リズムなどの生体リズムに沿った規則正しい生活習慣が重要である。ところが現在の日本では，朝食の欠食，夕食・夜食の過食，外食，偏食，子供の孤食などの食習慣上の問題，慢性的な運動不足，夜型生活など不適切な生活習慣が多くみられる。このような現状の背景には，価値観の多様化，共働き家庭や単身者の増加，加工食品・調理済み食品の普及，いつでもどこでも飲食を可能にした自動販売機の普及や深夜営業のコンビニエンスストアの出現がある。

①　欠　食　　食事回数の減少は，エネルギーや微量栄養素の不足を招き，やせや貧血の原因となり，かぜを引きやすい，疲れやすい，頭痛，腹痛などの訴えの頻度が高まる。反面，食事間隔を長くあけた状態で食事をすると食べ過ぎになりやすい。また食事誘発性熱産生や安静時代謝の低下を招く上に，肝臓の脂肪合成能が亢進して脂肪の蓄積が促進されることから肥満にもなりやすい。欠食常習の肥満者には，高血圧症，脂質異常症，糖尿病などの生活習慣病の頻度が高いと報告されている。

②　夕食・夜食過食　　男性に多く見られる朝昼を軽く済ませ，夕食時に飲酒とともに大量の食事を摂る，深夜に食事をするといった夕食・夜食過食習慣は，エネルギー消費量が少ないうえに栄養素が吸収されやすい夜間にエネルギーを大量に取り込むことになるので肥満になりやすい。特に朝食欠食と夕食・夜食過食が重なる摂食パターンは，肥満および生活習慣病のリスクを極めて高くする。

③　外　食　　外食には，油を用いた料理が多く，味付けが濃い目で食塩摂取量が多い，野菜が少なく微量栄養素や食物繊維が不足するといった傾向が見られる。外食せざるを得ない場合の料理の選び方（単品料理よりも定食など）の指導などが必要である。図1-11に外食の種類別栄養充足率を示した。

④　孤　食　　孤食とは，子供が家庭内でひとりで食事をすることを示す言葉で，本人や家族の生活時間が不規則で食事時間がまちまちであったり，家族関係が希薄であったりすることから生じる現象である。孤食の頻度か高いほど健康不良者が増える傾向が見られる。これは家族や親しい人と共に食べる共食に比べ，好きなものだけを食べる偏食や食べ過ぎなど食事内容が不適切になりがちであること，加えて生活リズムの乱れや精神的なストレス状態を伴うためと考えられている。

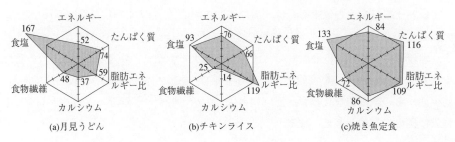

成人男性（30〜49歳），生活活動強度Ⅲ（適度）の場合の所要量の1/3（1食分）に対する充足率

図1-11　外食の栄養充足率

⑤　**偏　食**　　偏食とは，単に好き嫌いがあるというだけでなく，何らかの理由で極端に偏った食品選択が行われ，その結果，栄養素の過不足や不均衡が生じることを言う。偏食の原因は，嫌悪食品が多くて食べられる食品が少ない場合と好きなものだけを集中的に食べる場合とがある。

1-4-4　食生活の指針

国は，疾病構造の変化や上記のような食生活上の問題を踏まえて，国民が健康を保持・増進し，生活習慣病を予防するための施策として，食事摂取基準を策定している。しかし，そのままの数値では一般の人には理解しがたく，普及は難しい。そこで，具体的な食品の重量を示す食品構成や，日常の生活行動目標に置き換えた食生活指針が示されている。

（1）食品群別分類

代表的な食品群別分類に6つの基礎食品がある。一般の人が特別な知識を持たなくても健康的な食生活を実践しやすいように，6群から食品をまんべんなく摂取すれば栄養の偏りが防げるよう考案されている。この他により理解しやすいようにと食品群の数を減らした3群や4群などの分類も提示されている。

（2）食生活指針

我が国は世界でも有数の長寿国であり，今後も平均寿命が延びることが予測される。こうした平均寿命の延伸には，日本人の食事が一助になっていると考えられる。日本人の食事の特徴としては，気候と地域の多様性に恵まれ，旬の食べ物や地域産物といった食べ物を組み合わせて，調理して，おいしく食べることで，バランスのとれた食事を摂ってきたことになる。一方，生活習慣病の増加は，国民の大きな健康問題となっており，これらの疾病は，食事，運動などの生活習慣と密接な関連がある。このため，食生活の改善など生活習慣を見直すことで疾病の発症そのものを予防する「一次予防」の推進と共に，合併症の発症や症状の進展を防ぐ「重症化予防」が重要となる。また，高齢化に伴う機能の低下を遅らせる観点からは，低栄養の予防など，高齢期においても良好な栄養状態の維持を図ることが重要となってくる。さらに，食生活のあり方は，食料自給率にも大きな影響を与え，食べ残しや食品の廃棄は，地球的規模での資源の有効活用や環境問題にも関係している。

こうした食生活をめぐる諸問題の解決に向けては，国民一人一人が健全な食生活の実践を図ることができるよう，関係機関等がその方向を共有しつつ，食生活の実践を支援する環境づくりを進める必要がある。

このため，平成12年に，当時の文部省，厚生省および農林水産省が連携して「食生活指針」が策定された。この「食生活指針」は，食料生産・流通から食卓，健康へと幅広く食生活全体を視野に入れ，作成されていることが大きな特徴である。内容については，QOLの向上を重視し，バランスのとれた食事内容を中心に，食料の安定供給や食文化，環境にまで配慮したものになっている。

その策定から16年が経過し，この間，平成17年に食育基本法が制定され，平成25

表1-9　食生活指針

食生活指針	食生活指針の実践	食生活指針	食生活指針の実践
食事を楽しみましょう。	・毎日の食事で，健康寿命をのばしましょう。 ・おいしい食事を，味わいながらゆっくりよく噛んで食べましょう。 ・家族の団らんや人との交流を大切に，また，食事づくりに参加しましょう。	食塩は控えめに，脂肪は質と量を考えて。	・食塩の多い食品や料理を控えめにしましょう。食塩摂取量の目標値は，男性で1日8g未満，女性で7g未満とされています。 ・動物，植物，魚由来の脂肪をバランスよくとりましょう。 ・栄養成分表示を見て，食品や外食を選ぶ習慣を身につけましょう。
1日の食事のリズムから，健やかな生活リズムを。	・朝食で，いきいきした1日を始めましょう。 ・夜食や間食はとりすぎないようにしましょう。 ・飲酒はほどほどにしましょう。	日本の食文化や地域の産物を活かし，郷土の味の継承を。	・「和食」をはじめとした日本の食文化を大切にして，日々の食生活に活かしましょう。 ・地域の産物や旬の素材を使うとともに，行事食を取り入れながら，自然の恵みや四季の変化を楽しみましょう。 ・食材に関する知識や調理技術を身につけましょう。 ・地域や家庭で受け継がれてきた料理や作法を伝えていきましょう。
適度な運動とバランスのよい食事で，適正体重の維持を。	・普段から体重を量り，食事量に気をつけましょう。 ・普段から意識して身体を動かすようにしましょう。 ・無理な減量はやめましょう。 ・特に若年女性のやせ，高齢者の低栄養にも気をつけましょう。		
主食，主菜，副菜を基本に，食事のバランスを。	・多様な食品を組み合わせましょう。 ・調理方法が偏らないようにしましょう。 ・手作りと外食や加工食品・調理食品を上手に組み合わせましょう。	食料資源を大切に，無駄や廃棄の少ない食生活を。	・まだ食べられるのに廃棄されている食品ロスを減らしましょう。 ・調理や保存を上手にして，食べ残しのない適量を心がけましょう。 ・賞味期限や消費期限を考えて利用しましょう。
ごはんなどの穀類をしっかりと。	・穀類を毎食とって，糖質からのエネルギー摂取を適正に保ちましょう。 ・日本の気候・風土に適している米などの穀類を利用しましょう。	「食」に関する理解を深め，食生活を見直してみましょう。	・子供のころから，食生活を大切にしましょう。 ・家庭や学校，地域で，食品の安全性を含めた「食」に関する知識や理解を深め，望ましい習慣を身につけましょう。
野菜・果物，牛乳・乳製品，豆類，魚なども組み合わせて。	・たっぷり野菜と毎日の果物で，ビタミン，ミネラル，食物繊維をとりましょう。 ・牛乳・乳製品，緑黄色野菜，豆類，小魚などで，カルシウムを十分にとりましょう。		・家族や仲間と，食生活を考えたり，話し合ったりしてみましょう。 ・自分たちの健康目標をつくり，よりよい食生活を目指しましょう。

（文部省決定，厚生省決定，農林水産省決定　平成28年6月一部改正）

年度からは10年計画の国民健康づくり運動「健康日本21（第2次）」が開始すると共に，平成25年には「和食；日本人の伝統的な食文化」がユネスコ無形文化遺産に登録されるなど，食生活に関する幅広い分野での施策に進展がみられ，平成28年には食育基本法に基づき「第3次食育推進基本計画」が作成された。こうした動きを踏まえ，平成28年に食生活指針の改定が行われた（表1-9）。今回の改定では，肥満予防と共に高齢者の低栄養予防が重要な健康課題となっている現状を踏まえ，適度な身体活動量と食事量の確保の観点から，「適度な運動とバランスのよい食事で，適正体重の維持を。」という項目の順番を，7番目から3番目に変更した。また，健康寿命の延伸と

共に，食料の生産から消費に至る食の循環を意識し，食品ロスの削減などの環境に配慮した食生活の実現を目指し，項目中の具体の表現について一部見直しが行われた。なお，項目の1番目と10番目について「・・・しましょう。」と表現しているのは，まずは健全な食生活をどう楽しむかを考え，2〜9番目の内容を実践する中で，食生活を振り返り，改善するというPDCAサイクルの活用により，実践を積み重ねていくことを狙いとしているためである。

（3）食事バランスガイド

「食事バランスガイド」は，「食生活指針」を具体的な行動に結びつけるものとして，1日に「何を」「どれだけ」食べたらよいかという目安を分かりやすくイラストで示したものである（付録2 p.212参照）。健康づくりの観点から，イラストで示された料理区分（主食，副菜，主菜，牛乳・乳製品，果物）別，対象特性別の1日の適量を参考に，自分自身または家族の食生活を見直すきっかけになるものとして平成17年に策定された（厚生労働省・農林水産省）。

（4）健康日本21

生活習慣病の一次予防を主な目的とした国民健康づくり対策として「健康日本21」が2000年に策定された。本格的な少子高齢社会を健康で活力あるものとするために，①若年死亡の減少，②健康寿命の延伸（痴呆や寝たきり期間を短く），③QOLの向上の3点を重点目標として掲げている。健康増進と疾病予防のための課題設定と指標となる具体的な数値目標設定を行い，10年間で達成するための施策を講じるというもの

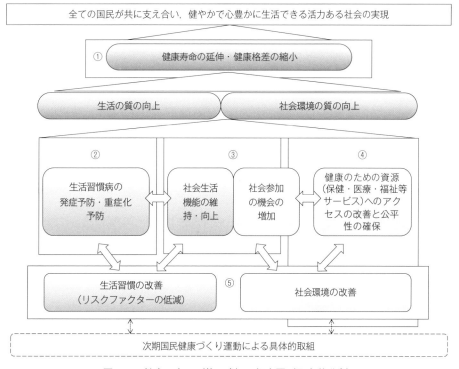

図1-12　健康日本21（第2次）の概念図（厚生労働省）

表1-10　栄養・食生活の健康に関する生活習慣および社会環境の改善に関する目標

項　目	策定時のベースライン	目　標
①適正体重を維持している者の増加（肥満（BMI25 以上），やせ（BMI18.5 未満）の減少）	20 ～ 60 歳代男性の肥満者の割合 31.2% 40 ～ 60 歳代女性の肥満者の割合 22.2% 20 歳代女性のやせの者の割合 29.0% （平成 22 年）	20 ～ 60 歳代男性の肥満者の割合 28% 40 ～ 60 歳代女性の肥満者の割合 19% 20 歳代女性のやせの者の割合 20% （令和 4 年度）
②適切な量と質の食事をとる者の増加		
ア　主食・主菜・副菜を組み合わせた食事が 1 日 2 回以上の日がほぼ毎日の者の割合の増加	68.1%（平成 23 年度）	80%（令和 4 年度）
イ　食塩摂取量の減少	10.6g（平成 22 年）	8g（令和 4 年度）
ウ　野菜と果物の摂取量の増加	野菜摂取量の平均値　282g 果物摂取量 100 g 未満の者の割合 61.4% （平成 22 年）	野菜摂取量の平均値 350 g 果物摂取量 100 g 未満の者の割合 30% （令和 4 年度）
③共食の増加（食事を 1 人で食べる子どもの割合の減少）	朝食　小学生 15.3% 　　　中学生 33.7% 夕食　小学生 2.2% 　　　中学生 6.0% （平成 22 年度）	減少傾向へ （令和 4 年度）
④食品中の食塩や脂肪の低減に取り組む食品企業及び飲食店の登録数の増加	食品企業登録数　14 社 飲食店登録数　17,284 店舗 （平成 24 年）	食品企業登録数　100 社 飲食店登録数　30,000 店舗 （令和 4 年度）
⑤利用者に応じた食事の計画，調理及び栄養の評価，改善を実施している特定給食施設の割合の増加	（参考値）管理栄養士・栄養士を配置している施設の割合　70.5% （平成 22 年度）	80%（令和 4 年度）

（厚生労働省）

である。2013年からは10年間の目標として，健康日本21（第2次）が策定され，基本的な方向として，①健康寿命の延伸と健康格差の縮小，②主要な生活習慣病の発症予防と重症化予防，③社会生活を営むために必要な機能の維持および向上，④健康を支え，守るための社会環境の整備，⑤栄養・食生活，身体活動・運動，休養，飲酒，喫煙および歯・口腔の健康に関する生活習慣および社会環境の改善，の5つを提案し，目指すべき社会および基本的な方向の相関関係は，図1-12のように表される。目標項目のうち，栄養・食生活の健康に関する生活習慣および社会環境の改善に関する項目を表1-10に示す。

1-5　栄養学の歴史

　ここでは，現代栄養学の基礎が築かれた18世紀後半から20世紀前半までを概観する。ラボアジェ（Lavoisier, 1743～94）は，ギリシャ時代から信じられていた「水は火によって土となる」という説が誤りであることを科学的に立証し，物質の燃焼は空気中の気体（酸素と命名）による，物質の酸化分解であることを明らかにした。また，ヒトの呼吸も物質の燃焼と同じ現象で，吸入した空気中の酸素で体内の成分を酸化分解し，炭酸ガスと水を排出していることを明らかにした。この研究で，エネルギー代謝の基礎を解明するとともに現代栄養学発展の基礎を築いた。

（1）三大栄養素

　プラウト（1785～1850）は食物の栄養成分を糖質・脂質・たんぱく質に分類し，三大栄養素の概念を提唱した。

　① **糖 質**　ゲイルサック（Gay-Lussac, 1778～1850）は，砂糖，乳糖，でんぷんなどは水の生成に必要な割合の水素と酸素が炭素に結合していることを元素分析で明らかにした。シュミット（Schmidt, 1822～94）は，これらの物質を炭水化物と呼ぶことを提唱し，血液中に糖（グルコース）が存在することも証明した。プルースト（Proust, 1754～1826）は，ブドウからグルコースを抽出，フィッシャー（Fischer, 1852～1919）は，糖の化学構造を解明した。ベルナール（Bernard, 1813～1878）は，1856年，動物の肝臓にグリコーゲンが貯蔵されていること，種々の組織でグルコースが消失し，乳酸が出現することを観察した。1908年ハーデン（Haden）とヤング（Young）がヘキソースのリン酸化合物を発見，エムデン（Embden, 1874～1933），マイヤーホーフ（Myerhof），コリ（Cori）夫妻らの研究で解糖系（エムデン・マイヤーホーフの経路）が明らかにされた。クレブス（Krebs, 1900～81）は，ピルビン酸の酸化経路であるTCAサイクル（クエン酸回路，クレブスの回路）を発見した。

　② **脂 質**　シュブルィユ（Chevreul, 1786～1889）はステアリン酸など数種の脂肪酸を発見し，脂肪からグリセロールを分離した。その後ベルテロー（Berthelot, 1827～1907）によってグリセロールと脂肪酸から脂肪が合成され，脂肪の化学構造が明らかにされた。クヌープ（Knoop）は，1905年脂肪酸のβ酸化説を提唱した。1930～32年，バー（Burr）夫妻は，リノール酸，リノレン酸が必須脂肪酸であることを発見した。

　③ **たんぱく質**　プロテイン（protein）という名称は，1838年にムルダー（Mulder）によって命名された。1898年コッセル（Kossel）は，たんぱく質がアミノ酸の結合したポリペプチド鎖からなることを推定し，フィッシャー（前出）がこれを確認した。彼は，アミノ酸の発見と構造の決定，ポリペプチドの合成など生体成分の研究に多大な功績を残した。ローズ（Rose, 1887～1985）は，栄養上必須のアミノ酸の存在を推定し，1935年スレオニンを発見，その後必須アミノ酸8種を確認し，必要量を定めた。高峰譲吉（1854～1922）は，1900年，牛の副腎髄質よりアドレナリンを抽出したが，ホルモンが純粋な化合物として取り出された第1号であった。高峰はこれに先立って，小麦ふすまからジアスターゼを抽出，タカジアスターゼと名づけた。

1920年代以降，種々の酵素類やホルモンの生成と結晶化が次々と報告され，1950年代にはアミノ酸の配列や構造が明らかにされた。尿中に排泄される尿素の生成経路は長年不明であったが，1932年クレブス(前出)によって尿素サイクルが発見された。1953年DNAの二重らせん構造がワトソン（Watson）とクリック（Crick）により証明された。

（2）エネルギー代謝

ラボアジェ（前出）は，ヒトを使った実験から，呼吸により酸素が消費され，炭酸ガスと水が発生すること，その量は機械的労作に比例して増加することを明らかにし，クロフォード（Crawford，1748〜95）は，呼吸により，炭やロウの燃焼と同様に熱が動物体内で発生することを証明した。フォイト（Voit，1831〜1908）らは，人の入れる呼吸装置（ボンブカロリーメータ）を作成し，三大栄養素の呼吸商を精密に測定し，間接熱量計測を可能にした。ルブナー（Rubner，1854〜1932）は糖質，脂肪，たんぱく質の1g当たりのエネルギー量（エネルギー換算係数）を4.1，9.3，4.1 kcalと定めた。また，体表面積と安静時代謝が比例すること，食事による産熱効果(特異動的作用)，体内においてもエネルギー保存の法則が成立することなど多くの基礎的な発見を行った。アトウォーター（Atwater，1844〜1907）は，食品の熱量を測定し，消化吸収率を考慮した実用的なエネルギー換算係数としてアトウォーターの係数［糖質4，脂肪9，たんぱく質4（kcal/g）］を提唱した。ツンツ（Zuntz，1847〜1920）は，呼吸計測装置を考案して自分の代謝を一定条件の下で30年間測定し，基礎代謝を明らかにした。

（3）ビタミン

長年原因不明とされてきた病気のいくつかが栄養素の欠乏によって起こることが明らかになったのは20世紀に入ってからである。日本では，江戸時代に白米の普及とともに脚気が江戸で大流行し（江戸わずらいと呼ばれた），明治時代に入っても流行は続いた。1883年海軍軍医高木兼寛（1849〜1920))は，軍艦の乗組員の食事を洋食に切り替えて脚気患者を激減させ，たんぱく質の重要性を主張した。エイクマン（Eijkman，1858〜1930）は，赴任先のジャカルタでニワトリの多発性神経炎が白米を与えると起こり，玄米や米ぬかを与えると治癒することを認め，1906年米ぬかに未知の必須栄養素があると指摘した。鈴木梅太郎（1874〜1943）は1910年，米ぬかから脚気の有効成分を抽出し，オリザニンと名づけた。フンク（Funk，1884〜1967）も同様に，1911年，米ぬかから鳥白米病に有効な成分を抽出した。これはオリザニンと同一の物質で後にビタミンB_1と命名された。ホプキンス（Hopkins，1861〜1947）は，1909年，ねずみの成長には純粋な三大栄養素と塩類だけでは不十分で副栄養素が必要であると指摘し，ビタミン発見の端緒を開いた。マッカラム（McCollum，1879〜1967）は，牛乳中の未同定栄養素に脂溶性A（抗角膜乾燥症因子）と水溶性B（抗脚気因子）の存在を指摘した。ドラモンド（Drummond）は，ホルスト（Holst）らによってキャベツから抽出された抗壊血病因子を水溶性Cと呼び，1920年にこれらの栄養上不可欠な因子をビタミン（Vitamin）と総称することを提案した。後に脂溶性Aは，眼病予防因子（ビタミンA）と抗くる病因子（ビタミンD）に分離された。1922年エバンス（Evans）は，ねずみの不妊症予防因子（ビタミンE）を発見した。ビタミンB

は1種類でないことが明らかとなり，B₁，B₂…と呼称されることとなった。脚気の主因がビタミンB₁であることは，1934年島薗順次郎，香川昇三らによって証明された。

(4)　国立栄養研究所と佐伯　矩

　アメリカで栄養学を学んだ佐伯　矩（1876～1959）は，帰国後1914年私立の栄養研究所を設立した。1920年には国立栄養研究所が設立され，初代所長に任ぜられ，多くの研究者や栄養の専門家の養成を行った。また，1924年には日本最初の栄養学の教育機関である栄養学校を設立するなど，わが国の栄養学発展に多大な貢献をした。

　現代栄養学は，これら多くの先達の叡智と努力によって築かれた。ここにはその代表的な研究者名と業績をあげたが，それぞれの業績の基礎にも多数の研究者の積み重ねがあることを忘れてはならない。これらの成果を学び，実践して，人類の健康と福祉の推進に役立てることに本分野の更なる発展を期すことが求められる。

参考文献

1）山崎喜比古，朝倉隆司編，『生き方としての健康科学』，有信堂（2003）．

2）国立健康・栄養研究所，国民健康栄養振興会編，『健康栄養—知っておきたい基礎知識—』，第一出版（2001）．

3）細谷憲政編著，『栄養緑書』

4）江指隆年，中嶋洋子編著，『基礎栄養学』，同文書院（2003）．

5）西川義之，灘本知憲編，『基礎栄養学』，化学同人．

6）青山頼孝，池田彩子，奥村ミサオ他，『基礎栄養学』，アイ・ケイコーポレーション（2003）．

7）笠原賀子，川野因編，『栄養教育論』，講談社サイエンティフィク（2003）．

8）『国民健康・栄養の現状—平成19年厚生労働省国民健康・栄養調査報告より—』，第一出版（2010）．

9）文部科学省資源調査分科会報告，「日本食品標準成分表2015年版（七訂）」．

10）栄養機能化学研究会，『栄養機能化学』，朝倉書店（2001）．

11）日本人の食事摂取基準（2020年版）策定検討会報告書，厚生労働省．

12）田中平三他著，『特集「健康日本21」—その意義と栄養指導への生かし方—』，臨床栄養，96，798-838（2000）．

13）島薗順雄，『栄養学ライブラリー2　栄養学の歴史』，朝倉書店（1989）．

14）健康・栄養情報研究会編，『平成16年国民健康・栄養調査報告』，第一出版（2006）．

15）（財）厚生衛生統計協会編，『国民衛生の動向』，2014/2015（2015）．

16）国民健康・栄養調査（平成29年）報告書，厚生労働省．

17）健康日本21（第2次），厚生労働省．

2章 摂食行動

●学習のポイント●

1．行動は，食べたいという欲求（食欲）を現し，その食欲は複雑な要因が脳に働き関与している。
2．摂食の調節機構には神経回路機構と体液性調節機構が関与している。
3．食欲を起こさせる要因には，食物自身がもつ化学的・物理的特性によるもの，また摂食者の生理的・心理的状態や過去の食体験によるもの，さらには，摂食者の置かれた社会的・自然的・人工的環境が間接的にそれぞれ関与している。

2-1 摂食行動

摂食行動は生命活動の基本である。栄養の定義に「生命の維持，成長，臓器・組織の正常な機能維持，エネルギー産生のために食物を摂取，利用する過程」とあるように，ヒトは生活活動を営むために食物を摂取しなければならない。そのためにはまず，食べたいという欲求（食欲）を現す。空腹になると食欲がわき，満腹になると食欲は低下し，摂食行動は停止する。しかしながら，たとえ空腹であっても好みにあわない食べ物で，また健康状態，精神的な状態などでも食欲は低下する。また，満腹であっても好きな物には食欲がわく。食欲には視覚や嗅覚などの食物の特性要因，健康状態や精神状態などのヒトの特性要因，さらには気候，食文化などの環境要因といった単に空腹感だけでは説明できない複雑な要因が脳の働きに関与している。

2-2 摂食調節機構

空腹感や満腹感は，胃・腸・肝臓などの末梢臓器の化学的刺激受容体や機械的刺激受容体から自律神経（主に迷走神経）を介して送られる神経性情報と，血液中や脳脊髄液中の液性化学情報とが脳内で統合されて発生する。つまり，摂食調節機構は，神経性情報を伝える神経回路機構と液性化学情報が関与する体液性調節機構に大別される。

2-2-1　神経回路機構

（1）摂食中枢と満腹中枢

間脳視床下部の外側野（LH）に摂食中枢（feeding center），腹内側核（VMH）に満腹中枢（satiety center）があり，これらの中枢が食欲調節に関わっている。

視床下部外側野を破壊したラットは摂食量が減少し，痩せてくる。一方視床下部腹内側核を破壊すると過食し，肥満になる。この二つの中枢のバランスによって食欲調節されていることがわかる。さらに，食欲はこのほかの因子によっても制御されている（図2-1）*。

（2）認知系

扁桃体と海馬に代表される大脳辺縁系，それに前頭前野を含む大脳皮質連合野は体液性の化学情報を受け取り，他の連合野とも情報を交換し，これを統合する。これらの情報は，再度，視床下部外側野と腹内側核へ送り返されてくる。この過程が満腹感や空腹感の認知を形成する。

（3）運動系

物を食べるという動作には，二つの異なる運動系が関わってくる。無意識の運動を調節する錐体外路系と随意運動（意識的な運動）を調節する錐体路系である。しかし，意識して遂行される摂食行動であっても，錐体外路系の調節が同時に効いていないと円滑に運ぶことはできない。

（4）感覚系

感覚系にはいくつかの系が関与している。代表的な系を挙げると，味覚系・嗅覚系・視覚系・内臓感覚系，それに皮膚感覚と深部感覚（運動感覚，深部痛覚など）を

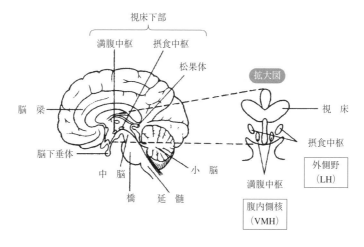

（林　淳三編，『栄養学総論・各論』，医歯薬出版（1999））

図2-1　摂食中枢と満腹中枢

＊血糖値による調節：視床下部にはグルコース受容体があり，神経細胞内の糖利用率，すなわち脳の動脈血中のグルコース濃度と静脈血中のグルコース濃度の差が，小さければ摂食が誘発され，大きければ摂食は停止される。

含む体性感覚系などである。

（5）自律神経系

　末梢臓器からの情報は，迷走神経などの自律神経を介して中枢へ伝えられる。その中枢では，異なる情報が錯綜して処理され，複雑な回路を形成している。これらの回路の詳細は，現在のところまだよくわかっていない。延髄の孤束核などの脳幹部中枢から上部には，視床下部，大脳辺縁系，大脳皮質が加わってくる。

視床下部は自律神経系の高次中枢で，腹内側核や外側野の神経核のように自律神経系の中枢的役割をもつ神経核が集中している。

2-2-2　体液性調節機構

（1）視床下部の化学感受性機構

　摂食調節には種々の神経伝達物質，ホルモン，代謝物質，さらにはサイトカインが信号分子として作動している。視床下部の腹内側核と外側野には，これらを感受する化学感受性ニューロン（神経細胞）が存在する。腹内側核には，グルコースで放電頻度の上昇する（興奮する）グルコース受容ニューロンがある。血糖値の上昇に応じて，このニューロンのグルコース消費が増し活動性が上昇するとその個体は摂食を中止する。外側野には，グルコースで放電活動が抑えられ，逆に血糖値が低下すると興奮するグルコース感受ニューロンが存在する。このニューロンの興奮で摂食行動が起こる。

（2）神経伝達物質

　①　ドーパミン：ドーパミンの作用は摂食行動の動機に関係している。ドーパミンにより腹内側核のグルコース受容ニューロンの活動は促進され，外側野のグルコース感受ニューロンの活動は抑制される。

　②　ノルアドレナリン：ノルアドレナリンが視床下部に入ると，外側野のグルコース感受ニューロンの活動は抑制される。腹内側核のグルコース受容ニューロンへの効果については，まだ明確な結論が出ていない。しかし，室傍核のグルコース受容ニューロンの活動は抑制され，摂食が誘発されることはわかっている。

　③　セロトニン：セロトニンを外から投与すると，中枢性および末梢性投与のいかんにかかわらず，食欲は抑制される。また，ストレスによってセロトニンの濃度は上昇する。

（3）サイトカイン

　インターロイキン，インターフェロン，腫瘍壊死因子などのサイトカインは，従来免疫細胞で生産され，免疫情報を伝達する物質として数多く発見されてきた。最近，脳内でも見出され，摂食抑制作用をはじめとして種々の機能に関与していることが明らかになっている。例えば拘束ストレスは神経性食欲不振症の病態モデルであるが，このストレスを動物に負荷するとインターロイキン-1のmRNAが視床下部に発現する。また，神経性食欲不振症で腫瘍壊死因子の生産が末梢レベルで増加していることも明らかになっている。

コラム

　1994年，ロックフェラー大学のフリードマンらがクローニングに成功した肥満遺伝子の産物，レプチンは，脂肪組織から分泌されるたんぱく質であり，強力な摂食抑制物質として注目されている。近年の研究から，咀嚼が満腹物質の1つである神経ヒスタミンを介して満腹感形成に関与していることが明らかになった。近年，食欲調節のメカニズムへの関心が高まってきているが，その背景には肥満，あるいは，神経性食思不振症に代表される摂食障害が社会問題となってきている点がある。肥満は，糖尿病，高血圧など数々の生活習慣病のリスクファクターになることから，そのメカニズムの解明および予防策の確立がきわめて重要な課題となっている。肥満症治療には「咀嚼法：1口30回噛みましょう」が活用されており，今から100年ほど前，フレッチャー氏が噛んでやせる健康法を実行したという実話もある。

2-3　食欲に関する感覚と意識

　ヒトに食欲を起こさせる要因には，食物自身がもつ化学的・物理的特性がヒトの感覚器官を直接刺激することによるもの，摂食者の生理的・心理的状態や過去の食体験によるもの，さらには，摂食者の置かれた社会的・自然的・人工的環境が間接的にそれぞれ関わりをもち，影響を与えている（図2-2）。また，摂食リズムと生体リズムには深い関係があり，消化酵素活性，インスリン分泌などは明暗リズムより食物摂取時刻に同期した日内リズムを示す。

（1）食物の特性要因

　食物の持つ特性には，化学的特性と物理的特性があり，化学的特性とは，味と香りを指し，食品中にある物質がヒトの感覚受容体に直接相互作用することで認識される。感覚の中では味覚，嗅覚が関与する。

　物理的特性とは，皮膚感覚（触覚，圧覚，痛覚，温・冷覚）を刺激する食品のテクスチャー(性状)，視覚を刺激する外観（色，つや，盛りつけなど），聴覚を刺激する音などをいう。

これら食物のもつ特性は，味覚，嗅覚，視覚，聴覚，皮膚感覚など，摂食者の体に備わったそれぞれの感覚受容器でとらえられ，大脳に伝えられる。

（2）ヒトの特性要因

　生理的特性とは，年齢，健康状態，空腹度，口腔内状態などを指す。

　心理的状態とは，喜怒哀楽，緊張，不安などの感情の状態などを指す。

　その他食体験，食嗜好がある。

（3）環境要因

　社会環境とは，経済状況，宗教，食文化，食習慣，食情報などを指す。

　自然環境とは，気候，地理的環境を指す。

　人工的環境とは，食事部屋，照明，食卓，食器を指す。

32

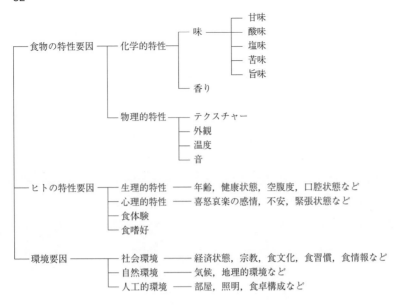

図2-2　食欲の発現要因

参考文献

1）木村修一，小林修平翻訳監修，『最新栄養学（第8版)』，建帛社（2002）.

2）吉田　勉編，『基礎栄養学』，医歯薬出版（2003）.

3）林　淳三編，『基礎栄養学』，建帛社（2003）.

4）五十嵐脩，今井悦子編，『食物の特性とその役割』，放送大学教育振興会（1996）.

5）林　淳三編，『栄養学総論・各論』，医歯薬出版（1999）.

6）糸川嘉則,柴田克己編，『栄養学総論』，南江堂（2003）.

3章 消化・吸収と栄養素の体内動態

●学習のポイント●

1 われわれは食物から必要な栄養素を取り入れ，これを利用して体を作り，エネルギーを獲得して，さまざまな生活活動を行っている。

2 必要な栄養素の取り入れ（消化と吸収）は消化器系で行はれる。ここでたんぱく質，糖質，脂質などは消化（加水分解）を受けて，吸収可能な低分子物質となる。化学的消化を受けないビタミンや無機塩類も物理的消化で吸収されやすい状態になる。

3 これら消化産物とビタミン，塩類および水分は，消化管粘膜上皮を通過して血液またはリンパ液中に入る。これを吸収という。

4 消化には，物理的消化，化学的消化，生物学的消化がある。

5 物理的消化は，口腔に始まる消化管で食物を細かく砕き，消化液と撹拌し，肛門へと移送する。この過程で，化学的消化，生物学的消化，吸収がおこなわれる。

6 化学的消化は，栄養素を消化酵素（加水分解酵素）で吸収可能な低分子物質に分解する。唾液の消化酵素は主として口腔で，胃液の消化酵素は胃で，膵液の消化酵素は小腸で作用する。

7 糖質は唾液アミラーゼ，膵液アミラーゼ，1,6-グリコシターゼで少糖類（二糖類さらに一部は単糖類）まで消化される。

8 二糖類であるマルトース，スクロース，ラクトースは，それぞれ小腸粘膜上皮細胞の膜消化酵素マルターゼ，スクラーゼ，ラクターゼによって構成単糖に分解されて吸収される。

9 たんぱく質は胃液ペプシンついで膵液由来のトリプシン，キモトリプシン，カルボキシペプチダーゼなどたんぱく質分解酵素でオリゴペプチド（さらに一部はアミノ酸）まで加水分解される。

10 オリゴペプチドは，小腸粘膜上皮細胞の膜消化酵素ジペプチダーゼ，アミノペプチダーゼなどによって，アミノ酸あるいは小ペプチドに分解されて吸収される。

11 脂肪は膵液のリパーゼで，大部分2-モノグリセリドと脂肪酸に加水分解される。脂質の消化，吸収には胆汁酸が重要な役割を果たす。

12 栄養素の吸収は主として小腸粘膜上皮細胞で行われ，受動輸送（受動輸送と促進拡散），能動輸送（一次と二次能動輸送）または膜動輸送によって細胞膜を通過する。

13　小腸粘膜上皮に吸収された栄養素のうち，単糖，アミノ酸（小ペプチドとして吸収された場合も上皮細胞内でアミノ酸に加水分解される），水溶性ビタミン，無機質などの水溶性粒子は，上皮細胞から出て，絨毛の毛細血管に入り，門脈を経て肝臓にいく。短・中鎖脂肪酸も同じ経路をたどる。門脈に入った栄養素は肝臓で処理されたのち全身循環する。脂質は上皮細胞で，トリグリセリド，複合脂質などに再合成され，上皮細胞で合成されたアポタンパク質とともにキロミクロンとなり，上皮細胞を出て，毛細リンパ管（中心乳び管）に入り，胸管を経て左鎖骨下静脈に合流し，全身循環する。

14　水分は小腸で約90%，大腸で約10%吸収される。

3-1　消化器系の構造と機能

　食物の消化・吸収に関与する消化器系（gastrointestinal system）は消化管と付属器（消化腺）からなる。消化管は，口腔（舌・歯・頬部など），咽頭，食道，胃，小腸（十二指腸・空腸・回腸），大腸（盲腸・虫垂・上行結腸・横行結腸・下行結腸・S状結腸・直腸），肛門からなる（図3-1）。付属器は唾液腺，膵臓，肝臓，胆嚢で，これらの臓器の分泌物（生産物）は，消化管に運ばれて栄養素の消化吸収に関与する。

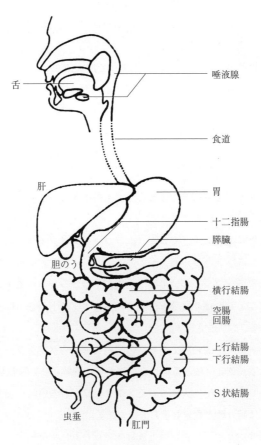

図3-1　消化器系

3-1-1　食道・胃・小腸・大腸の基本構造

　消化管は中空性器官と呼ばれ，食道から大腸まで，その壁は内腔側から，粘膜（粘膜上皮・粘膜固有層・粘膜筋板・粘膜下組織），筋層（内輪筋層・外縦筋層），漿膜（漿膜下組織・漿膜；体腔に面している場合漿膜と言う）または外膜（周囲の器官や体壁と結合している場合外膜と言う）で構成されている（図3-2）。各層の厚さや性状は部位によって異なる。粘膜上皮は，食道と肛門では表皮（皮膚）や口腔粘膜と同じような重層扁平上皮であるのに対し，他の部位では単層の円柱上皮である。筋層はすべて平滑筋（但し舌筋，頬筋，外肛門括約筋は横紋筋で随意筋）で，自律神経の支配を受けている。消化管に内在する自律神経系‘腸管神経系’は，粘膜下神経叢と筋層間神経叢を形成している。血管やリンパ管は漿膜側から粘膜下組織まで分布している。

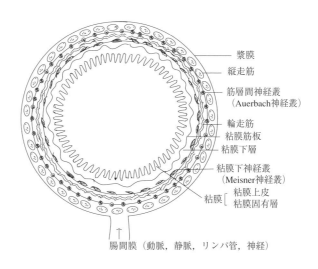

漿膜
縦走筋
筋層間神経叢
（Auerbach神経叢）
輪走筋
粘膜筋板
粘膜下層
粘膜下神経叢
（Meisner神経叢）
粘膜 ［ 粘膜上皮
　　　粘膜固有層

腸間膜（動脈，静脈，リンパ管，神経）

（Ganong, W. F., "Review of Medical Physiology (9版)", 1997, Lange Medical Publicationsより改変）

図3-2　消化管の断面

3-1-2　口腔と唾液腺

　口腔内に入った食物は，顎の上下左右の運動で噛み砕かれ（咀嚼され）る。このとき，唾液腺（salivary gland）から唾液が分泌され，食塊と混和され，プチアリン（α-アミラーゼの一種）によるでんぷんの消化が始まる。粘液は食塊を滑らかにし嚥下しやすくする。唾液腺は，小唾液腺（口唇腺，舌腺，頬腺，口蓋腺など）と大唾液腺（耳下腺，顎下腺と舌下腺）からなり，粘液（ムチン；糖たんぱく質の一種）と漿液が分泌される。耳下腺は粘液が少なく漿液を主とする漿液腺で，プチアリンに富んでいる。顎下腺は粘漿混合腺，舌下腺は粘液腺で消化酵素は少ない。唾液にはこの他に抗菌作用のあるリゾチームや免疫抗体IgAなどが含まれ，感染防御機能をもつ。舌は微妙な随意運動ができる器官で，食物の摂取，咀嚼，嚥下とともに味覚や構音に関係する。

3-1-3　咽頭と食道

咽頭（pharynx）は長さ約12cmの管で，鼻腔，口腔および喉頭の後方にあって，これらの腔と交通している。飲食物の嚥下（deglutition）の際には，軟口蓋が鼻腔への通路を閉じ，喉頭蓋が喉頭への通路を閉じることによって，食塊が鼻腔，喉頭に入らないで，食道へ流れる。この運動は，延髄の嚥下中枢によって統御される無意識の運動（嚥下反射；deglutition reflex）による。

食道は長さ約25 cmの管で，咽頭に続いて気管の後ろを下降し，横隔膜のすき間を貫き，すぐ胃に連なる。食道に進入した食塊は，蠕動運動（進行方向の筋肉が緩むと同時に，後方の筋肉が収縮する運動）で5～6秒で食塊を胃に運ぶ（図3-8参照）。

3-1-4　胃

胃（stomach）は，食道に続く入り口（噴門）から，十二指腸に開く出口（幽門）まで，J字形（サイホン型）をした，袋状の臓器である（図3-3）。その容積は空腹時約50ml，食塊が入ると約1.2～1.4 lに広がる。内腔は噴門部，胃底，胃体，幽門部に分けられる。幽門（pylorus）には幽門括約筋があり，胃内に入った食塊が簡単には十二指腸に出ないようにして，胃内消化を調節している。胃の筋層は発達していて，粘膜側から斜走筋層，輪走筋層，縦走筋層の3層からなる。胃の粘膜には多数のひだ（襞）があり，食塊の流入で胃の容積を広げ，拡張・収縮（蠕動運動）で食塊を攪拌するのに都合がよい。胃の粘膜を拡大してみると，胃小窩という小さな窪みが多数（80～100個/mm²）みられがこれらは分泌腺の開口部である（図3-4）。

胃液（gastric juice）は，1日1.5～2.5 l分泌され，そのほとんどが水分で，ムチン，無機塩類，電解質，塩酸（HCl），酵素などを含んでいる。噴門腺の副細胞から粘液，胃底腺の主細胞からペプシノーゲン，副細胞から粘液，壁細胞から塩酸，幽門腺の副細胞から粘液が分泌されている。幽門腺にはG細胞という内分泌細胞があり，ガストリンを分泌している。胃液のpHはHClの分泌量によって異なるが，およそ1.0～2.5である。胃液の生理作用は，食物を糜粥の状態にまで変化させ，ペプシンによりたんぱ

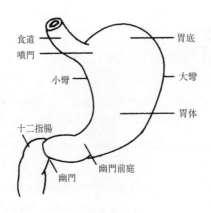

図3-3　胃の外観

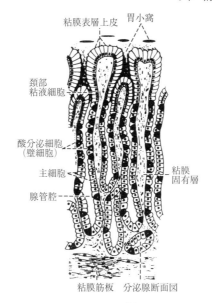

（Ganong, W. F., "Review of Medical Physiology (9版)", 1979, Lange Medical Publicationsより改変）

図3-4　胃の粘膜

く質を部分消化し，必要に応じて小腸に送り込むことである。

3-1-5　小　　　腸

　小腸（small intestine）は長さ6〜7mの管で，十二指腸・空腸・回腸の3部に分けられる。消化吸収の90％以上がこの領域でおこなわれる。

　十二指腸（duodenum）は，幽門から続くC字型をした，長さ約25cmの腸管である。腹膜に覆われ後腹壁に固定されており，膵頭部を抱え込むように位置している。その下降部に大十二指腸乳頭（ファーテルの乳頭，ampulla of Vater）があり，ここに膵管と総胆管とが合流した胆膵管が開口している（図3-5）。粘膜下組織には十二指腸腺（Brunner腺）があり，強いアルカリ性の粘液を分泌して，膵液と共に胃液の酸度を中

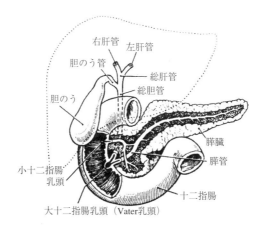

（Ganong, W. F., "Review of Medical Physiology (9版)", 1979）

図3-5　胆道と膵管

38

和し，消化酵素の働きやすい環境をととのえる。十二指腸粘膜からは，α-アミラーゼやエンテロペプチターゼ（エンテロキナーゼ）が分泌される。

　空腸（jejunum）と回腸（ilium）は腸間膜で包まれており，可動な状態にある。空腸と回腸の境界は鮮明でなく，左上に位置する十二指腸側2/5が空腸で，右下に位置する大腸側3/5が回腸で，回腸粘膜には小判型をした集合リンパ節（パイエル板）が見える。消化・吸収に関与する小腸内面には多数の輪状のひだ（襞）があり，この襞の粘膜面には絨毛といわれる小突起が無数にある。この小突起の表面は単層の円柱上皮で覆われている。この粘膜上皮細胞の表面（管腔側細胞膜；刷子縁）には微絨毛が密生している。その結果小腸内面は平滑な管に比較して約600倍も表面積が増大し，吸収を容易にしている（図3-6）。

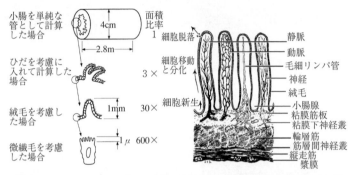

本模式図ではわかりやすいように，動脈，静脈，神経，毛細リンパ管をそれぞれ別々の絨毛に記載されているが，実際には絨毛一つ一つに動脈，静脈，神経，毛細リンパ管が分布している。

（Ganong, W. F., "Review of Medical Physiology (9版)", 1979, Lange Medical Publications より改変）

図3-6　小腸吸収面積比率と小腸粘膜の構造

　絨毛内には毛細血管や毛細リンパ管が分布しており，吸収された物質の輸送をおこなう。粘膜上皮には杯細胞が点在し粘液を分泌している。腸絨毛の間には小腸線（Lieberkühn腺；小腸陰窩）が開口している。1日に分泌される腸液（pH 8.3）の量は約2lと推定されている。

　細胞膜の表面は一般に糖脂質や糖たんぱく質のオリゴ糖鎖で覆われているが，胃腸粘膜の表面でもこれら膜脂質や膜たんぱく質の糖鎖に加えてその上に分泌されたムコ多糖が吸着されて糖衣（グリコカリックス，glycocalyx）を形成しており，その内測（管腔側）に100～400μm幅の不攪拌水層（unstirred water layer）を形成している。これらが膜表面の保護と小腸においては消化物の微絨毛膜表面への到達と膜消化の促進に寄与していると考えられている。

3-1-6　大　　　腸

　大腸（large intestine）は，太いところで直径5～7cm，長さ約1.6 mの管で，盲腸，結腸および直腸に分けられる。盲腸は回腸が大腸に開く回盲口から下方に伸びた部分で，その下端に虫垂が垂れ下がっている。回腸の末端はいくぶん盲腸内に突出してい

て回盲弁を形成している。これによって結腸内容の回腸への逆流を防いでいる。回盲弁は平常閉じているが，蠕動波が回腸からここに到着すると一過性に開き，糜粥［びじゅく（chyme）；かゆ状液］を回腸から盲腸に通過させる。結腸（colon）は盲腸に続く部分で，上行結腸，横行結腸，下行結腸，S状結腸に分けられる。横行結腸とS状結腸には結腸間膜があり可動状態にあるが，上行結腸と下行結腸は後腹壁に固定されている。直腸はS状結腸の続きで，骨盤に位置し，この外界への開口部が肛門である。大腸では，腸内細菌による代謝はあるが，消化液による消化作用は殆どない。大腸は主として腸管内容物から水分を吸収して糞便を形成し，排泄する役割を担う。

3-1-7　肝臓の構造と機能

肝臓（liver）は人体で最も大きな腺で，成人で重さ1,200 g〜1,500 gの赤褐色（血液を多く含むため）をしている。横隔膜の下に位置し，右側に片寄って存在する。肝細胞の集まりである肝小葉（hepatic lobule）が多数（450から500万個）集まってできている。肝臓には，肝門部から機能血管である門脈（portal vein）と栄養血管である肝動脈が流入しており，肝臓で産生された胆汁を運ぶ肝管が流出している。肝臓の後面から肝静脈が流出しており，下大静脈に注ぐ。

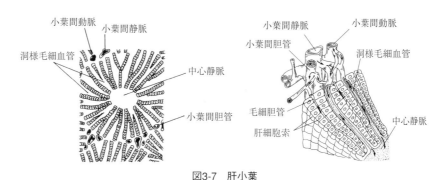

図3-7　肝小葉

（永島成晃，堀江登ほか，『わかりやすい解剖生理学』三共出版）

肝臓は物質代謝とその調節に大きな役割を果たしているが，消化器官としても胆汁（bile）産生という重要な働きをしている。肝小葉は肝臓の機能単位で，中心静脈の周りに放射状に配列した肝細胞索，その周りのグリソン鞘に門脈から分枝した小葉間門脈，肝動脈から分枝した小葉間動脈，胆道の源である小葉間胆管が分布している（図3-7）。小葉間血管から分枝した洞様毛細血管が肝細胞索の間をとおり肝細胞との間で物質交換をしたのち，中心静脈に集まり，肝静脈を経て下大静脈に注ぐ。肝細胞から分泌された胆汁は毛細胆管から小葉間胆管，肝内胆管をへて肝管に集められ，胆道へ運び出される。1日約200〜800mlの胆汁が分泌される。

3-1-8　胆道（胆管・胆囊）

胆道は，肝臓で生成された胆汁を十二指腸へ運ぶ胆管（bile duct）と胆囊（胆のう，gall bladder）からなっている（図3-5）。胆囊は長さ約8 cm，容積約50 mlのなすび状を

した器官で，肝管を経て運ばれてきた胆汁を一時貯蔵し，約8倍に濃縮する。脂肪性食物が十二指腸粘膜に触れるとコレシストキニン（cholecystokinin）という消化管ホルモンが分泌され，その刺激で胆嚢が収縮し，胆汁を排出する。胆汁は総胆管を経て十二指腸に排出され，脂質の消化・吸収を助ける。

3-1-9　膵　　臓

膵臓（pancreas）は，胃の裏側後腹壁に位置する長さ約10数cm，重さ約70 gの槌の形をした臓器で，膵液（pancreatic juice）を分泌する外分泌部とホルモンを分泌する内分泌部（ランゲルハンス島，Langerhans island）とからなる。膵液には重炭酸ナトリウム（HCO_3^-），たんぱく質分解酵素前駆体，脂質分解酵素，糖質分解酵素、核酸分解酵素など多様な消化酵素が含まれており，消化管ホルモンであるセクレチンおよびコレシストキニンの刺激によって分泌が促される。分泌液は導管（膵管）にあつめられ，膵頭部で総胆管と合流し，大十二指腸乳頭から十二指腸に注がれる。1日約500〜800 mlの膵液（pH8.5）が分泌される。

3-2　消　　化

3-2-1　消化・吸収の基本概念

われわれは，食物から栄養素を取り入れ，エネルギー源として，身体の構成素として，また調整素として利用し，多様な生活活動をおこなっている。いいかえれば、生命現象は栄養素、水，大気などによって支えられている。身体は多数の細胞で構成されており，身体の中に取り入れることのできる栄養素は，細胞膜を透過し，細胞に利用できる性状をもっていなくてはならない。実際に摂取している食物のほとんどは，直径（数ミクロンから）数十ミクロンの細胞が直ちに利用できる性状ではない。摂取した食物を吸収できる状態にするのが消化（digestion）で，吸収できる状態になった栄養素を，細胞内に取り入れ，全身に供給するのが吸収（absorption）である。われわれの身体では，消化器系がこの消化・吸収を担当している。

消化は，食物を咀嚼して細かく砕くことからはじまる。粘液と水分（唾液）のある状態で咀嚼することにより，破砕した食物を消化液と十分混合し、消化しやすく，消化管粘膜を傷つけることなく輸送できる状態にする。消化は，咀嚼や消化管の運動などによる物理的消化，消化酵素による化学的消化，腸内細菌による生物的消化に大別される。化学的消化は，消化管内で行われる管腔内消化（intracanal digestion）と小腸微絨毛膜表面で行われる膜消化（membrane digestion）に分けられる。

3-2-2　物理的消化

物理的消化は，消化管の運動による① 食物の破砕・溶解作用，② 消化液との攪拌・混合作用，消化液中への栄養素の抽出，③ 消化管中における保持作用や移動作用などがある。咀嚼は破砕の例であり、混合攪拌は胃腸管の分節運動や蠕動運動でな

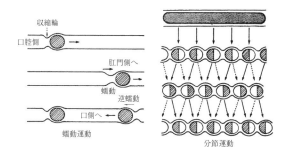

（吉河太郎・本田良行編，『現代の生理学』，728頁，図XI-23　金原出版(1988)）

図3-8　消化管の運動

され，保持は幽門括約筋，回盲弁や肛門括約筋の収縮（緊張性収縮），弛緩によって調節されており，移動は食道，胃，腸管の蠕動運動によってなされる（図3-8）。

分節運動は，まず輪層筋が一定の間隔をおいて収縮し，経時的に収縮位置が変化することによって内容物を攪拌，混合する。蠕動運動は収縮輪が口側から肛門側に波のように漸次移動することによって，内容物を口側から肛門側に移動する。

3-2-3　化学的消化

消化器系の各管腔器官には，各部でそれぞれ異なった消化液が分泌されている（表3-1）。

食物は，消化液中の消化酵素の化学的作用や酸，アルカリ，胆汁酸などによる溶解，中和，分解，結合などの作用によって，栄養素を小さな分子に分解する。酵素はたんぱく質性の触媒で，化学反応の速度を速める作用がある。一つの酵素は，特定の基質（作用を受ける物質）にしか作用しない性質（基質特異性），特定の反応にしか作用しない性質（反応特異性），最もよく働く温度（最適温度，至適温度），最もよく働くpH（最適pH，至適pH）などをもっている。消化酵素（digestive enzymes）は，でんぷん，たんぱく質，脂肪，核酸のように脱水結合で重合している化合物の加水分解を触媒する酵素（加水分解酵素；hydrolase）である。基質となる栄養素により，糖質，たんぱく質および脂質の消化酵素にグループ化できる。核酸を加水分解する酵素も膵臓から分泌されているが，栄養学的意義は少ない。糖質やたんぱく質（および核酸）の消化酵素は，糖鎖やペプチド鎖の端から加水分解によって構成単位をはずしていくエキソ（exo-）型酵素と内部を加水分解するエンド（endo-）型酵素に分けられる（図3-9）。

（1）糖質（炭水化物）の消化

食品中の糖質は主として多糖類で，その他二糖類を主とする少糖類や単糖類がある。ヒトの消化液で消化可能な多糖類は，'でんぷん'とその誘導体，および動物のグリコーゲンである。でんぷん（starch）は植物の貯蔵多糖で，その種類によって性質が異なるが，一般に20%前後のアミロース（amylose）（多数のグルコースが α-1,4グリコシド結合で重合したもの）と80%前後のアミロペクチン（amylopectin）（α-1,4結合で重合した鎖のところどころに α-1,6グリコシド結合の枝分かれをもつもの）が微結晶（ミセルとよんでいる）を作っている。ミセル状態の生のでんぷんを β-でんぷん，

表3-1　消化液の一般性状と生理作用

部　位	消化液	性　　状	酵素以外の作用	消化酵素	非酵素成分
口　腔	唾　液	無色・弱酸性 pH 6.3〜6.8 1日の分泌量 (1.0〜1.5 l)	1．食物を飲みこみ 　やすくする 2．粘膜保護	1．アミラーゼ 2．マルターゼ	ムチン（粘素） Cl^-, HCO^-, PO_4^{3-} SCN^-
胃	胃　液	無色・酸性 pH 1.5〜2.0	HClの作用 1．ペプシンの最適 　pHにする 2．たんぱく質の変 　性・膨化 3．ペプシノーゲン 　→ペプシン	ペプシン（最適 pH 2） リパーゼ（最適 pH 8） レンニン	HCl, NaCl, 電解質
小　腸	膵　液	無色・弱アルカリ性 pH 8.5 (0.7〜1.0 l)	$NaHCO_3$の作用 HClを中和して，pH を弱アルカリ性に変 える	アミラーゼ トリプシン キモトリプシン エラスターゼ カルボキシペプチダーゼ リパーゼ，コリパーゼ ヌクレアーゼ	$NaHCO_3$ 電解質
	胆　汁	肝臓胆汁（pH 8.3） 胆嚢胆汁（pH 6.9） (0.5〜0.8 l)	1．界面活性作用 　脂肪乳化 2．脂肪酸，コレス 　テロール，脂溶 　性ビタミンの可 　溶化		粘素，胆汁色素 胆汁酸塩 コレステロール $NaHCO_3$
	腸　液	無色・弱アルカリ性 pH 8.3 (1.5〜2.0 l)	十二指腸，空腸，回 腸から分泌される pHの調整，粘膜の 保護	アミラーゼ トリプシン キモトリプシン エラスターゼ	$NaHCO_3$
	膜消化 （微絨毛膜）			マルターゼ（グリコアミラーゼ） スクラーゼ イソマルターゼ（α-デキストリナーゼ） ラクターゼ，トレハラーゼ エンテロペプチダーゼ アミノペプチダーゼ ジ，トリペプチダーゼ ヌクレオシダーゼ，ヌクレオチダーゼ	

（吉河太郎・本田良行編，『現代の生理学』，金原出版(1987)）

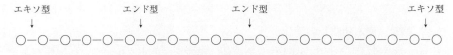

図3-9　エキソ型とエンド型の酵素の作用部位（○，構成単位；―，脱水結合）

加熱などによってミセルが破壊され糊化したものを α-でんぷんという。β-でんぷん
は消化酵素の作用を受けにくく，α-でんぷんは消化されやすい。グリコーゲン
（glycogen）はアミロペクチンのように α-1,4結合の鎖に α-1,6結合の枝分かれをもっ
た構造をしているが，α-1,6結合の枝分かれの頻度がでんぷんより高い（糖質の項参
照）。

　でんぷん（およびグリコーゲン）は，口腔内で唾液のα-アミラーゼ（α-amylase）（分子鎖内部のα-1,4結合を加水分解するエンド型酵素；最適pH 6.7）の消化作用を受け，デキストリンやマルトースに分解される。食物が胃に入ると酸性の胃液で本酵素作用は阻止される。小腸では弱アルカリ性のpHになり，膵臓から分泌されたα-アミラーゼ（および残存唾液α-アミラーゼ）によって消化（小腸管腔内消化）される。α-アミラーゼは，分子鎖内部のα-1,4結合を加水分解するが，分子端α-1,4結合，アミロペクチンやグリコーゲン分子にあるα-1,6結合およびこの分岐部位の隣りにあるα-1,4結合は加水分解しない。α-1,6結合は小腸でイソマルターゼ（α-デキストリナーゼ）によって加水分解される。でんぷん（およびグリコーゲン）は，これらの酵素でマルトース，一部はマルトトリオースのようなオリゴ糖にまで分解されたのち，小腸粘膜上皮細胞の微絨毛膜でグルコースに分解・吸収される（図3-10）。[注：英語由来の糖質名には‘-ose’（オース），酵素名は基質名の-oseに代えて-ase（アーゼ）がつけられていることが多い。]

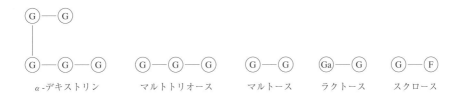

α-デキストリン　　マルトトリオース　　マルトース　　ラクトース　　スクロース

Ⓖ：グルコース　　　　Ⓖa：ガラクトース　　　　Ⓕ：フルクトース

図3-10　小腸管腔内消化で生じる主な糖質消化産物
（これらは膜消化で構成単糖まで加水分解を受けて吸収される）

　二糖類［disaccharide；または低分子の少糖類（oligosaccharide）］は主として小腸吸収上皮細胞の微絨毛膜に存在する膜消化酵素によって構成単糖まで消化されたのち，吸収される。すなわち，スクロース（sucrose）（しょ糖；グルコースとフルクトースがα-1,2結合で結合したもの）はスクラーゼでグルコースとフルクトースに，ラクトース（lactose）（乳糖；ガラクトースとグルコースがβ-1,4結合で結合したもの）はラクターゼでガラクトースとグルコースに，マルトース（maltose）（麦芽糖；2分子のグルコースがα-1,4結合で結合したもの）やマルトリオースはマルターゼ（グルコアミラーゼとも言う）でそれぞれグルコースに，イソマルトース（isomaltose）（2分子のグルコースがα-1,6結合で結合したもの）はイソマルターゼ（α-デキストリナーゼとも言う）で，トレハロース（trehalose）（2分子のグルコースがα-1,1結合で結合したもの）はトレハラーゼでそれぞれグルコースにまで加水分解されるとともに微絨毛膜に存在する輸送体に結合して吸収される（図3-11）。マルトースやマルトリオースはイソマルターゼやスクラーゼでも一部グルコースに加水分解される。小腸管腔内にもこれら二糖類分解酵素が少量認められるが，これらは脱落した粘膜上皮の微絨毛膜に由来するものと考えられる。

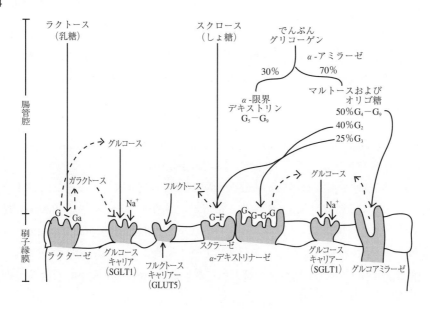

(Gray, G.M., The New Eng.Med., 292, 1227, 1975より改変)

図3-11　糖質の膜消化・吸収

（2）たんぱく質の消化

　たんぱく質（protein）は，ペプシン（pepsin），トリプシン（trypsin），キモトリプシン（chymotrypsin），エラスターゼ（elastase），カルボキシペプチダーゼ（carboxypeptidase）などの消化管腔内消化酵素で段階的に消化される。自己消化を防ぐため，これらたんぱく質分解酵素はいずれも分泌細胞から不活性な前駆体（前酵素；プロエンザイム）として分泌され，消化管腔内で（活性中心を覆っていたペプチド鎖が切り取られ）活性化される（図3-12）。

　消化管粘膜上皮は糖衣で覆われており，管腔内におけるこれらの消化酵素の作用から保護されている。ペプシン，トリプシン，キモトリプシンおよびエラスターゼはペプチド鎖内部のペプチド結合を加水分解するエンド型酵素［エンドペプチダーゼ（endopeptidase）と総称する］で，カルボキシペプチダーゼおよび膜消化酵素に属するアミノペプチダーゼは，それぞれカルボキシル末端およびアミノ末端からペプチド結合を加水分解するエキソ型酵素［エキソペプチダーゼ（exopeptidase）と総称する］

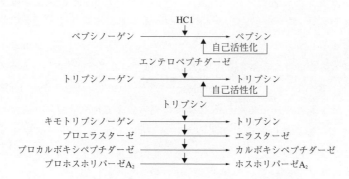

図3-12　前駆体酵素（プロエンザイム）の活性化

である。

　たんぱく質の消化は胃から始まる。胃粘膜上皮にある主細胞からペプシノーゲン（プロエンザイム）が分泌される。ペプシノーゲンは単一のたんぱく質ではなく，ペプシノーゲン I とペプシノーゲン II に大別される。管腔内で胃液の塩酸によって活性化され，ペプシンになる。生じたペプシンは自己触媒的にペプシノーゲンをペプシンに変換活性化（自己活性化）する（図3-12）。ペプシンは多くのたんぱく質が変性するような厳しい酸性条件に最適pH（pH 1.0〜2.0）をもっている。口腔，食道を経て胃に到達した食物は，酸性の胃液と混和され，pH 2.0〜2.5になる。この酸性で，食物中に含まれている塩類は可溶性になり，たんぱく質は変性・膨化するものが多くなる。また食物と一緒に侵入した微生物はほとんど死滅する。たんぱく質は，変性・膨化することによってペプシンの消化作用を受けやすくなる。ペプシンは，たんぱく質のフェニルアラニン，チロシンのような芳香族アミノ酸残基のアミノ基が関与するペプチド結合を加水分解し，たんぱく質を各種の大きさのポリペプチドやオリゴペプチドに分解する（図3-13）。

　胃壁から分泌される消化酵素としてはペプシンの他に乳幼児期には，たんぱく質分解酵素の一種で，乳汁を凝固させるレンニン（キモシンともいう）が胃液中に分泌されているとの説もあるが，疑問視されている。後ほど改めて述べるが，胃底腺の細胞からは，胃リパーゼも分泌されており，脂肪を1, 2-ジアシルグリセロールと遊離脂肪酸に分解する活性を示すが，その作用はあまり強くない。胃におけるこれらの化学的消化と物理的消化で，食物は均等な液状に近い状態，び粥の状態になったのち，十二指腸に送られる。

　ペプシンによる消化で生じたポリペプチドは，小腸で膵液と小腸粘膜のプロテアーゼ（注：たんぱく質分解酵素を総称してプロテアーゼという）でさらに消化される。膵臓の細胞から分泌されるたんぱく質消化酵素は，トリプシノーゲン，キモトリプシノーゲン，プロエラスターゼ，プロカルボキシペプチダーゼのような不活性な酵素前駆体として分泌される。これら酵素前駆体は膵管を通って十二指腸に分泌され，ここではじめて活性化される。活性化は小腸粘膜上皮細胞から分泌される一種のたんぱく質分解酵素エンテロペプチダーゼ（enteropeptidase；エンテロキナーゼ）によって始められる。トリプシノーゲンにエンテロペプチダーゼが作用することによって小さいポリペプチドが除かれ，巻き込んだ分子を解き，活性なトリプシンに変換される。トリプシンは，自己触媒的にトリプシノーゲンをトリプシンに変換するとともに，キモトリプシノーゲンをキモトリプシンに，プロエラスターゼをエラスターゼに，プロカルボキシペプチダーゼをカルボキシペプチダーゼに変換して活性化する（図3-12）。トリプシンは塩基性アミノ酸残基を含むペプチド結合を特異的に，キモトリプシンは環状アミノ酸のような荷電をもたないアミノ酸残基を含むペプチド結合を特異的に加水分解する。エラスターゼは，グリシン，アラニン，セリンのような小さいアミノ酸残基の隣の結合を切る。カルボキシペプチダーゼはエキソペプチダーゼで，カルボキシル末端からペプチド結合を順次切り，アミノ酸を遊離する（図3-13）。

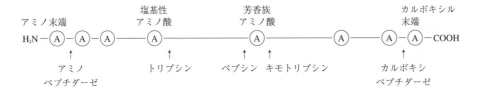

図3-13　たんぱく質分解酵素（消化酵素）の作用部位

　たんぱく質は胃および膵由来のたんぱく質分解酵素によって，胃腸管腔内で段階的に消化され，オリゴペプチド（一部はアミノ酸）まで加水分解され，小腸粘膜上皮細胞に到達する。オリゴペプチドは，小腸吸収上皮微絨毛膜に存在するアミノペプチダーゼ，カルボキシペプチダーゼ，ジペプチダーゼによってアミノ酸まで消化（膜消化と言う）され，吸収される。トリペプチド，ジペプチド（低分子オリゴペプチド）の一部は小腸上皮細胞内に直接取り込まれ（吸収され）たのち，細胞内ペプチダーゼによりアミノ酸まで加水分解する。

（3）脂質の消化

　消化吸収される脂質は，主に脂肪（トリアシルグリセロール，triacylglycerol）で，加えて複合脂質，ステロール化合物，脂溶性ビタミンなどがある。脂肪の消化はリパーゼ（lipase）によって行われるが，これには舌の裏面にあるエブナー腺から分泌される舌リパーゼ，胃リパーゼ，2種類の膵リパーゼがある。舌リパーゼと胃リパーゼは同一の酵素たんぱく質で，トリアシルグリセロールを1,2-ジアシルグリセロールと遊離脂肪酸に加水分解する。食餌性脂肪の20～30％が本酵素作用を受けると報告されている。脂肪消化は大部分十二指腸から始まる。胃から酸性のび粥が十二指腸に入ると，これが刺激になって胆汁が総胆管，胆膵管を通して十二指腸に分泌される。リパーゼ，不活性なコリパーゼなどを含む膵液は膵管，胆膵管を通して十二指腸に分泌される。不活性なコリパーゼはトリプシンによって活性化される。び粥に含まれる脂質は，胆汁中に含まれ表面活性作用をもつ胆汁酸塩によって乳化される。乳化された脂肪は，コリパーゼによって活性化されたリパーゼによって加水分解される。このリパーゼはトリアシルグリセロールの1位および3位のエステル結合を容易に加水分解するが，2位のエステル結合の加水分解は遅い。舌リパーゼや胃リパーゼで生成された1,2-ジアシルグリセロールの1位のエステル結合も膵リパーゼによって容易に加水分解される。その結果，脂肪の多くは2-モノアシルグリセロール（2-monoacylglycerol）と脂肪酸（fatty acid）に加水分解されて吸収される。完全に脂肪酸とグリセロールにまで分解されて吸収されるのは摂取脂肪の1/4位と推定されている（図3-14）。

　膵臓からは，他に胆汁酸で活性化されるリパーゼも分泌されている。この胆汁酸活性化リパーゼは，脂肪を基質とした場合通常のリパーゼの1/10から1/60程度の活性しかない。胆汁酸活性化リパーゼは，コレステロールエステル，脂溶性ビタミンのエステル，リン脂質などを基質にしてもトリアシルグリセロールと同じように加水分解する。

　膵液には，コレステロールエステルをコレステロールとアルコールに加水分解する

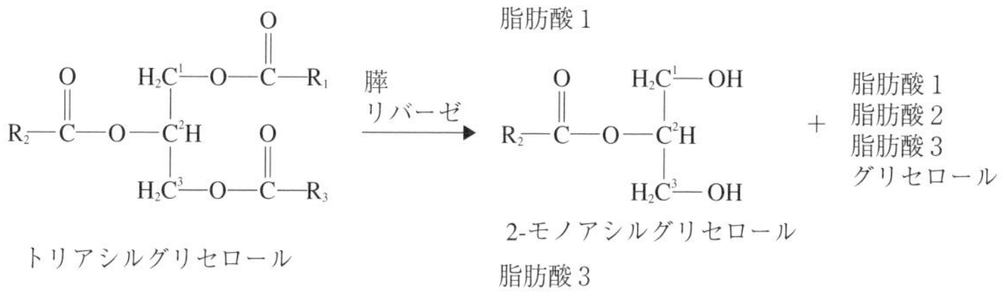

図3-14　トリアシルグリセロールの消化

コレステロールエステラーゼやリン脂質を加水分解するホスホリパーゼ（A₂など）なども存在する。

（4）膜消化

　消化管腔内の化学的消化は近位空腸でほぼ完了し，糖質は二糖類・オリゴ糖に，たんぱく質はアミノ酸と一部オリゴペプチドまで，脂質は一部グリセロールと脂肪酸，モノ，ジアシルグリセロール程度まで加水分解されている。これらの消化産物は，小腸粘膜上皮細胞を覆っている粘液（糖衣；グリコカリックス）を通って粘膜上皮細胞の管腔面（微絨毛を形成している面）に到達する。微絨毛膜表面には膜消化酵素（終末消化酵素ともいう）が存在しており，二糖類・オリゴ糖は単糖類にまで，オリゴペプチドはアミノ酸，ジペプチド，トリペプチドなどに，コレステロールエステルはコレステロールと脂肪酸に加水分解され，その場でただちに細胞内に吸収される。表3-2に小腸粘膜上皮細胞微絨毛膜に局在する膜消化酵素とその機能を示す（糖質の膜消化と吸収については図3-11も参照）。

（5）核酸の消化

　膵液にはDNAを加水分解するデオキシリボヌクレアーゼ，RNAを加水分解するリボヌクレアーゼなど，小腸分泌液にはヌクレオチダーゼ，ヌクレオシダーゼなどが含

表3-2　小腸上皮細胞微絨毛膜に局在する消化酵素

糖質消化酵素

マルターゼ	マルトース → グルコース
スクラーゼ	スクロース → グルコース，フルクトース
ラクターゼ	ラクトース → ガラクトース，グルコース
トレハラーゼ	トレハロース → グルコース
イソマルターゼ	イソマルトース → グルコース

脂質消化酵素

コレステロールエステル水解酵素　コレステロールエステル → コレステロール，脂肪酸
ホスホリパーゼA　リン脂質 → リゾリン脂質，脂肪酸
ビタミンAエステル水解酵素　レチノールエステル → レチノール，脂肪酸

たんぱく質消化酵素

エンテロペプチダーゼ	トリプシノーゲン → トリプシン，ペプチド
ジペプチダーゼ	ジペプチド → アミノ酸
アミノペプチダーゼ	ペプチド → アミノ酸，ペプチド

その他

アルカリホスファターゼ（脱リン酸化反応）
ヌクレアーゼ，ヌクレオシダーゼ

48

まれる。ただし，DNA，RNAなどの核酸およびその前駆体（有機塩基，ヌクレオシド，ヌクレオチドなど）は生体内で合成されており，ヌクレオシドは吸収されているが核酸合成の基質として利用されていない。逆に，多量の核酸やプリン体の摂取は，高尿酸血症の誘導や悪化をさせる危険性がある。

3-3　吸　　収

3-3-1　吸収の部位

摂取された食物は，物理的および化学的消化を受けて，細胞膜を通過することが可能な可溶性の低分子物質に変えられ，小腸粘膜上皮細胞内に主として微絨毛膜（刷子縁膜）を通して取り込まれる。例外的に，胃粘膜上皮細胞からアルコールの一部が，また大腸粘膜上皮細胞から水分などが吸収される。

小腸の構造と機能の項（3-1-5）で述べたように，小腸表面は同じ直径の平滑な管に比較して600倍もの表面積をもち，効率よく物質を粘膜上皮細胞内に取り込むことができる。経口摂取された栄養素は小腸の前半部でほぼ完全に消化され，ほとんどがその場で吸収される（膜消化は吸収と連動している）。腸粘膜上皮の表面（管腔面）はグリコカリックス（糖衣；糖皮）によって覆われており，機械的刺激や活性な消化酵素から細胞を保護している。さらに，この表面膜は腸の運動に際して除かれることなく，消化・低分子化した物質を容易に浸透し，洗い流されることなく，細胞膜と接触・受容体との結合を容易にしている。このグリコカリックスは，細胞膜に組み込まれた糖たんぱく質，糖脂質や細胞膜上のグリコサミノグリカン類で構成される複合糖質などからなる。上皮細胞内に取り込まれた物質は，そのまま，または修飾されて，上皮細胞下にある毛細血管網または中心乳粥管から血行またはリンパ行中に入る（図3-6参照）。栄養素を取り込んだ血液は，毛細血管網から門脈に集められ，肝臓で処理されて，肝静脈→下大静脈→右心房→右心室→肺循環→左心房→左心室を経て全身に循環する。中心乳粥管に入ったキロミクロンなどはリンパ本幹である胸管に集められ左鎖骨下静脈→上大静脈→右心房→右心室→肺循環→左心房→左心室を経て全身に循環する。

3-3-2　吸収の機構

吸収の主な関門は上皮細胞膜，とくに微絨毛膜で，ここで吸収される物質，吸収方法が選択され，吸収（取り込み）速度が調節される。物質の細胞膜透過は，物質の大きさのみならず，膜を介する電気化学的ポテンシャル，濃度勾配，膜脂質との親和性，受容体・輸送体，能動輸送系など，物理化学的，生理学的条件できまる。生体膜の物質輸送方法は，①　受動輸送（passive transport）（単純拡散と促進拡散），②　能動輸送（active transport）（一次能動輸送と二次能動輸送）と③　膜動輸送［サイトーシス（cytosis）；エンドサイトーシスとエキソサイトーシス］に大別される（図3-15）。

①　受動輸送は，膜を介する濃度勾配に従う輸送で，細胞膜を通して拡散し，濃度

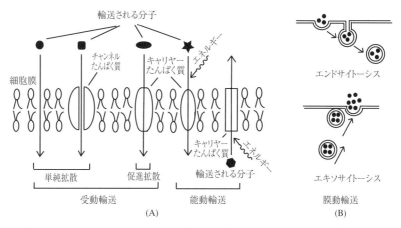

（R.K. Murray, D.K. Granner, P.A. Mayes, V.W. Rodwell, "Harper's Biochemistry", 25th Ed.,
Appleton & Lange (2000)より改変）

図3-15　生体膜の物質輸送（（A）受動輸送と能動輸送，（B）膜動輸送）

勾配がなくなるまで，高濃度の方から低濃度の方に物質が移動する。エネルギーは要しない。これには単に濃度勾配に支配される輸送'単純拡散'と，輸送される物質が膜に存在する一定のキャリアーたんぱく質(担体)と特異的に結合して複合体を形成し，膜の一方から他方へと反転して物質の輸送を行う'促進拡散'とがある。促進拡散は，単純拡散より速く物質を輸送することができるが，担体の数には限りがあるため，一定量以上になると飽和現象を起こし，また類似物質があると競合現象がみられる。②　能動輸送は，エネルギー（ATPの加水分解に伴うエネルギー）に依存する積極的輸送方法で，速く，濃度勾配に逆らって濃度の低い側から高い側への輸送をも行うことができる。輸送される物質そのものが直接エネルギー依存の機構で輸送される一次性能動輸送と，輸送される物質が別のイオンなどと共に細胞内に輸送（共輸送）されたのち，共輸送されたイオンが能動輸送で細胞外に汲み出される二次性能動輸送とがある。③　膜動輸送は，物質を細胞膜に包み込んで細胞内に取り込むエンドサイトーシス（endocytosis）と細胞内の物質を生体膜で包み細胞外に排泄するエキソサイトーシス（exocytosis）とがある。比較的大きな物質の輸送方法である。細胞内に輸送される物質が固形物である場合ファゴサイトーシス（phagocytosis，食作用），液体である場合ピノサイトーシス（pinocytosis，飲作用）という。膜動輸送で細胞内に取り込まれた小胞はリソソームと融合し，取り込んだ物質をリソソーム消化酵素で消化したのち吸収する。個々の輸送方法の具体例は後ほど述べる。

3-3-3　各栄養素の吸収

（1）糖質の吸収

管腔内で消化されて粘膜上皮細胞表面に到達した単糖類はそのまま，二糖類を主とするオリゴ糖類は膜結合性消化酵素［膜消化酵素；3-2-3 (4)］によってすべて単糖類になり，その種類に応じて能動的輸送あるいは受動的輸送で細胞内取り込まれる。膜消化を受けた場合，そのすぐそばで吸収される。グルコースやガラクトースは，微絨

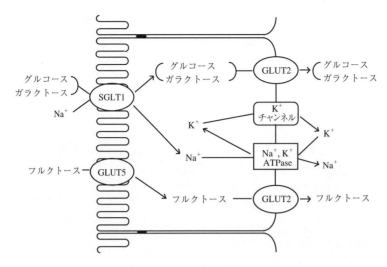

図3-16　糖質の吸収

毛膜にあるNa⁺依存性グルコース輸送体［SGLT1（SLC5A1），sodium-dependent glucose transporter 1］で管腔側から細胞内に輸送される。すなわち，Na⁺とグルコース又はガラクトースがSGLT1に結合するとNa⁺の濃度勾配に従って細胞内に取り込まれる。細胞内でNa⁺が輸送体から離れると，グルコースまたはガラクトースも細胞内に放出される（図3-16）。共輸送で細胞内に増加したNa⁺は，ATPのエネルギーを利用した能動輸送で側基底膜から細胞間腔に輸送される。このNa⁺輸送体はNa⁺,K⁺-ATPaseである。この際，Na⁺汲み出しと共役して細胞内にK⁺が取り込まれるため，細胞内K⁺濃度が上昇する。このような場合，イオン平衡を保つため，側基底膜にあるK⁺チャンネルからK⁺が細胞外に汲み出される。

　このようにグルコースやガラクトースは二次性能動輸送（3-3-2参照）で小腸粘膜上皮細胞内に取り込まれる。フルクトースは微絨毛膜にある担体［GLUT5（SLC2A5）］に結合し，促進拡散によって上皮細胞内に取り込まれる。小腸粘膜における単糖類の吸収速度比は，グルコースの吸収速度を100とすると，ガラクトース 110，リボース 74，フルクトース 43，マンノース 19，キシロース 15，アラビノース 9と報告されている。ガラクトースおよびフルクトースの一部は粘膜上皮細胞内でグルコースに変えられる。上皮細胞内グルコース，ガラクトース，フルクトースなどは，細胞の側基底膜から促進拡散［担体はGLUT2（SLC2A2）］で細胞外に輸送され，間質を経て毛細血管に入り，門脈を経て肝臓にいく。

（2）たんぱく質の吸収

　たんぱく質は，胃，小腸管腔でオリゴペプチドまで分解され，グリコカリックスを通り小腸粘膜微絨毛膜に到達する。さらに微絨毛膜の膜消化酵素（3-2-3参照）で消化され，アミノ酸，一部はジペプチド，トリペプチドなどに分解され，その場で吸収される。吸収はほとんどすべて回腸上部までで完了する。吸収に関与するアミノ酸の輸送系には少なくとも7つの独立した系が知られている。このうち5つはNa⁺を必要とし，アミノ酸とNa⁺を，グルコースとNa⁺の共輸送と同じ様式（二次性能動輸送系）

で共輸送する。これらの中にはさらにCl⁻を要求する系もある。L型のアミノ酸は主として二次性能動輸送で輸送される。残りの2つの系はNa⁺と無関係である。アミノ酸輸送系は，基質特異性が重複しており，明解には区別できないが，中性アミノ酸輸送系，塩基性アミノ酸輸送系，イミノ酸などの輸送系，酸性アミノ酸輸送系などが知られている。ジペプチドやトリペプチドの一部は膜消化を受けず直接微絨毛膜のH⁺（プロトン）／ペプチド共輸送体（hydrogen ion/peptide cotransporter 1; SLC15A1）により二次性能動輸送で輸送される。細胞内に取り込まれたペプチドの多くは，細胞内ペプチダーゼの作用でアミノ酸に分解される。取り込まれたアミノ酸は，側基底膜のアミノ酸輸送系のうち，Na⁺非依存性輸送体により細胞外に輸送され，毛細血管に入り，門脈を経て肝臓にいく。

（3）脂質の吸収

　胆汁酸で乳化され，リパーゼやエステラーゼで消化されて生じた脂肪酸，2-モノアシルグリセロール，コレステロールなどは胆汁酸と複合ミセルを形成し，グリコカリックスを通過し微絨毛間隙に入り，細胞膜表面に到達する。脂肪酸，2-モノアシルグ

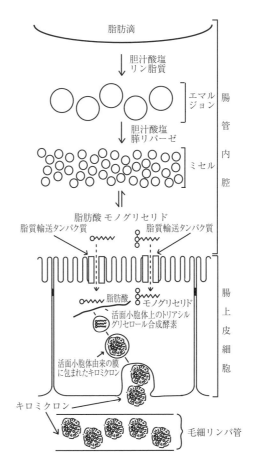

（Vander, Sherman, Luciano, "Human Physiology (8th ed.)", 2001, McGraw-Hillより改変）

図3-17　脂質の吸収

リセロールやコレステロールなどは，ミセルから出て，受動的に細胞膜を透過し細胞内に入る。従来この過程は脂溶性物質と親和性をもつ細胞膜の脂質二重層をそのまま通過すると考えられていたが，最近坦体（FABP, FAT, FATPなど）の関与（促進拡散）が明らかにされてきている。グリセロールはそのまま微絨毛膜から吸収される。上皮細胞内では，吸収したグリセロール，脂肪酸，2-モノアシルグリセロール，コレステロールなどから，トリアシルグリセロール，りん脂質，コレステロールエステルなどがすばやく再合成（脂質の再合成）される。このエステル化により，細胞内の脂肪酸，2-モノアシルグリセロール，コレステロールなどの細胞内濃度が低下し，管腔より細胞内に向けた濃度勾配が保たれ吸収されやすくなる。上皮細胞内で再合成された脂質は，同じ細胞内で合成されたアポリポたんぱく質（B-48, A, B, C）と一緒になってキロミクロン（chylomicron，リポたんぱく質の一種）となり，エキソサイトーシス（3-3-2参照）により側基底膜から分泌され，毛細リンパ管には入り，胸管を経て左鎖骨下静脈から血流に入る（図3-17）。

　短鎖～中鎖脂肪酸（炭素数10個以下）は混合ミセルに取り込まれず，直接微絨毛膜の脂質二重層を通過して細胞内に入り，側基底膜から出て，毛細血管に入り，血清アルブミンと結合して門脈経由で肝臓に運ばれる。胆汁酸塩はミセル形成に繰り返し利用されるが，その役割を終えると，その場（小腸上部）では吸収されず，回腸粘膜上皮からNa^+胆汁酸共輸送体により能動的に吸収され，側基底膜から出て，毛細血管，門脈を経て肝臓に達する。肝細胞に吸収されて細胆管に再分泌され，胆汁の成分として十二指腸に分泌され，再び脂質の消化吸収に関与する。これを胆汁酸の腸管循環という。この循環過程で1日約0.5 gの胆汁酸が糞便中に排泄される。

（4）水の吸収

　1日当たり約2000 mlの摂取水（飲料水＋食物中の水分）と消化管粘膜と付属腺から分泌された消化液約7000 ml，合計約9000 mlの水分が消化管腔内に入る。その98％までは再吸収され，約2％（1日当たり約100～200 ml）が糞便と共に排泄される。水の吸収は，主として小腸および大腸の粘膜細胞膜を境にした浸透圧差を駆動力として（受動輸送で）おこなわれる。腸管内総水分量の約90％が小腸で吸収され，約10％が大腸で吸収される。口腔や胃では水の吸収はほとんどおこなわれない。硫酸マグネシウムのような塩類下剤はほとんど吸収されないため腸内に浸透圧相当の水分を保持し，腸内容が増大して便通を促進する。

（5）無機質（ミネラル）の吸収

　①　Na^+の吸収　　消化液中には大量のNa^+が含まれており，摂取した食物中のNa^+と共に吸収される。その大部分は小腸で吸収され，残りが大腸で吸収される。Na^+は，粘膜上皮の微絨毛膜（刷子縁膜）では受動輸送で移動し，側基底膜では能動輸送で間質側に汲み出される。一部は，微絨毛膜のNa^+とCl^-の共輸送体（キャリアー）で促進拡散により吸収される。Na^+/H^+逆輸送体も存在し，Na^+を細胞内に取り込み，H^+を腸管腔へ汲み出す。また，Na^+は，Na^+/栄養素共輸送体によって糖やアミノ酸との共輸送（二次性能動輸送）によっても上皮細胞内に取り込まれる。吸収されたNa^+は側基

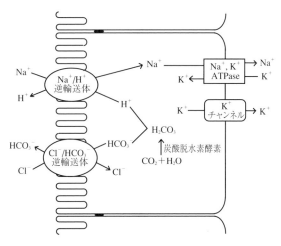

図3-18　Cl^-/HCO_3^-逆輸送

底膜から能動輸送（坦体：Na^+,K^+-ATPase）で間質側に汲みだされ，血行に入る。

　②　Cl^-とHCO_3^-の吸収　　一般にCl^-はNa^+との共輸送によって吸収されるが，回腸と結腸では，Cl^-はHCO_3^-と1対1の交換（Cl^-/HCO_3^-逆輸送体）で再吸収される。この場合，上皮細胞内でCO_2と水とからつくられたHCO_3^-とH^+とがそれぞれ腸管腔内のCl^-およびNa^+と交換される（図3-18）。

　③　K^+の吸収　　粘膜上皮の管腔側膜におけるK^+の移動は一般的に受動輸送による。一方，大腸粘膜上皮細胞の管腔側膜には側基底膜同様K^+チャンネルが存在し，K^+の分泌がみられ，大腸の管腔内濃度が高くなると吸収される。

　④　Ca^{2+}の吸収　　Ca^{2+}の吸収は十二指腸で盛んに行われ，空腸，回腸と進むに従って低下する。吸収には活性型ビタミンDの転写調節（促進）により上皮細胞内で合成されるCa^{2+}結合たんぱく質を必要とする。Ca^{2+}はこのたんぱく質と結合して吸収される。吸収されたCa^{2+}は，側基底膜に存在しているCa^{2+}依存性ATPaseによって間質側に汲みだされ，血行に入る。Ca^{2+}吸収は身体の需要に応じて調節されている。

　⑤　Fe^{2+}の吸収　　成人ではFe（iron）の体外への喪失量は微量で，1日の必要量は0.5〜1.0 mg（成人推奨量；男，7.5 mg；女，10.5 mg）である。Feの吸収は体内必要量に応じて調節されている。失血性貧血ではFeの吸収率があがる。Feの吸収は，Fe^{2+}（ferrous ion，二価鉄）として小腸上部で盛んに行われ，下部に行くに従い低下する。食事中に含まれる鉄の多くはFe^{3+}（ferric ion，三価鉄）で，胃液中の塩酸やビタミンCなどによって溶解，還元されて（Fe^{2+}となり）吸収される。微絨毛膜にはFe^{3+}還元酵素活性が見出されており，本酵素もFe^{2+}生成に関与する。非ヘム鉄は未確定の非ヘム鉄輸送たんぱく質に結合し吸収される。ヘム鉄は未確定のヘム鉄輸送たんぱく質に結合して吸収されたのち，上皮細胞内でヘムオキシゲナーゼの働きでポルフィリン（porphyrin）からFe^{2+}が解離し，遊離Fe^{2+}プールに入る。ヘム鉄の方が非ヘム鉄より吸収効率がよい。上皮細胞内鉄の大部分は側基底膜から能動輸送で間質を経て毛細血管，門脈に入る。血液中ではFe^{3+}の形でアポトランスフェリン（apotransferrin）に結合し，トランスフェリンになり輸送される。過剰に吸収されたFe^{2+}は粘膜上皮内でアポフェ

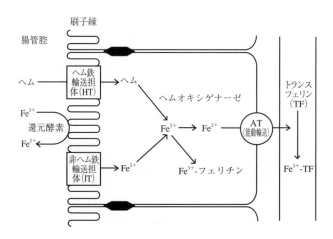

（Ganong, W.F., "Review of Medical Physiology (9th ed.)"より改変）

図3-19　鉄の吸収

リチン（apoferritin）と結合してフェリチン（ferritin）となり貯蔵される（図3-19）。その結果アポフェリチンが消費されると，粘膜遮断（mucosal block）といわれる現象によってFe^{2+}の吸収が抑制されると考えられている。

（6）ビタミンの吸収

脂溶性ビタミンA，D，EおよびKは，いずれも脂質と同様に胆汁酸とミセルを形成して微絨毛の間隙に達し，脂質とともに吸収される。したがって，脂溶性ビタミンの吸収は脂肪の吸収度に左右される。たとえば，脂肪食との同時摂取はビタミンDの吸収を促進する。チアミン，リボフラビン，ナイアシン，ピリドキシン，パントテン酸，ビオチン，ビタミンCなど水溶性ビタミンの多くはNa^+との共輸送体で吸収される。ビタミンB_{12}と葉酸の吸収はNa^+に依存しない。ビタミンB_{12}は胃粘膜壁細胞から分泌されるキャスル（Castle）内因子（糖たんぱく質）と結合したのち，回腸粘膜上皮細胞微絨毛膜に存在するビタミンB_{12}－内因子複合体受容体に結合して細胞内に入る。細胞内に入ったB_{12}は，B_{12}結合グロブリンと結合して側基底膜から血中に移行する。ビタミンB_{12}以外のビタミンはほとんど小腸上部で吸収される。

3-4　管内消化の調節

これまで，食物の消化・吸収を消化器系の構造との関わりでみてきた。この消化・吸収が段階的に，調和のとれた，効率的でしかも柔軟性をもって順調に進行するには，個々の臓器の内在的性質に加えて，中枢神経系，自律神経系（腸管神経系を含む），消化管ホルモンなど調節系の役割が大きい。本節ではこの管内消化の調節を学ぶ。

3-4-1　脳相・胃相・腸相

（1）頭（脳）相

摂食行動については2章で述べた。ここでは重複を避け，中枢神経系の機能で消化

の調節に直接関わる事項を述べる。

①　**食物のかみ砕き（咀嚼）**　　随意筋である咀嚼筋が働く。咀嚼筋の大部分は脳神経の三叉神経第三枝によって支配される。その他，口唇と口頬の筋は顔面神経，舌筋は舌下神経の支配を受けている。実際には必ずしも随意的でなく，反射運動的要素が多い。

②　**唾液腺の分泌**　　耳下腺の分泌は舌咽神経，舌下腺および顎下腺の分泌は顔面神経の支配を受けている。いずれも副交感神経で，分泌中枢は延髄の唾液核である。交感神経は脊髄に下位中枢があり，上位中枢は視床下部および大脳辺縁系にある。分泌反射は，口腔粘膜の皮膚感覚，味覚，嗅覚などで引き起こされるが，さらに後天的に条件反射が形成されて，聴覚，視覚を含む種々の刺激で唾液分泌を起こすようになる。

③　**嚥下（のみこし）**　　食塊は口腔，咽頭，食道の複雑な協同運動によって胃に運ばれる。これを嚥下といい，嚥下反射によって行われる。3つの相（phase；局面）に分けられる。口腔咽頭相は三叉神経および副神経，咽頭食道相は舌咽神経および迷走神経，食道相は迷走神経の支配を受けている。

④　**胃液分泌の頭相**　　条件反射や味覚刺激で胃液が分泌される。食物を見たり，匂いを嗅いだりしただけでも胃液の分泌が起こる。これは繰り返しにより条件反射になっているからである。食物が口内にはいると胃液が分泌される。これは迷走神経反射で，神経末端から遊離されるアセチルコリンが胃液およびガストリンの分泌を促進する。

（2）胃　　相

食物が胃に入ると，胃はもとより，消化器系のほかの部分の働きも目的にかなった変化を示す。この局面を胃相という。迷走神経を切っておいても肉エキス，アルコール，カフェイン，水などが胃に入ると胃液の分泌が起こる。その機構は，胃内容が幽門洞粘膜に触れて吸収されると，粘膜内で胃神経叢を介して分泌促進物質ガストリンが生じ，これが血液によって胃底腺に運ばれて分泌を促進する結果と考えられている。

（3）腸　　相

たんぱく質の消化産物，ペプトンなどが十二指腸粘膜に触れると，膵液や胆汁の分泌が促進され，胃液の分泌が抑制される。腸管の運動が促進され，胆のうが収縮し，Odii 括約筋が弛緩して胆汁が十二指腸に分泌される。

3-4-2　自律神経による調節

消化管に分布している神経系は，内在性の腸管神経系と外来の自律神経系（副交感神経系と交感神経系）とで構成されている。

（1）腸管神経系

消化管に内在する神経叢（腸管神経系）には2種ある。外縦筋層と内輪筋層との間にある筋層間神経叢（Auerbach plexus）と，内輪筋層と粘膜筋板の間にある粘膜下神経叢（Meissner plexus）とである。これらはともに自律神経叢である。筋層間神経叢

は消化管の運動を制御（調節）している。粘膜下神経叢は腸腺，腸内分泌（消化管ホルモン分泌）腺，粘膜下血管などに分布しており，それらの機能を調節している（図3-2）。

（2）外来の自律神経叢

交感神経と副交感神経が分布している。副交感神経は迷走神経枝と仙髄神経の遠心枝からなっており，コリン作動性で，一般に胃・腸平滑筋の活動を高め，腺分泌を促進する。交感神経は内臓神経に由来し，胃腸の平滑筋を弛緩し（活動を弱め），胃・小腸・膵臓の分泌腺を抑制する。回盲部括約筋は収縮する。総じて，副交感神経は消化活動を高め，交感神経は消化活動を低下させる。アウエルバッハ（Auerbach）神経叢は迷走神経の線維を受け，マイスネル（Meissner）神経叢は交感神経性であるといわれているが，両者の間には吻合があり，神経終末網となっているので神経末端を区別するのは困難である。

3-4-3 消化管ホルモンによる調節

20種を超える物質が消化管ホルモン（ペプチドホルモン）として報告されており，主要なものはアミノ酸配列まで決定されている。構造上の類似性から，ガストリン族（ガストリン，コレシストキニンなど），セクレチン族［セクレチン，グルカゴン，VIP（vasoactive intestinal peptide），胃抑制ペプチド（gastric inhibitory peptide, GIP）な

表3-3 消化管ホルモン

消化管ホルモン名	分泌細胞	構成アミノ酸数	分泌場所	主な作用	分泌刺激
ガストリンI,II	胃G細胞	17	幽門洞粘膜	塩酸に富む胃液の分泌促進	幽門洞内のたんぱく質,ポリペプチド,粘膜伸展,迷走神経刺激
セクレチン	腸S細胞	27	上部小腸粘膜	多量の酵素含量の少ないアルカリ性膵液の分泌促進,ガストリンや塩酸の分泌を抑制	十二指腸粘膜に酸性の糜粥が触れることが刺激になる
コレチストキニン（CCK-PZ）	腸I(M)細胞	33	上部小腸粘膜	酵素の多い膵液分泌促進,胆のう収縮	十二指腸粘膜に糖質の分解産物,脂肪酸,ペプチド等が触れること
GIP	腸K細胞	43	上部小腸粘膜	胃液分泌やガストリン分泌を抑制,インスリン分泌の促進	十二指腸粘膜に遊離脂肪酸,グルコースなどが触れること
VIP	腸H細胞	28		胃液分泌の抑制,膵臓や胆のうの機能促進	
モチリン	腸E,C細胞	22	小腸粘膜	消化管の運動,ことに胃の運動の促進作用	
ソマトスタチン	腸膵D細胞	14	膵頭・消化管粘膜	ガストリン,セクレチン等の分泌抑制	胃酸等
サブスタンスP	胃腸E,C細胞	11	胃・腸粘膜	腸管平滑筋に作用し腸管の運動を促進する作用	
エンテログルカゴン	胃腸E,C細胞（L）	29	胃・十二指腸粘膜	膵臓ランゲルハンス島A細胞産物同様に高血糖に関与	

ど］，その他に大別される。消化管ホルモン産生細胞は，特に内分泌臓器としての形態をもたず，消化管粘膜に散在してホルモンを分泌している。食物およびその分解産物の胃・小腸粘膜に与える物理化学的刺激が消化管ホルモンの分泌刺激になる。消化管ホルモンは，ほとんどペプチドまたはたんぱく質で，血行を介して主に消化液の分泌，消化管の運動などを調節している。

　消化管ホルモンの主なものについてその性状と作用を表3-3に示す。また重要な消化管ホルモンの要点を説明する。

（1）ガストリン

　ガストリン（gastrin）には，その分子量とアミノ酸配列の違いによって3種以上あることが知られているが，その主なものは17個のアミノ酸からなる分子量2,100のペプチドである。胃幽門部粘膜にあるG細胞から分泌される。胃幽門部にたんぱく質あるいはその分解産物，アミノ酸，アルコールなどが触れたり，あるいは食物の機械的刺激で，G細胞からガストリンが分泌され，血行を介して胃底腺の壁細胞，主細胞に働き，塩酸に富む胃液を分泌させる。循環血液中での半減期は2～3分といわれている。迷走神経刺激でもガストリンの分泌が促進される。一方管腔の塩酸，ソマトスタチン，血中セクレチン，グルカゴンなどによって分泌が抑制される。

（2）セクレチン

　セクレチン（secretin）は，十二指腸粘膜内のS細胞から分泌される27個のアミノ酸からなるペプチドホルモンである。十二指腸粘膜に酸性の糜粥，脂肪酸，たんぱく質消化産物などが触れると，S細胞からセクレチンが分泌され，血行を介して膵臓に行き，アルカリに富んだ膵液の分泌を促す。また，ガストリンやHClの分泌を抑制する。セクレチンは，1種類知られており，半減期は約5分である。

（3）コレチストキニン・パンクレオザイミン（CCK-PZ）

　胆嚢を収縮させOddi括約筋を弛緩させて胆汁の分泌を促進するホルモンが見出され，コレチストキニン（cholecystokinin；CCK）と命名された。また，消化酵素を多量に含む膵液の分泌を促進するホルモンが見出され，パンクレオザイミン（pancreozymin；PZ）と命名された。その後この2つのホルモンが同一物質であることが確認され，コレチストキニン・パンクレオザイミン（略称でCCK-PZ）またはコレチストキニンと呼ばれるようになった。アミノ酸33個のペプチドホルモン（実際にはアミノ酸数の異なる複数の分子種が知られている）で，胆汁の分泌，酵素に富む膵液の分泌を促進し，幽門括約筋を収縮させ，小腸と大腸の収縮性を亢進させる。また，セクレチンの作用を増強する。糖質の分解産物，脂肪酸，ペプチドなどが十二指腸粘膜に触れると，上部小腸粘膜内のI (M)細胞からCCK-PZが分泌される。CCK-PZは標的細胞のCCK受容体に結合して作用を発揮することが示唆されている。CCK-A受容体（末梢組織と脳）とCCK-B受容体（脳）が知られているが，その機能は今後の研究課題である。

　ガストリンとCCKはグルカゴンの分泌を促進することが知られている。グルカゴンは，膵臓のランゲルハンス島のA細胞から分泌されるのみでなく，胃および腸粘膜上

皮からも分泌されている。

3-5 大腸における吸収・発酵・糞便の形成

3-5-1 大腸における吸収

大腸の主な機能は水分，Na^+その他のミネラルの吸収と糞便の形成である。大腸粘膜からは，粘液が分泌され，粘膜を保護し，糞便の形成，通過を容易にしている。K^+，HCO_3^-は吸収も分泌もされるが，差し引き管腔側に分泌されている。

回腸から大腸に流入した等張の糜粥1日当り1000〜2000 mlから水分を吸収して，約150 gの半固形便にする。ビタミンの一部は大腸でも吸収される。その中には大腸で増殖している腸内細菌によって合成されたビタミン（ビタミンB_2，B_6，B_{12}，パントテン酸，葉酸，ビオチン，ビタミンKなど）も含まれる。大腸でNa^+は能動的に吸収され，その結果生じた浸透圧勾配によって水が吸収される。

大腸の吸収能を利用して薬物を，坐薬として大腸に投与することがある。特に経口投与がむずかしい小児には便利である。麻酔薬，鎮痛剤，解熱剤，沈静剤，ステロイドなど速やかに吸収される。多量の液で浣腸を繰り返すと，水分が多量に吸収され水中毒になる危険性があるので注意を要する。

3-5-2 糞便形成と発酵

普通（糞）便は，水分約75％（w/w），固形分約25％である。固形分には，不消化成分（食物繊維；その量は食物により決まる），細菌（微生物）約30％，無機成分（主にCa，Pなど）約15％，脂肪およびその誘導体約5％，その他剥離細胞，粘液，少量の消化酵素などがある。

細菌は空腸内には僅かしかいない。回腸ではいくらか多くなる。大腸になると大量の細菌が棲息している。このような細菌分布になるのは胃酸，通過速度，消化酵素などが関係すると思われるが，明確な理由はわかっていない。糞便が褐色を呈するのは，胆汁色素が腸内細菌により変化した結果である。大腸では細菌が，食物中の難消化性炭水化物（食物繊維）から有機酸（脂肪酸など）を生成する。生成した短鎖脂肪酸は大腸粘膜上皮細胞の主要なエネルギー源になっている。また，腸内細菌は，アミノ酸を脱炭酸し，各種アミン（ヒスタミン，インドール，スカトールなど）を生成し，糞便の臭いの原因になっている。またアンモニアも生成され大腸粘膜から吸収される。これは，肝臓障害でアンモニア処理能力が低下している場合，高アンモニア血症を助長し，肝性脳症をきたす危険性を助長する。このような場合に，消化されないオリゴ糖であるラクツロースを投与すると，腸内細菌により有機酸と乳酸に分解され腸内が酸性化される。その結果，アンモニアの吸収抑制，アンモニア産生菌の増殖抑制，また緩下作用による腸内停滞時間の短縮などによりアンモニアの吸収を抑制し，高アンモニア血症を改善することができる。このような原理にもとづいてラクツロースは高アンモニア血症の予防・治療に用いられている。ラクツロースの効果は単にその緩下作用によるとの報告もある。

食物繊維（dietary fiber）（人間の消化酵素で加水分解されない食物中の難消化性成分の総称；主な成分は難消化性糖質）には，便通を整える作用があるほか，①　血液コレステロール濃度の上昇を防ぐ。②　大腸がんの発生を抑制する。③　食品添加物などの毒性を制御する。④　血糖値を低下させ，糖尿病発症を予防する，などの効果があると考えられている（第10章参照）。

3-6　栄養素の体内動態

前述のように吸収可能な状態まで消化された栄養素のほとんどすべてが小腸から吸収される。糖質は単糖類まで，たんぱく質はアミノ酸または数個のアミノ酸で構成されているオリゴペプチドまで，脂肪は脂肪酸とモノアシルグリセロールまたはグリセロールまでのように，個体に異物性を示さない構成単位にまで加水分解されて小腸粘膜上皮細胞に取り込まれる。上皮細胞内でオリゴペプチドは構成アミノ酸まで加水分解される。脂肪，コレステロールエステル，複合脂質などは上皮細胞内で再合成され，アポたんぱく質と共にキロミクロンとよばれるリポたんぱく質になる。脂溶性ビタミンなどもキロミクロンに取り込まれる。これら栄養素は，上皮細胞の基底膜側から分泌され細胞外液に加わる。ここから，水溶性の栄養素は細胞外液と共に血行に入り，門脈で肝臓に運ばれる。肝細胞により必要な処理（代謝調節，解毒など）を受けて，肺循環ついで全身循環をする。門脈系で肝臓に運ばれるのは，栄養素の中で水溶性の成分で，単糖類やアミノ酸のみでなく，短鎖〜中鎖脂肪酸（血液中ではアルブミンと結合），無機塩類，水溶性ビタミン，水分などである。門脈には，腎臓以外の腹腔臓器（胃，小腸，大腸，脾臓，膵臓など）を循環した血液がすべて集まる。細胞外液にでたキロミクロン（直径 50〜500 nm）は，粒子が大きく毛細血管壁から血流に入ることはできず，細胞外液と共に毛細リンパ管に入り，胸管に集められ，左鎖骨下静脈で血液と合流する。血流に入った栄養素は，それらを必要とする組織で毛細血管からしみだし（細胞外液），局所の細胞に取り込まれ代謝される。それぞれの代謝については各栄養素の項で述べる。

3-7　生物学的利用度（生物学的有効性；bioavailability）

3-7-1　消化吸収率

摂取した食物に含まれる栄養素のすべてが消化・吸収されるわけではない。一部は消化を受けず，一部は吸収されずに糞便に排泄される。摂取した栄養素のうち，吸収された割合（比率）を消化吸収率（rate of intestinal absorption）という。これを式であらわすと

$$消化吸収率 \; = \; \frac{吸収量}{摂取量} \; \times \; 100$$

　　　栄養素の吸収量 ≒ 当該栄養素の摂取量－当該栄養素の糞中排泄量

で測定すると簡便である。しかし，糞便中に排泄された成分のなかには，消化・吸収されなかった摂取栄養素のほかに，腸内細菌に由来するもの，消化液・分泌液に由来するもの，脱落した粘膜に由来するものなどが含まれる。この摂取栄養素以外の成分に由来するものを内因性成分という。摂取食物から測定目的の栄養素を除いた食事を摂取した場合を対照として，吸収量を次式のように測定する。

　栄養素の吸収量　＝

　　　　当該栄養素の摂取量　－（当該栄養素の糞中排泄量－糞中内因性排泄量）

このように測定した吸収量にも多少の問題はある。例えばたんぱく質吸収量の測定にあたって，たんぱく質を含む食物を摂取した場合とたんぱく質のみを除いた食物を摂取した場合とでは，消化酵素の分泌や消化管の運動などに違いを生じ，その結果，内因性成分量にも違いが生じると考えられる。しかし，同位元素などのトレーサーを使用することができない現状では次善の方法としてこの方法を用い，その値を真の吸収量としている。消化吸収率は実測値に基づいて次式で計算される。

$$\text{見かけ上の栄養素消化吸収率} \ = \ \frac{\text{当該栄養素の摂取量—当該栄養素の糞中排泄量}}{\text{当該栄養素摂取量}} \times 100$$

$$\text{真の栄養素消化吸収率} = \frac{\text{当該栄養素の摂取量—（当該栄養素の糞中排泄量—糞中内因性排泄量）}}{\text{当該栄養素摂取量}} \times 100$$

3-7-2 栄 養 価

　食品の栄養価値［生物学的有効性（bioavailability）］は，体内で利用可能な糖質，脂質，たんぱく質，無機塩類，ビタミンなど栄養素の含有量，消化吸収率と吸収後の体内での利用効率などによって決まる。特に食品たんぱく質の栄養価（nutrient value）は，体の必要とするアミノ酸をいかに効率よく供給しうるかによって決まる。言い換えると，体が必要とする必須アミノ酸の構成比率と量に最も近いアミノ酸組成をもつたんぱく質が最も栄養価が高いと考えられる（第6章参照）。

3-8　サーカディアンリズム（概日リズム）

　24時間の周期を示すリズムをサーカディアンリズム（概日リズムまたは日内リズム；circadian rhythm；circa-about, dies-day）という。生体内の代謝，体温，血圧，ホルモンの分泌，神経活動，睡眠－覚醒，摂食・摂水行動，尿中イオンの排泄など種々の生理現象に24時間周期の変化が認められる。このリズムを発現させる生物時計は，

視床下部の視交叉上核にある。ここに時計遺伝子（5種類ほど知られている）があり，その on，off が周期形成に関係する。この時計は，約25時間周期に設定されているが，主として明暗をよりどころに時刻を修正する。この明暗を環境同調因子という。人工的に明暗の周期を変えると23〜27時間の範囲内であればリズムは同調するが，それを超えると同調しなくなる。明暗周期が最も重要な環境同調因子であるが，この他にも外界温度，食事時間，周囲の環境なども同調因子として働く。身体の内部時間と環境時間との間に大きな違いを生じた場合は環境時間と同調するまでに時間がかかる。海外旅行時の時差ぼけ（jet lag）や昼夜交代勤務制による昼夜リズムの変動がこれにあたり，しばしば身体的，精神的変調をきたし，同調までに時間がかかる。日勤から夜勤に移り，これに合わせて明暗など変更可能な環境を昼夜逆転させた場合，5日以内に同調可能であったとの報告がある。

　明暗周期に同調して，セロトニンやメラトニン（メラトニンはトリプトファンからセロトニンを経て作られる）が松果体から分泌される。これらの分泌は暗所で（夜に）促進され，明所で（昼に）で抑制される。セロトニンやメラトニンは眠りを誘い，食欲を抑制する。ACTH（下垂体ホルモン）－コルチコイド（副腎皮質ホルモン）分泌は活動期に先立って早朝に最も高くなり，休息期（深夜）に最も低くなる。成長ホルモンは夜，入眠直後に上昇する。体温は早朝に最も低く，夕刻に最も高くなる。その温度差は約1℃である。血圧も早朝に低く，夕刻に最も高くなる。栄養素の消化，吸収，代謝機能は摂食パターンによる影響が強い。小腸粘膜のスクラーゼ，マルターゼ等の消化酵素活性は摂食時刻に上昇する。尿量，カリウムイオン，ナトリウムイオン等のイオンや尿素の排泄は，日中高く，夜低下する。

参考文献

1）今堀和友・山川民夫監修，『生化学辞典』，東京化学同人（1998）．

2）江指隆年・中嶋洋子編著，『基礎栄養学』，同文書院（2002）．

3）林淳三編著，『基礎栄養学』，建帛社（2003）．

4）古河太郎・本田良行編，『現代の生理学』，金原出版（1987）．

5）A. Vander・J. Sherman・D. Luciano，"Human Physiology"，8th ed., McGraw-Hill Higher Education（2001）．

6）A. Davies・A. G. H. Blakeley・C. Kidd，"Human Physiology"，Churchill Livingstone（2001）．

7）関周司・池田正五・村岡知子・矢尾謙三郎・斉藤健司，『生化学』，三共出版（2003）．

8）W. F. Ganong, "Review of Medical Physiology" 9th ed. Lange Medical Publications（1979）．

4章 糖質（炭水化物）の栄養

●学習のポイント●

1. 日常摂取される糖質はでんぷんが大部分で，甘味料としてショ糖，牛乳・乳製品中の乳糖が摂取される。それ以外の麦芽糖・グリコーゲンはごくわずかである。

2. 糖質の日常摂取量は重量比60%以上に達し，栄養素中でもっとも多いが，体内貯蔵量は体重の0.5%程度である。

3. 生のでんぷんの消化率は，大部分消化されるもの（コメでんぷん）から，ほとんど消化されないもの（ジャガイモでんぷん）まで，大きく異なる。

4. でんぷんの消化酵素アミラーゼの作用は強く，酵素量が十分の一になっても消化作用は変わらず，衰弱した患者のエネルギー供給には重湯や葛湯は有効である。

5. 二糖類消化酵素活性には，食事リズムに連動した概日リズムがあり，食事時間の乱れは消化に悪影響を及ぼす。

6. グルコースはリン酸化を受けて，グルコース6-リン酸が生成し，その一部はグリコーゲンに合成・貯蔵される。残りは解糖経路を経てピルビン酸になる。

7. ピルビン酸は嫌気的な激しい筋肉運動時には乳酸に還元される。好気的条件下では分解されてアセチルCoAとなり，クエン酸回路を経て完全に酸化される。

8. グルコースの重要な生理的役割は，エネルギー供給と代謝中間生成物から非必須アミノ酸の合成など重要な生体成分の合成材料の供給である。

9. 中枢神経系や赤血球はエネルギー源としてグルコースを消費し，これを供給するために血糖値（血中グルコース濃度）は約70〜120 mg/dlに維持されている。

10. 血糖値はおもにホルモンにより調節されており，血糖値を低下させるのはインスリンのみであるが，上昇させるホルモンにはグルカゴン，アドレナリン，グルココルチコイドなどがある。

11. グルコースの代謝には多量のビタミンB_1を必要とする。高糖質食が続く時にはビタミンB_1の補充を意識的に行う必要がある。

4-1　糖質とは

　糖質は，炭水化物ともよばれ，複数のアルコール性水酸基（-OH）とアルデヒド基（アルドースと総称する），またはケトン基（ケトースと総称する）をもつ化合物，およびこれらの脱水縮合体をいう。構成元素は炭素，水素，酸素である。本章では，消化性の糖質のみを取りあげ，難消化性の糖質については食物繊維として10章で取りあげる。

4-2　糖質の摂取と消化

4-2-1　日常生活で摂取する糖質

　私たちが日常摂取する食物中のエネルギーの半分以上は糖質で，その大部分は多糖類のでんぷん（starch）である。そのほかの多糖類であるグリコーゲン（glycogen）は，肉類中に0.1〜0.2％程度，肝臓やカキなどに数％含まれる程度で，量的にはごく少量である。二糖類ではスクロース（ショ糖，sucrose）が砂糖として摂取され，ラクトース（乳糖，lactose）は牛乳中に含まれる。マルトース（麦芽糖，maltose）は，でんぷんの消化過程で生成されるが，食物中には甘酒や水あめなどその存在はごく限られている。なお飴玉などキャンデイ類の甘味は主としてスクロースによる。単糖類では，グルコース（ブドウ糖，glucose）はでんぷんやその他の糖類の最終消化産物として，大量に吸収されるが，食物として直接摂取されるのは，果物などに含まれるわずかな量である。フルクトース（果糖，fructose）はスクロースの消化産物として，腸管から吸収されるほか，果実や蜂蜜中に含まれ，糖質では甘みが最も強い。ガラクトース（galactose）はラクトースの消化産物として，乳児では腸管からは大量に吸収されるが，遊離の状態で摂取されることはほとんどない。

　これらの糖質の化学構造については，第3章の糖質の消化を参照。さらに詳細な化学構造式は生化学のテキスト[1]を参照されたい。

4-2-2　糖質の体内含有量と摂取量

　表4-1は人体の主要構成成分の分析値を示す。筋肉や肝臓に含まれるグリコーゲン

表4-1　平均35歳男性の主要構成成分

	年　齢	身長 (cm)	体重 (kg)	BMI	水分 (%)	脂肪 (%)	たんぱく質 (%)	灰分 (%)
1	35	183.0	70.6	21.1	68.2	12.5	14.5	4.8
2	25	179.0	71.8	22.4	62.0	15.0	16.6	6.4
3	46	168.5	53.8	18.9	56.0	19.3	18.8	5.6
平均値	35.3	176.8	65.4	20.8	62.1	15.6	16.6	5.7
重　量　(kg)					40.9	10.0	10.7	3.7

女性の水分含有量は男性より約5％減
R.S. Goodhart & M.E. Shils eds. "Modern Nutrition in Health and Disease" 6th ed. p.13,
Lea & Febiger, Philadelphia (1980) より引用

表4-2　正常成人の糖質貯蔵量（70 kgの男子）

臓　器	重量	含有率	含有量
肝　臓	1.8 kg	4.0%	72 g
筋　肉	35 kg	0.7%	245 g
細胞外液	10 l	0.1%	10 g
合　計			327 g
エネルギー量	323×4＝1,292 kcal		

（上代淑人監訳，『ハーパー・生化学』原書25版，丸善（2001），一部改変）

表4-3　主要エネルギー源摂取量

年	エネルギー比（%）			重量比（%）		
	糖　質	脂　質	たんぱく質	糖　質	脂　質	たんぱく質
1950	79.4	7.7	12.0	82.9	3.6	13.5
1965	71.6	15.1	13.3	78.2	7.3	14.5
1977	62.0	23.0	15.0	71.1	11.7	17.2
1987	59.9	24.8	15.3	68.3	13.3	18.4
1994	57.3	26.5	16.2	67.2	13.8	19.0
2000	56.3	27.3	16.4	66.3	14.3	19.4
2007	59.2	26.1	14.7	67.9	14.2	17.9
2017	57.5	27.7	14.8	66.5	15.4	18.1

（『国民健康・栄養の現状』，第一出版）

などの糖質の量はわずかで，分解も速く，この主要成分分析値には現れていない。主要組織中の糖質の貯蔵量と，その組織の推測重量から計算した糖質の含有量を表4-2に示す。貯蔵量は体重の0.5%に過ぎない。

　これに対して日常生活において，糖質の摂取量は重量比で68%も摂取しており，この割合は時代をさかのぼるにつれてもっと増え，1950年では83%にも達していた（表4-3）。すなわち，糖質は毎日大量に摂取されるにもかかわらず，体内の貯蔵量はわずかである。このことから，糖質は摂取されるとすぐにエネルギー源として酸化されるか，あるいは代謝されて他の物質に変換されることが推測される。

4-2-3　糖質の消化
（1）消化酵素
　もっとも大量に摂取されるでんぷんの消化は，おもに膵液アミラーゼ（amylase）によりなされる。アミラーゼ（amylase）の作用は非常に強く，酵素量が十分の一に減少しても消化作用は変わらないといわれている。そのため，経静脈栄養法が行われていなかった時代には，消化作用が低下した重病人や，飢餓状態にある遭難者などが救助されたときには，でんぷんが主要成分である重湯が与えられた。

（2）でんぷんの消化率

でんぷんは植物の種類に特有な形のでんぷん粒として貯蔵されている。加熱調理により内部に水分子が入り込み，でんぷん粒子は膨潤・糊化してアミラーゼが作用しやすくなり，でんぷんは容易に消化される。生のでんぷんは粒子の構造によりアミラーゼによる消化率は大きく異なる。たとえば，トウモロコシやコメのでんぷんは生でも90％以上は消化される。生のサツマイモでんぷんは80％近く消化されるが，生のジャガイモでんぷんの消化率は20％にも達しない。

（3）小腸二糖類消化酵素活性の概日リズム

でんぷんの次に多く摂取されるスクロースの消化酵素スクラーゼ（sucrase），ラクトースの消化酵素ラクターゼ（lactase），マルトースの消化酵素マルターゼ（maltase）などの二糖類消化酵素は，小腸上皮細胞の細胞膜上に存在する。これらの酵素による消化は膜消化とよばれ，糖質消化の最終段階を効率よく行う。

小腸二糖類消化酵素活性には概日リズム（circadian rhythm）があり，夜食性のラットは夜間に活性が高い（図4-1上）。この酵素活性は食事のリズムにより変化し，ラットに昼間にのみ給餌することによりこのリズムは逆転する。新しいリズムが形成され

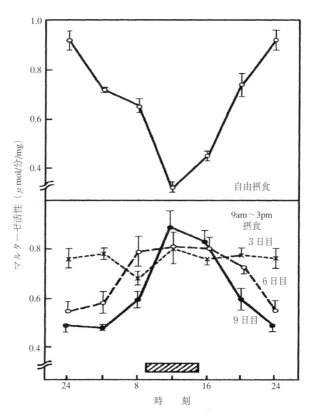

夜行性のシロネズミでは二糖類消化酵素（マルターゼ）の活性は夜間に高く，昼間は低い。昼間にのみ餌を与えると，活性リズムは変動し昼夜が逆転する。
（斎藤昌之・須田正巳，「糖代謝の日内リズム」蛋白質・核酸・酵素　24, 448-453 (1979)）

図4-1　小腸マルターゼ活性の日周性

るのに数日を要する（図4-1下）。夜間勤務者の食事時間はこのリズムを考えて決める
必要があろう。消化の詳細は3章を参照。

4-3　糖質の代謝

　腸管で消化吸収された単糖類は門脈を経て肝臓に送られる。肝臓で単糖類はすべて
グルコースに変化してから代謝される。したがって，糖質の代謝はグルコースの代謝
が中心である。

4-3-1　糖代謝の概略

　グルコース代謝の第一段階において，ATPを消費してグルコースはグルコース6-リ
ン酸に変わる（図4-2）。グルコース6-リン酸は多数の糖代謝経路の分岐点に位置して
おり，グルコース1-リン酸に変化してグリコーゲン代謝系に入り，フルクトース6-リ
ン酸に変化して解糖経路に入り，直接酸化されると6-ホスホグルコノラクトンとなり，
ペントースリン酸回路に入る。加水分解されればグルコースに戻る。グルコース6-リ

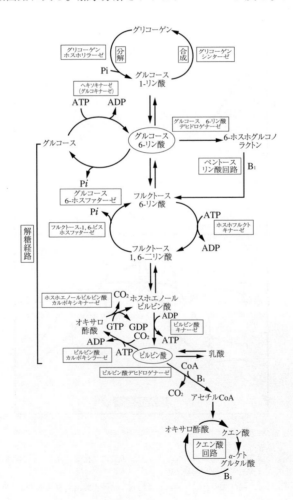

グルコース6-リン酸とピルビン酸は代謝の分岐点に存在する。B_1はビタミンB_1が関与する反応を示す。

図4-2　糖代謝経路の概略と無益回路

ン酸がどの経路に入るかは，そのときの生理的状態により決定される。

4-3-2　解糖経路

　グルコースは細胞質内で解糖経路（glycolysis）を経て代謝され，2分子のピルビン酸（pyruvic acid），2分子のNADH，2分子のATPを生成する（図4-3）。嫌気的条件下ではピルビン酸はNADHにより還元され，2分子の乳酸（lactic acid）と2分子のATPを生成する。この系はグルコース1分子当りのATP生成効率は悪いが，短時間に激しい筋肉運動をする際のATP供給源として優れており，短時間で勝負がつく大相撲や短距離競走の際に有効に作用する。重いものを持ち上げようとするとき，必ず息を止めるのは，無意識のうちに嫌気的解糖経路（anaerobic glycolysis）を利用しているのである。

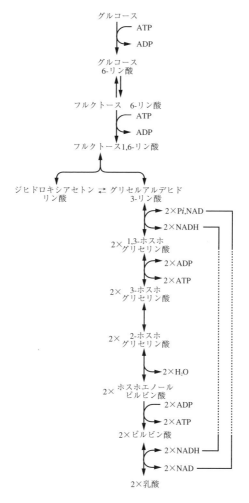

　炭素数6個のグルコースは途中で切断され，炭素数3個のジヒドロキシアセトンリン酸と，グリセルアルデヒド3-リン酸が生じる。ジヒドロキシアセトンリン酸は直ちにグリセルアルデヒド3-リン酸に変化し，グルコースから2分子のグリセルアルデヒド3-リン酸が生じる。これが乳酸に変化するまでに2ヶ所のATP産生反応があるので，合計 4 分子のATPが生成する。解糖経路の前半で，2分子のATPが消費されているので，解糖経路全体では1分子のグルコースが分解されて，2分子の乳酸と，2分子のATPが生成する。

図4-3　解糖経路

（注）代謝の記載で便宜上酸化型のNAD$^+$，NADP$^+$をそれぞれNAD，NADPと記載した。また，還元型のNADH＋H$^+$，NADPH＋H$^+$をそれぞれNADH，NADPHと記載した。

4-3-3 ペントースリン酸回路

グルコース6-リン酸が直接酸化されるとペントースリン酸回路（pentose phosphate cycle）に入る。この回路はグルコース6-リン酸の酸化と脱炭酸反応により，ペントースリン酸とNADPHが生ずる不可逆的過程と，トリオースリン酸，テトロースリン酸，ペントースリン酸，ヘキソースリン酸，ヘプトースリン酸が複雑な相互変換し，最後は解糖経路に合流する可逆的過程とに分けられる。トリオースからヘプトースまでのすべての単糖が関与する興味ある経路で，ビタミンB$_1$を要求し，解糖経路の側路を形成している（図4-2）。

この回路の生理的な役割は，脂肪酸やコレステロールなどの合成反応への還元剤NADPHの供給と，核酸合成にペントースリン酸を供給することであるが，ATPは形成されない。

4-3-4 ピルビン酸の代謝

解糖経路で生じたピルビン酸も，グルコース6-リン酸のように多くの糖代謝経路の分岐点に位置している（図4-2）。

（1）嫌気的代謝

短時間の激しい筋肉運動時には，筋肉への酸素の供給が十分ではなく，筋肉では嫌気的解糖が行われる。このような条件下では解糖経路は亢進してピルビン酸が大量に生成するが，クエン酸回路の回転は不十分なので，ピルビン酸はクエン酸回路に入り切れず，NADHにより還元されて乳酸に変わる。

（2）好気的代謝

好気的条件下では，ピルビン酸はビタミンB$_1$誘導体，B$_2$誘導体などを補酵素とするピルビン酸デヒドロゲナーゼにより，二酸化炭素を放出しアセチルCoA（acetyl CoA）とNADHを生成する。アセチルCoAはクエン酸回路に入り，NADHはミトコンドリアの電子伝達系経由でATP合成に関与する。この反応は不可逆で，アセチルCoAと二酸化炭素（CO$_2$）からピルビン酸を再生することはできない。

（3）空腹時

空腹になり血糖値が低下し始めると，ピルビン酸カルボキシラーゼの作用により，ピルビン酸はCO$_2$を取り込み，オキサロ酢酸（oxaloacetic acid）が生成される。オキサロ酢酸はアセチルCoAと結合してクエン酸回路を回転させる重要な物質であるが，同時に糖新生の主要な出発材料でもある。

（4）乳酸発酵とアルコール発酵

嫌気的条件下では，乳酸菌は筋肉細胞と同じ解糖経路により，牛乳中のラクトースを乳酸に変える。生じた乳酸の酸性により牛乳たんぱく質が変性し，凝固したものがヨーグルトである。日本人の多くは加齢とともにラクターゼ活性が低下し，ラクトー

スの消化が低下するため牛乳を多量に摂取できない。ヨーグルトにすればラクトース
は減少し，牛乳たんぱく質は変性して消化されやすくなり，乳糖不耐症で牛乳が飲め
ない人も摂取できる。

　酵母でも嫌気的条件下では，筋肉細胞と同様に解糖経路によりグルコースをピルビ
ン酸に変える。ピルビン酸はピルビン酸デカルボキシラーゼの脱炭酸反応により，
CO_2が放出されアセトアルデヒドが生成する。アセトアルデヒドは解糖系で生じた
NADHにより還元されてエタノールが生成する。アルコール発酵時に発生する泡はこ
のCO_2によるものである。ピルビン酸からエタノールに変化する反応経路は哺乳動物
には存在しない。

4-3-5　クエン酸回路

　好気的条件下で生じたアセチルCoAは，オキサロ酢酸と結合して，クエン酸（citric
acid）になりクエン酸回路（citric acid cycle）に入る（図4-4）。クエン酸回路の多くの
酵素反応は可逆的であるが，一部不可逆的であるため，クエン酸回路全体としては不
可逆的である。本回路では，クエン酸がクエン酸回路を一周する間に2分子の二酸化
炭素を放出し，3分子のNADH，1分子の$FADH_2$，1分子のGTPが生成され，オキサ
ロ酢酸が再生する。NADHが電子伝達系で酸化されると3ATPが生成し，$FADH_2$から
は2ATPが生成する。GTPはただちにATPに変換される。これらを計算すると1分子

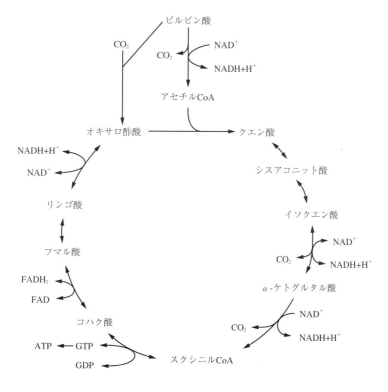

図4-4　クエン酸回路

のアセチルCoAが，クエン酸回路から電子伝達系を経て完全に酸化されると12ATPが生成する。このようにして，1分子のグルコースが好気的に完全に酸化されると36～38ATPが生成する。したがって，好気的分解（呼吸）は，嫌気的な解糖経路に比較して，グルコース1分子当りのATP産生効率は極めて高く，18～19倍に達する。嫌気的解糖反応が急激な運動にエネルギーを供給するのに対して，好気的な呼吸は，急激なエネルギー供給には対応できないが，長時間にわたる運動に効率よくエネルギーを供給している。好気的な呼吸が盛んな組織では電子伝達系のシトクローム（cytochrome）や，筋肉のミオグロビン（myoglobin）を多く含むために赤く，嫌気的な解糖作用が強い組織には，シトクロームやミオグロビンが少なく白い。海洋性で絶えず泳いでいるマグロやカツオが赤身なのに対して，海底に潜み，獲物が近づいたときだけ素早く飛びかかるカレイやヒラメは白身である。

　クエン酸回路の，エネルギー産生以外のもうひとつの重要な役割は，糖新生系やアミノ酸代謝系など，他の代謝系との間での中間代謝産物の授受である。特に重要なのは2-オキソグルタル酸（2-oxoglutaric acid）によるアミノ基転移反応への関与である。α-ケトグルタル酸は他のアミノ酸からアミノ基を受け取り，グルタミン酸に変わり，オキサロ酢酸がアミノ基を受け取ると，アスパラギン酸になるなど，非必須アミノ酸合成に材料を供給する。逆に糖原性アミノ酸が分解すると，炭素骨格部分は，解糖経路やクエン酸回路の中間体に変化し酸化され，あるいは糖新生の材料となる。

4-3-6　グリコーゲン代謝

　グリコーゲン（glycogen）はグリコーゲン合成酵素（グリコーゲンシンターゼ，glycogen synthase）により合成され，グリコーゲンホスホリラーゼ（glycogen phosphorylase）により分解される。この2つの酵素はいずれもリン酸化（phosphorylation）・脱リン酸化（dephosphorylation）により活性調節を受けるが，グリコーゲンシンターゼはリン酸化により不活性となるのに対して，グリコーゲンホスホリラーゼはリン酸化により活性型になる。

　グリコーゲンの合成と分解は血糖値により左右される。空腹時には血糖値は低下し，アドレナリン（adrenalin），グルカゴン（glucagon）が分泌される。これらのホルモンはアデニル酸シクラーゼ（adenylate cyclase）を活性化し，cAMPを合成させる。cAMPはcAMP依存プロテインキナーゼ（protein kinase）を活性化し，活性型プロテインキナーゼはグリコーゲンシンターゼとグリコーゲンホスホリラーゼをリン酸化する。リン酸化されたシンターゼは不活性になり，ホスホリラーゼが活性化されるため，グリコーゲンは分解される。

　摂食により血糖値が増加するとインスリン（insulin）が分泌され，アドレナリン，グルカゴンの作用は抑制される。インスリンはホスファターゼ（phosphatase）を活性化し，シンターゼもホスホリラーゼもホスファターゼにより脱リン酸化され，ホスホリラーゼは不活性型に，シンターゼは活性型になる。その結果，グリコーゲン合成は促進される。

4-3-7　糖　新　生

（1）糖新生の意義

　脳には血液脳関門（blood-brain barrier）とよばれる機構が存在し，不要な物質の進入を厳しく選別している。たんぱく質と結合して血中を輸送される遊離脂肪酸はこの血液脳関門を通過できないため，脳はエネルギー源として脂肪酸を利用できず，通常は血液により供給されるグルコースのみを利用する。脳のエネルギー消費量は，安静時エネルギーの約20%にも達する。また赤血球にはミトコンドリアが存在せず，ATPの供給は細胞質に存在する解糖経路に依存している。そのためこれらの臓器には常にグルコースを供給しなければならない。また，短いが激しい運動時には，筋肉はエネルギー源を嫌気的な解糖経路に依存する。しかし，表4-2に示すように人体の糖質の貯蔵量は1日のエネルギー所要量の半分程度しかないので，絶えず一定の血糖値を維持するためには，空腹時にグルコースを合成しなければならない。これを糖新生（gluconeogenesis）という。

（2）肝臓の役割

　糖新生の中心臓器は肝臓である。ピルビン酸，乳酸など解糖経路やクエン酸回路の中間体，糖原性のアミノ酸，脂肪由来のグリセロールなどを材料に，肝臓の細胞質で糖新生は行われる。腎臓にも糖新生経路の酵素が存在するので，ある程度は行われていることが考えられる。

（3）糖新生と解糖作用の調節

　糖新生は細胞質で解糖経路をほぼ逆行して行われため，解糖作用と糖新生が同時進行しないように，3ヵ所で代謝調節が行われている（図4-2）。すなわち，グルコースをリン酸化するヘキソキナーゼ（hexokinase），フルクトース6-リン酸をリン酸化するホスホフルクトキナーゼ（phosphofructokinase），ATPを生成するピルビン酸キナーゼ（pyruvate kinase）の段階では，生理的条件下では逆方向には反応は進行しない。これらの酵素の活性が解糖系路全体の速度を調節するため，律速酵素とよばれる。糖新生ではこれらの律速反応の逆反応は，異なる酵素により進行する。

　ピルビン酸キナーゼ反応はエネルギーの落差が大きいため，ピルビン酸カルボキシラーゼ（pyruvate carboxylase）反応と，ホスホエノールピルビン酸カルボキシキナーゼ（phosphoenolpyruvate carboxykinase）反応の2段階により，ATPとGTPを消費して逆行する。ホスホフルクトキナーゼとヘキソキナーゼの逆反応は，各々フルクトース1,6-ビスホスファターゼ（fructose 1,6-bisphosphatase）およびグルコース6-ホスファターゼ（glucose 6-phosphatase）による加水分解で，いずれの反応でもATPは再生されない。そのため，もしグルコースにヘキソキナーゼが作用してグルコース6-リン酸が形成され，これにホスファターゼが作用すれば，グルコースはそのままでATPが1モル消費されただけということになる。フルクトース6-リン酸とフルクトース1,6-二リン酸との間や，ホスホエノールピルビン酸とピルビン酸との間でも，同様な関係が存在する。そこでこのような回路を無益回路（futile cycle）（図4-2）という。細胞内では無益回路がでたらめに作動しないように，ホルモンによるリン酸化・脱リン酸化やア

ロステリック調節により，解糖作用と糖新生とが調節されている。

4-4　血糖値の調節

　血液中のグルコースを血糖（blood glucose）とよび，その濃度を血糖値という。正常時の血糖値は空腹時の70 mg/dl前後から消化吸収後の120～130 mg/dl前後に調節されている。脳はエネルギー源を血糖に依存しているため，血糖値が30mg/dl程度まで減少すると昏睡状態に陥る。180 mg/dl以上に上昇すると糖尿が生じる。血糖値はおもにホルモンによって調節されている。

4-4-1　血糖曲線

　血糖値は空腹状態により異なるため，糖尿病の診断では，経口ブドウ負荷試験（oral glucose tolerance test, OGTT）により血糖値を正確に測定する。この検査では空腹時にグルコースを経口投与（糖負荷）後，経時的に血糖を測定し，これをグラフで示す。これを血糖曲線という（図4-5）。正常者では投与後30分前後でピークに達し，2時間程度でほぼもとの値を回復するが，糖尿病患者では空腹時血糖が高く，ピークに達する時間は遅れ，血糖値はさらに増加し，もとの値を回復する時間も大幅に遅れる。また，空腹時には正常者とほとんど変わらず，糖尿も見られないが，糖負荷後ピーク時の血糖値が高く，ピークに到達時間も，もとの値に回復するまでの時間も遅れる場合もある。こういう場合を耐糖能の低下といい，糖尿病ではないが糖尿病予備群ともよぶべき状態で，減量と運動を心掛けないと糖尿病発症の可能性が高い。

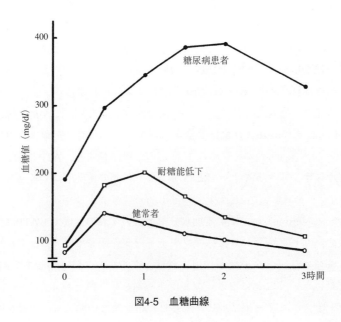

図4-5　血糖曲線

4-4-2　血糖上昇指数

　摂食後の血糖値の上昇は食品により異なる。食品摂取後の血糖値の上昇度をしめす指数を，血糖上昇指数（グリセミック指数，glycemic index）とよぶ。空腹時に50 gの糖質を含む標準食品（通常はグルコースまたは白パン）を摂取したときの血糖曲線を描き，摂食により増加した血糖曲線下側の面積を求める。つぎに同一被験者が糖質50 g含有の検査食品を摂取した後に，同様に血糖曲線を描き増加した面積求める。標準食品摂取後の増加面積に対する，検査食品摂取後の増加面積を百分率で表す。図4-6は面積の計算法を示す。

　パン類は100前後で，乳製品や豆類は50前後で低く，穀類は種類や処理・調理の仕方により大きく変動する。グルコースは高く，ショ糖はグルコースより低く，乳糖はかなり低い。一般的に消化・吸収のされやすい食品では高く，消化されにくい食品では低いことが推定される。

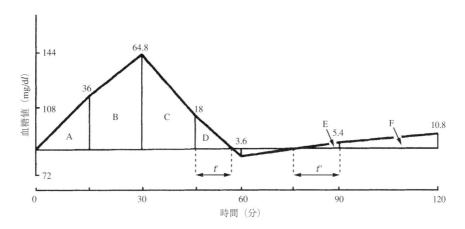

　血糖曲線に囲まれた面積は三角形および台形の面積の合計で得られる。すなわち，面積＝A+B+C+D+E+F

面積A = 36×15/2 = 270

面積B = (36+64.8)×15/2 = 756

面積C = (64.8+18)×15/2 = 621

面積D = 18×t'/2,　　t'/15 = 18/(18+3.6)　∴ t' = 15×18/(18+3.6) = 270/21.6 = 12.5

　　　これを代入すると D = 18×12.5/2 = 112.5

面積E = 5.4×t''/2,　　t''/30 = 5.4/(3.6+5.4)　∴ t'' = 30×5.4/(3.6+5.4) = 162/9 = 18

　　　これを代入すると E = 5.4×18/2 = 48.6

面積F = (5.4+10.8)×30/2 = 243

したがって，面積 = 270+756+621+112.5+48.6+243 = 2051.1 mg/dl/min

（B.A. Bowman・R.M. Russell eds. "Present Knowledge in Nutrition" 8th ed, ILSI Press (2001) p.63, Fig. 4 より改変）

図4-6　血糖曲線と血糖上昇指数（Glycemic index）

4-4-3　血糖低下ホルモン

（1）血糖値低下作用

　血糖値を低下させるホルモンは膵臓のβ細胞から分泌されるペプチドホルモンのインスリン（insulin）[1]だけである。インスリンは多くの組織へのグルコースの取り込

みを促進し，取り込んだグルコースの代謝を促進することにより血糖値を低下させる。

　筋肉や脂肪組織など大きな組織では，インスリンによってグルコース輸送体（glucose transporter）が活性化され，グルコースの取り込みが増加し血糖値を低下させる。取り込まれたグルコースは，10%程度はグリコーゲンに合成され貯蔵されるとともに，解糖系が活性化して，半分程度は完全に酸化されてエネルギー源として消費され，残りはアセチルCoAからクエン酸回路に入らず，脂肪酸合成に用いられ脂肪として貯蔵される。さらに一部は，解糖経路やクエン酸回路の中間代謝体の段階で，アミノ基転移を受けて非必須アミノ酸に合成されて，たんぱく質合成の材料となる。なお，肝臓へのグルコースの取り込みはインスリンに関係なく，血糖値が上昇すると，濃度勾配に依存して受動的に行われる。

　インスリンは糖代謝系酵素活性を調節することにより，グルコースの代謝を促進する。その一つはグリコーゲン合成の亢進である。インスリンはプロテインホスファターゼを活性化して脱リン酸化を促進し，グリコーゲン合成酵素を活性化，ホスホリラーゼを抑制して，グリコーゲン合成を促進，分解を阻害する。また，解糖系律速酵素活性を亢進して解糖作用を活発にし，糖質をエネルギー源に利用し，糖質が過剰に摂取されたときには，アセチルCoAからの脂肪酸合成を促進し，脂肪として貯蔵する。また糖新生系の律速酵素活性を抑制し，糖新生を抑制する。

（2）同化・成長作用

　インスリンが血糖値を低下させるのは，大きな臓器への糖の取り込みを促進するためであるが，インスリンはさらにグリコーゲン，たんぱく質，脂肪の合成を促進して貯蔵し，取り込んだグルコースを完全に処理する。インスリンは多くの培養細胞の増殖を促進することが知られており，その強い同化作用が成長の促進を支えているものと思われる。

4-4-4　血糖上昇ホルモン

　血糖値が上昇して，腎臓でグルコースを再吸収しきれず尿中に溢れ出ても，一過性であれば体に大した影響はない。しかし，血糖値が過度に低下すれば動物は昏睡し自然界では命を失う。過度の低下を防ぐために，血糖増加のホルモンは多数用意されている。

（1）グルカゴン

　グルカゴン（glucagons）はすい臓のα細胞から分泌されるペプチドホルモンで，インスリンと逆に作用する。肝臓が主要な標的臓器であり，グルカゴンが肝細胞の受容体に結合すると，アデニルシクラーゼが活性化され，cAMPが合成される。cAMPはグリコーゲン代謝で述べたように，cAMP依存性プロテインキナーゼの作用を介して，グリコーゲンの分解を促進し，血糖を増加させる。また，cAMPは糖新生系酵素群を誘導させる。糖新生の律速酵素であるホスホエノールピルビン酸カルボキシキナーゼ遺伝子のmRNAへの転写活性はcAMPにより亢進し，酵素合成が増加する。このようにグルカゴンは肝臓に作用して直接血糖を増加させるホルモンである。さらに，グル

カゴンにより解糖系酵素活性は抑制されてグルコースの利用が減少し，解糖系による
エネルギー供給が低下する。これに代わり脂肪がエネルギー源として利用される。
cAMP依存性プロテインキナーゼによりホルモン感受性リパーゼが活性化されて貯蔵
脂肪を加水分解し，脂肪酸とグリセロールを血中に放出する。中枢神経系や赤血球な
どごく一部の組織以外の大部分の組織では，放出された脂肪酸をエネルギー源として
利用する代謝へと傾く。

（2）アドレナリン[*2]

アドレナリン（adrenalin）は副腎髄質から分泌されるチロシン由来のホルモンで，
筋肉や脂肪組織など肝臓以外の臓器も標的として，cAMPを介して酵素をリン酸化し
て活性を調節する。筋肉ではグリコーゲン合成酵素を抑制し，分解酵素活性を亢進さ
せる。しかし，筋肉にはグルコース6-リン酸ホスファターゼがないため，血糖増加に
直接には関与せず，グリコーゲン分解により生じたグルコース6-リン酸は解糖経路を
経由して乳酸が生成する。乳酸は血流によって肝臓に運ばれ，糖新生の材料に使われ
る。このように肝臓から筋肉へ運ばれたグルコースが，筋肉で代謝されて乳酸になり，
乳酸は肝臓に運ばれてグルコースに再生され，血糖としてまた筋肉へ運ばれる。この
物質の流れをコリ回路（Cori cycle）とよぶ（図4-7）。生理的条件によっては，ピルビ
ン酸はアミノ基転移反応を受けてアラニンに変わり，アラニンが肝臓に運ばれて，糖
新生の材料に用いられることもあり，これをアラニン回路（alanine cycle）という。

アドレナリンのもう一つの作用は，脂肪組織のホルモン感受性リパーゼ（hormone-
sensitive lipase）を活性化し，グリセロールと遊離脂肪酸を血中に放出することである。
グリセロールは肝臓へ送られて，糖新生の材料となり，遊離脂肪酸は脳や赤血球など
ごく一部の組織以外のほとんどの組織でエネルギー源として消費され，グルコースを
節約する。すなわち，アドレナリンによる血糖増加作用は間接的であるといえよう。

（3）グルココルチコイド

グルココルチコイド（glucocorticoid）はコレステロール由来のステロイドホルモン
で，遺伝子に作用し関連酵素の合成を調節することにより血糖を増加させる。よく知
られているのは，たんぱく質・アミノ酸分解酵素活性を亢進させ，アミノ酸を糖新生

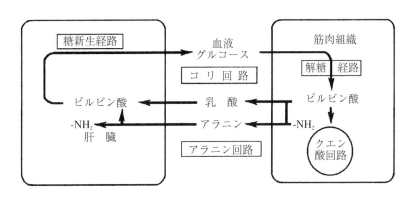

図4-7　コリ回路とアラニン回路

の材料として肝臓に供給する。そのほかに脂肪酸分解を促進することも知られており，グルコースの節約にも関与している。

4-5　糖質の栄養

4-5-1　栄養素としての糖質の役割

　脂質栄養における必須脂肪酸や，たんぱく質栄養における必須アミノ酸，あるいはビタミン類などは，体内で合成できないため栄養素として摂取しなければならない。これに対して糖質は体内で合成できるにもかかわらず，重要な栄養素として多量に摂取しなければならないという特異性がある。

（1）エネルギー源

　グルコースはほとんどすべての組織において，エネルギー源として利用される。とくに脳や赤血球などの組織では，エネルギー源としてほとんどグルコースのみに依存している。また短時間の激しい運動時には，嫌気的過程でATPを生成することができる筋肉グリコーゲンがエネルギー源である。そのため血糖値は一定以上を維持しておく必要があり，多量に摂取されているにもかかわらず，貯蔵量が少ないためすぐに糖新生が必要になる。

（2）クエン酸回路の回転

　糖質が酸化される場合には，解糖経路からクエン酸回路・電子伝達系を経由して完全に酸化される。空腹時には脂肪が酸化されるが，脂肪酸を完全酸化するためには糖質が必要である。脂肪酸酸化の最初の経路は β 酸化とよばれ，その産物はアセチルCoAである。アセチルCoAがクエン酸回路で完全に酸化されるためには，オキサロ酢酸が必要であり，オキサロ酢酸はピルビン酸を経由してグルコースから合成される（図4-2）。オキサロ酢酸はクエン酸回路を回転させるとともに，糖新生の出発材料でもあるため，飢餓時や糖尿病などのように，糖新生が異常に亢進しているときには，オキサロ酢酸は糖新生に消費され，クエン酸回路への供給が低下し，アセチルCoAのクエン酸回路への流入が減少し，ケトン体となりケトアシドーシスが発生する。ケトン体については5章で取り上げる。

（3）たんぱく質

　アミノ酸との相互変換　糖新生の項で述べたように，アミノ酸はアミノ基転移反応により，2-オキソグルタル酸にアミノ基を渡して α-ケト酸になる（図4-8）。生じた

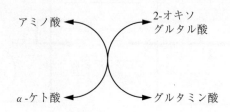

図4-8　アミノ基転移反応による非必須アミノ酸の生成

α-ケト酸のほとんどは解糖経路かクエン酸回路に入り，糖新生の材料になる。逆に
これらの代謝経路の中間生成物がアミノ基転移反応を受けて，非必須アミノ酸が合成
される（図4-8）。

（4）脂肪代謝との関係

　過剰に吸収されたグルコースの一部は肝臓や筋肉のグリコーゲンとして貯蔵される
が，残りは解糖経路からアセチルCoAを経て脂肪酸に合成される。脂肪酸は，これも
解糖経路に由来するグリセロール3-リン酸と結合して脂肪に合成され，エネルギー源
として貯蔵される。空腹時にはおもに肝臓グリコーゲンを分解し，血糖低下を防止す
るとともに，脂肪が脂肪酸とグリセロールに分解し，グリセロールは肝臓に送られて
糖新生の原料として利用され，脂肪酸はほとんどの組織で取り込まれ，β酸化を経て
アセチルCoAとなり，クエン酸回路を経て完全に酸化される（図4-9）。

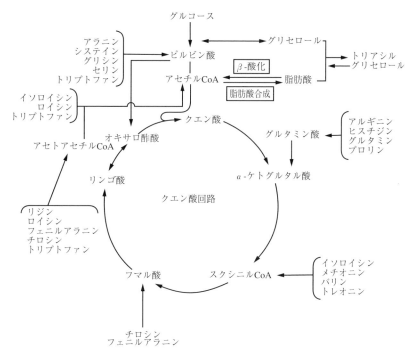

図4-9　糖質・脂肪・アミノ酸の代謝

4-5-2　糖質代謝とビタミンB₁

　グルコースが代謝される過程では，ピルビン酸およびα-ケトグルタル酸デヒドロ
ゲナーゼ反応と，ペントースリン酸経路のトランスケトラーゼ反応の3ヵ所で，ビタ
ミンB₁が補酵素として要求される（図4-2）。これに対して脂肪酸の分解では，α-ケト
グルタル酸デヒドロゲナーゼ反応の1ヵ所だけである。そのため高糖質食ではビタミ
ンB₁欠乏が起こりやすい。このことは単身で生活していて，特に激しい運動をする若
者では注意すべきで，安いインスタント糖質食品で空腹を補い，喉が渇いたら清涼飲
料を飲むという生活をしている場合は，脚気[*3]にかかりやすい。意識的に清涼飲料の

代わりに牛乳を飲むことによりビタミンB₁欠乏は防止できる。

4-5-3 糖質の食事摂取基準

食事摂取基準（2020年版）では，炭水化物の必要量は不明であること，また，乳児以外では十分に炭水化物を摂取していることから，推定平均必要量，推奨量及び目安量は設定されない。一方，炭水化物はエネルギー源として重要であるため，アルコールを含む合計量として，たんぱく質および脂質の残余として目標量（範囲）が設定された（付録1を参照）。

参考文献

「事実は小説より奇なり」というが，ホルモンやビタミン発見の歴史は，この言葉そのままに興味深い。これらの発見物語を読むことにより，テキストの内容についての理解が深まるので，本章に関係する読み物を紹介する。

[1] M. プリス著（堀田饒訳），『インスリンの発見』，朝日新聞社（1993）.

[2] 飯沼和正・菅野富夫（堀田饒訳），『高嶺譲吉の生涯 アドレナリン発見の真実』，朝日選書（2000）.

　　エピネフリンとするテキストもあるが，歴史的にはアドレナリンとよぶべきである。その根拠については本書を参照されたい。本書は明治時代の一人の日本人化学者の伝記であるとともに，アドレナリンという名称が歴史的に正しいことを米国生理学会に対して提言もしており，読み物としても興味深い。

[3] 坂内正，『鴎外最大の悲劇』，新潮選書（2001）.

吉村昭，『白い航跡』（上・下），講談社（1991）.

齋藤實正，『オリザニンの発見 鈴木梅太郎伝』，共立出版（1977）.

5章　脂質の栄養

●学習のポイント●

1．水に不溶，有機溶媒に可溶で，生体が利用できる一群の物質を脂質といい，量的にもっとも多い脂肪は，脂肪酸とグリセロールのエステルで，炭素・水素・酸素から構成されている。

2．脂質は，リン脂質膜とたんぱく質とから構成されるリポたんぱく質に組み込まれて輸送される。リポたんぱく質には，食物中の脂肪を末梢組織に輸送するキロミクロン，肝臓で合成された脂肪を末梢組織へ輸送するVLDL，VLDL中のコレステロールを末梢組織へ輸送するLDL，末梢組織に過剰に存在するコレステロールを肝臓に輸送するHDLがある。

3．貯蔵脂肪は分解されて，遊離脂肪酸はアルブミンと結合して輸送され，脳や赤血球など以外のほとんどの組織のミトコンドリア内でβ酸化を受ける。

4．糖尿病や飢餓など糖代謝障害時にはβ酸化が亢進し，生じたアセチルCoA の一部はクエン酸回路に入れず，肝臓でケトン体に合成される。

5．生じたケトン体は，肝臓と赤血球以外のほとんどの臓器で，エネルギー源としてグルコースや遊離脂肪酸より優先的に酸化され，飢餓時には脳でも利用される。

6．過剰な糖質やたんぱく質はアセチルCoAに分解され，マロニルCoAを経て細胞質で脂肪酸に合成され，脂肪として蓄積されるが，n-6系列のリノール酸，n-3系列のα-リノレン酸は動物体内では合成されず，食物から摂取しなければならず，必須脂肪酸とよばれる。

7．n-6系列の脂肪酸（リノール酸，アラキドン酸）は成長や生殖に必要であり，n-3系列の脂肪酸（α-リノレン酸，エイコサペンタエン酸，ドコサヘキサエン酸）は網膜や神経組織に多く含まれ，視覚や学習に関与する。

8．リン脂質は生体膜やリポたんぱく質の構成成分で，多価不飽和脂肪酸を多く含み，プロスタグランジン，トロンボキサン，ロイコトリエンの合成に材料を供給する。それらの生理作用は，平滑筋収縮，血小板凝集，炎症，その他多様である。

9．コレステロールは生体膜の重要な構成成分であり，またビタミンD_3・副腎皮質ホルモン・性ホルモンの合成材料である。胆汁酸として胆嚢から十二指腸に排泄され，膵臓リパーゼによる脂肪の消化吸収を助ける。

10．脂肪はエネルギー密度が高く，その蓄積には水分の貯留を伴わないため軽く，運動する

　　動物のエネルギー貯蔵形態としてすぐれている。体脂肪貯蔵量は20歳の標準的体位の男
　　子ではおおよそ36日分，女子ではおおよそ58日分のエネルギー量に相当する。
11．運動による脂肪の消費量はわずかで，20歳の標準的体位の男子がマラソンコースを3時
　　間半で完走しても，脂肪の消費量は300g程度である。

5-1　脂質とは

　水に不溶，シンナーやベンジンなどの有機溶媒に可溶で，生体が代謝できる一群の
物質を脂質（lipid）という。物理的・生理的性質からまとめられたもので，化学的に
は種々の物質が含まれる。脂質は，エネルギーの貯蔵（脂肪），生体膜成分（リン脂
質，コレステロール），必須脂肪酸・脂溶性ビタミンの供給源，代謝調節などに関わる。

5-2　脂質の摂取と消化

5-2-1　日常生活で摂取される脂質
　サラダ油など食用油は，目に見える脂質である。これは化学的には脂肪とよばれ，
脂肪酸とグリセロールのエステルで，炭素・水素・酸素から構成されている。動物の
脂身には60〜70％の脂肪が含まれる。霜降り肉や大トロなどでは，筋肉の間に脂肪を
含む。細胞膜はリン脂質とよばれる脂質から構成されているので，動物性・植物性を
問わず食物を食べれば，目には見えなくてもリン脂質を摂取していることになる。コ
レステロールは動物性食品に含まれる脂質であり，その他脂溶性ビタミンも定義に従
えば脂質である。
　同じ「油」でも灯油などは，炭素と水素だけからなる炭化水素とよばれる化合物で，
石油を栄養源とする微生物以外の生物は代謝できず脂質に含めない。

5-2-2　消化酵素
　①　胃リパーゼ　　食物中の短中鎖脂肪の消化に関与し，生じた炭素数10個以下の
短中鎖脂肪酸は門脈から肝臓へ輸送される。
　②　膵臓リパーゼ　　脂肪消化の最も重要な酵素であり，消化には胆汁酸が必要で，
2-モノグリセロールと遊離脂肪酸が生成する。
　③　ホスホリパーゼ　　リン脂質の脂肪酸を切断する。
　④　エステラーゼ　　コレステロール・脂肪酸エステルなどエステル結合を切断する。

5-2-3　消化管酵素以外のリパーゼ
　①　リポたんぱく質リパーゼ　　キロミクロン，VLDL中の脂肪を加水分解し，脂
肪組織に取り込む。
　②　ホルモン感受性リパーゼ　　アドレナリンの作用により活性化され，脂肪組織
中の脂肪を分解し，血液中にグリセロールと遊離脂肪酸を放出する。

5-2-4　脂肪の消化率

食物中の脂肪の消化率は95％以上と高いが，構成脂肪酸の種類により異なり，一般に融点の高い飽和脂肪酸，特にステアリン酸を多く含む脂肪の消化率は低い。

5-3　血液中の脂質

5-3-1　リポたんぱく質

血液中には脂肪，リン脂質，コレステロール，遊離脂肪酸，脂溶性ビタミンなどの脂質が含まれている。血液とは，たんぱく質や無機質など種々の成分の水溶液に血球が浮遊したものである。水に溶けない脂質はリポたんぱく質（lipoprotein）とよばれる粒子に包み込まれて運搬される。リポたんぱく質は水と脂質いずれにも親和性をもつ両親和性の一層のリン脂質膜に，数種類のたんぱく質が組み込まれた粒子で，脂肪（triacylglycerol，トリアシルグリセロール）やコレステロールエステルなど，水に不溶の脂質がその内部に包み込まれている。

5-3-2　リポたんぱく質の種類と役割

リポたんぱく質は，内部に含まれる脂肪の量により比重が異なるため，超遠心分離法によりキロミクロン（chylomicron），超低密度リポたんぱく質（very low-density lipoprotein，VLDL），低密度リポたんぱく質（low-density lipoprotein，LDL），高密度リポたんぱく質（high density lipoprotein，HDL）の4種類に分類される。ただ，分析用超遠心機は高価で，分析に長時間を要するので，短時間で容易に分析できる電気泳動法により分類することが多く，この場合は各々キロミクロン，プレ-β-リポたんぱく質（pre-β-lipoprotein），β-リポたんぱく質（β-lipoprotein），α-リポたんぱく質（α-lipoprotein）とよぶ。血中脂質のうち遊離脂肪酸（free fatty acid, FFA; nonesterified fatty acid, NEFA）は，リポたんぱく質に包み込まれず，アルブミンと結合して血中を運搬される。

（1）キロミクロン

カイロミクロンともよばれ，小腸でつくられる。高脂肪食摂取後に増加する。脂肪は全体の重量の約90％に達し，粒子は大きく，密度はもっとも小さい。食物中の長鎖脂肪酸は小腸上皮粘膜細胞内で脂肪に再合成され，コレステロールエステルとともにキロミクロン中に包み込まれる。キロミクロンは上皮細胞から分泌されてリンパ管系に入り，静脈を経て脂肪組織や，心臓，筋肉など末梢組織へ輸送される。

末梢組織に到達したキロミクロン中の脂肪は，毛細血管壁に局在するリポプロテインリパーゼ（lipoprotein lipase, LPL）により分解されて組織内へ取込まれ，脂肪に再合成されて貯蔵される。キロミクロンの脂肪が末梢組織へ移されて，小さな粒子になるとキロミクロンレムナント（chylomicron remnant）とよばれ，肝臓に運ばれ分解される。

（2）超低密度リポたんぱく（VLDL），プレ-β-リポたんぱく質

過剰なグルコースやアミノ酸は肝臓で脂肪酸に合成される。また他の組織で消費されなかった遊離脂肪酸が肝臓に流入する。肝臓ではこれらの脂肪酸から脂肪を合成し，これをコレステロールエステルとともにVLDLに組み込み，末梢組織へ輸送する。VLDL中の脂肪は，キロミクロン脂肪と同様にLPLにより末梢組織へ取込まれ，脂肪を失うと粒子の小さいLDLになる。

（3）低密度リポたんぱく（LDL），β-リポたんぱく質

VLDLが脂肪を末梢組織へ渡すとLDLに変わる。LDLはコレステロールを多く含み，動脈壁や末梢組織のLDL受容体（LDL receptor）を介して末梢組織へ取り込まれる。取り込まれたコレステロールは，① 細胞膜構成材料 ② ステロイドホルモン合成材料などに利用され，③ 組織でのコレステロール合成を阻害する。酸化LDLが増加すると，末梢血管壁にコレステロールが蓄積して動脈硬化の原因なるといわれている。

（4）高密度リポたんぱく（HDL），α-リポたんぱく質

肝臓と小腸でつくられる。末梢組織の過剰のコレステロールは，LCAT（lecithin-cholesterol acyltransferase）とよばれる酵素の作用によって，脂肪酸とエステル結合し，HDL内に取り込まれて肝臓へ運ばれ分解される。HDLはLDL受容体に対してLDLと拮抗的に結合し，LDLコレステロールの末梢組織への取り込みも阻害する。すなわちHDLは末梢組織のコレステロールを減少させ，動脈硬化を防ぐと考えられている。

（5）遊離脂肪酸―アルブミン

NEFAは1％で，99％はたんぱく質である。空腹時にはホルモン感受性リパーゼが活性化され，脂肪組織中の脂肪はグリセロールと遊離脂肪酸に分解され，遊離脂肪酸はアルブミンと結合して血中を輸送される。

5-4　脂肪の酸化

5-4-1　脂肪の動員

脂肪組織に貯蔵された脂肪は，アドレナリンにより活性化されたホルモン感受性リパーゼ（hormone-sensitive lipase, HSL）によりグリセロールと脂肪酸に加水分解される。グリセロールは血液によって肝臓に運ばれ，そこでリン酸化されて解糖経路に入る。脂肪酸はアルブミンと結合して血液によって各組織へ運ばれ，そこで代謝される。

5-4-2　脂肪酸酸化の概要

脳や赤血球など特殊な臓器以外のほとんどの臓器では，脂肪酸を取り込み酸化する。最初の段階はβ酸化（β oxidation）とよばれ，脂肪酸から炭素2個のアセチルCoAが切断され，その際FADH$_2$，NADHが1分子ずつ生成する。FADH$_2$，NADHは電子伝達系に入りATPを生成する。β酸化により生じたアセチルCoAはクエン酸回路に入り完全に酸化される。

5-4-3　β酸化

（1）脂肪酸の活性化

細胞内に入った遊離脂肪酸は，ATPがAMPとピロリン酸に分解するときのエネルギーによって補酵素Aと結合し，アシルCoAに変わり，活性化される。このとき生じたAMPはATPと反応して，2分子のADPが生成する。

$$脂肪酸　+　ATP　\longrightarrow　アシル\text{-}CoA　+　AMP　+　PPi$$

$$AMP　+　ATP　\longrightarrow　2ADP　　　　2ADP　+　2Pi　\longrightarrow　2ATP$$

すなわち，1分子の脂肪酸活性化に2分子相当のATPが消費されることになる。

脳には異物の侵入防止機構である血液脳関門（前出）があり，アルブミンと結合した脂肪酸は脳には入れないため，脳は脂肪酸をエネルギー源として利用できない。

（2）ミトコンドリア膜の通過

脂肪酸はミトコンドリアで酸化される。アシルCoAはそのままではミトコンドリア内膜を通過できず，カルニチンに結合してミトコンドリアの内膜を通過し，ミトコンドリア内でアシルCoAが再生する。赤血球にはミトコンドリアがないため，赤血球は脂肪酸を酸化できない。

（3）β酸化

アシルCoAは2回の脱水素反応により，FADおよびNADに水素を奪われて，アセチルCoAが切断される。生じた$FADH_2$，NADHは電子伝達系でATPを産生し，切断されたアセチルCoAはクエン酸回路，電子伝達系を経由してATPを産生する。アシルCoAの炭素数は2個減少し，以後同様な反応が繰り返される。

炭素数16個のパルミチン酸の場合は，7回切断されて8分子のアセチルCoAが生成する。1回切断されるごとに$FADH_2$，NADHが1分子ずつ生成し，電子伝達系で$FADH_2$からは2ATP，NADHからは3ATP，合計5ATPが生成するので，7回の切断では$7 \times 5 = 35$ATPが生成する。アセチルCoAがクエン酸回路，電子伝達系で完全に酸化されると12ATPが生成するので8分子のアセチルCoAからは$8 \times 12 = 96$ATPが生成する。これを合計すると131ATPが生成するが，パルミチン酸が活性化されてアシルCoAが生成する反応でATPからAMPが生成しているので，2ATPが消費されたことになる。したがってパルミチン酸から正味のATP生成は$131 - 2 = 129$モルとなる（図5-1）。

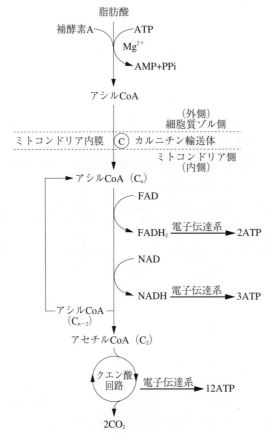

炭素数16個のパルミチン酸は，7回切断されて8分子のアセチルCoAが生成する。

切断で生成するATP　　7×|FADH₂(2ATP)+NADH(3ATP)|＝35ATP

アセチルCoAから生成するATP　8×12＝96ATP

パルミチン酸活性化に消費するATP　　2ATP

合計　35+96-2＝129　129ATP/パルミチン酸

（上代淑人監訳，『ハーパー・生化学』（原書25版），丸善（2001）より改変）

図5-1　脂肪酸のβ酸化

5-4-4　β酸化の調節とケトン体

（1）ケトン体の生成

　正常時は，アセチルCoAはオキサロ酢酸と結合し，クエン酸回路へ入り完全酸化される。飢餓や糖尿病などのように糖代謝障害時には，オキサロ酢酸は糖新生の材料に用いられる。そのためクエン酸回路でのオキサロ酢酸は減少し，クエン酸回路の回転は低下する。クエン酸回路に入り切れずに蓄積したアセチルCoAは，肝臓でアセト酢酸（acetoacetic acid）に合成される。

　アセト酢酸が増加すると，β-ヒドロキシ酪酸（β-hydroxybutyric acid），アセトン（acetone）に変わる。この三者をケトン体（ketone body）と総称する。

（2）ケトアシドーシス

　飢餓時や重症糖尿病では糖利用は低下し，代わりにβ酸化が亢進するが，生ずるア

セチルCoAは効率よくクエン酸回路に入れず，ケトン体が蓄積する。ケトン体は酸性であるため血液は酸性に傾く。この状態をケトアシドーシス（ketoacidosis）という。正常の血液はpH 7.35～7.45の間に保たれているが，酸血症ではこれより低くなり，pH 7.0以下になると生命が維持できなくなる。

（3）ケトン体の利用

β-ヒドロキシ酪酸はアセト酢酸に戻り，アセト酢酸は2分子のアセチルCoAに分裂し，クエン酸回路で完全に酸化される。アセトンは呼気中に排泄され代謝されない。肝臓・赤血球以外の臓器では，ケトン体はブドウ糖や遊離脂肪酸よりも優先的に代謝され，飢餓時には脳でも代謝される。

5-4-5　脂肪の合成

（1）脂肪酸の生合成

体内の糖質の貯蔵量はわずかであり，たんぱく質も貯蔵できない。過剰な糖質やたんぱく質はアセチルCoAに分解され，アセチルCoAカルボキシラーゼの作用により，マロニルCoA（malonyl CoA）を経て脂肪酸に合成される（図5-2）。脂肪酸の合成は細胞質で行われ，その際に必要な還元力は，ペントースリン酸回路よりNADPHとして供給される。脂肪酸合成の主要産物は炭素数16の飽和脂肪酸，パルミチン酸（palmitic acid）である。パルミチン酸から，炭素数18の飽和脂肪酸のステアリン酸（stearic acid）や，1価不飽和脂肪酸であるオレイン酸（oleic acid）は合成されるが，必須脂肪酸であるリノール酸（linoleic acid）やα-リノレン酸（α-linolenic acid）は合成されない。乳腺では中鎖脂肪酸が合成され，乳汁中に分泌される。

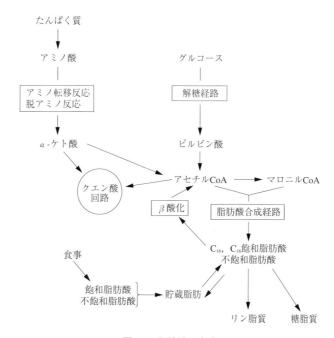

図5-2　脂肪酸の合成

86

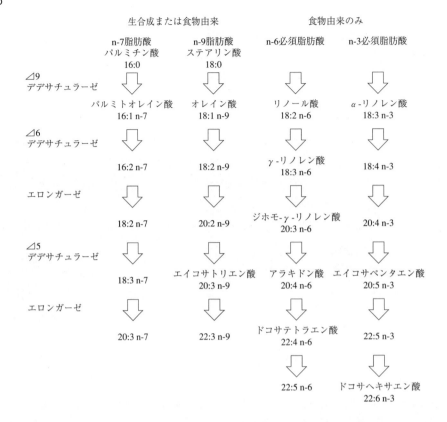

動物はリノール酸や α-リノレン酸を合成できないので，必須脂肪酸として摂取しなければならない。ア
ラキドン酸はリノール酸から，エイコサペンタエン酸（EPA）やドコサヘキサエン酸（DHA）は α-リノレ
ン酸から動物体内で合成されるが，量が十分ではないため，栄養素として摂取することが必要である。
（B.A. Bowman・R.M. Russell eds. "Present Knowledge in Nutrition" 8th ed. ILSI Press, Washington,
DC (2001)　より一部改変）

図5-3　不飽和脂肪酸の生合成

不飽和脂肪酸の合成は，炭素鎖の伸長と不飽和化の組み合わせによって行われる。
動物ではn-7より ω 炭素寄りには不飽和化はできないため，n-6やn-3系の不飽和脂肪酸
の生合成はできない（図5-3）。

（2）脂肪の合成

解糖系由来のグリセロール3-リン酸と３分子の脂肪酸から脂肪が合成される。イン
スリンは脂肪合成を促進する。

5-5　必須脂肪酸

5-5-1　必須脂肪酸の発見

1920年代の末から1930年代のはじめにかけてBurrらは無脂肪食で飼育されたネズミ
では，発育不全，皮膚の角化や脱毛などの皮膚炎，腎臓・生殖器系障害などがおこり，
これに少量の脂肪を添加することにより，このような障害を予防または治療ができる
ことを発見した。その後この有効成分はリノール酸， α-リノレン酸，アラキドン酸

であることが明らかにされ，必須脂肪酸（essential fatty acid）とよばれるようになった。

5-5-2　必須脂肪酸の種類

　動物体内では必須脂肪酸は合成されず，食物から摂取しなければならないため，ビタミンFとよばれたこともあったが，現在ではこの名称は使われていない。n-6系列のリノール酸と，n-3系列のα-リノレン酸は動物体内では合成されず，狭義にはこの2つの脂肪酸が必須脂肪酸である。しかし，リノール酸からのアラキドン酸合成，α-リノレン酸からのエイコサペンタエン酸（EPA），ドコサヘキサエン酸（DHA）の合成は十分ではなく，広義にはこれらの多価不飽和脂肪酸も必須脂肪酸に含める。

5-5-3　必須脂肪酸の生理機能

　リノール酸，アラキドン酸に比較して，α-リノレン酸の欠乏症は明確ではないため，必須ではないとする考えもあった。n-6系列の脂肪酸は成長や生殖に必要であり，n-3系列の脂肪酸は網膜や神経系に多く含まれ，視覚や学習に重要であることが明らかにされている。これらの生理機能がどのような仕組みで発現されるか，作用機構の解明が今後の課題である。リノール酸が血中コレステロールを低下させるといわれているが，ネズミの実験では長期間にわたって高リノール酸高脂肪飼料を投与すると，低リノール酸高脂肪飼料を投与したときとまったく同様に，脂肪含有量に依存して血中コレステロールは増加する（表5-1）。

　必須脂肪酸はリン脂質に多く含まれ，生体膜の構成成分として細胞膜の流動性に関与している。またホスホリパーゼによりリン脂質から切断され，プロスタグランジンなどエイコサノイド合成の材料となる。

表5-1　ラット血清総コレステロール濃度に対する高リノール酸マーガリンおよびバターの影響

実験群	ラット数	血清総コレステロール濃度（mg/dl）
5％マーガリン食群	20	73.2±2.4[a]
10％マーガリン食群	20	83.8±2.2[b]
20％マーガリン食群	20	82.5±3.2[b]
10％マーガリン＋10％バター食群	20	84.4±3.4[b]
5％マーガリン＋15％バター食群	20	79.2±3.0[ab]
20％バター食群	20	84.6±2.9[b]

ラットは5週令から26週令までの25週間を実験試料で飼育後，エーテル麻酔下で開腹し，腹部大動脈から採血した。マーガリンは60％のリノール酸を含む。血清コレステロール濃度の互いに異なる上付文字を付けた，実験群間の血清コレステロール濃度が，統計学的に有意の差であることを示す($P<0.05$)。
　（S.Yanagi・M.Yamashita・K.Ogoshi・S.Imai，"Comparative Effects of Milk, Yogurt, Butter, and Margarine on Mammary Tumorigenesis Induced by 7,12-Dimethylbenz(a)anthracene in rats" Cancer Dect. Prev., 8, 415-420(1994) より改変）

5-5-4 必須脂肪酸欠乏症

　成人体内の脂肪貯蔵量は多く，必須脂肪酸の必要量は少ないため，必須脂肪酸欠乏症は現れない。しかし，中心静脈栄養法が開発された初期の頃，水に不溶性の脂質を含まない輸液が長期間にわたり投与された例に，必須脂肪酸欠乏症が現れた。幼児では脂肪の貯蔵量が少ないため欠乏症が現れやすく，成長が遅れ，毛髪の発育は悪く，体幹より皮膚がふすま様に剥離し，感染しやすくなるなどの症状が見られた。成人では脂質をまったく含まない中心静脈栄養を長期間続けても，皮膚が乾燥し，薄くなる程度であるが，さらに進行すると，口唇から鼻，眉毛にかけて皮膚に鱗状の湿疹が発生し，顔から首へかけて広がる。貧血や肝臓が肥大し，脂肪肝の発生が報告されている。

5-6　リン脂質

　リン脂質（phospholid）は生体膜やリポたんぱく質の基本構成成分で，グリセロリン脂質とスフィンゴリン脂質に大別される。リン脂質は生体の構成材料であると同時に，代謝調節に関与する。

5-6-1　リン脂質の分解

　リン脂質はホスホリパーゼ（phospholipase）により分解され，代謝される（図5-4）。

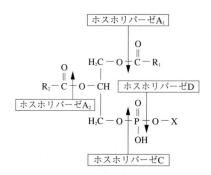

図5-4　ホスホリパーゼによるグリセロリン脂質の切断部位

R_2には炭素数20の多価不飽和脂肪酸が多く，ホスホリパーゼA_2により切断されたのち，プロスタグランジンなどエイコサノイドの合成材料となり，生理調節に関与する。

5-6-2　リン脂質の生合成

　リン脂質の合成初期経路はトリアシルグリセロール合成と同様である。肝臓でリン酸化されたグリセロールに2分子のアシル基が結合するとホスファチジン酸が生成する。さらに1分子のアシル基がリン酸基と置換すればトリアシルグリセリドであるが，リン酸基にコリン，エタノールアミン，セリンが結合すればホスファアチジルコリン，ホスファアチジルエタノールアミン，ホスファアチジルセリンなど生体膜成分として重要なリン脂質が生成する。あるいはイノシトールが結合するとホスファチジルイノシトールになり，第二メッセンジャーとして代謝調節に関与する。

5-7　コレステロール

　コレステロール（cholesterol）は脂質であるが，これまで述べた脂質と化学構造がかなり異なる。これまで述べた脂質の中心は脂肪酸であり，脂肪酸は炭素と水素だけからなる直鎖状の炭化水素基にカルボキシル基が結合したものである。代表的な脂肪酸であるステアリン酸の分子式は$C_{18}H_{36}O_2$であるが，コレステロールの分子式は$C_{27}H_{46}O$であり，脂肪酸と同様に主要部分は炭化水素基であり，これに水酸基が結合したアルコールである（図5-5）

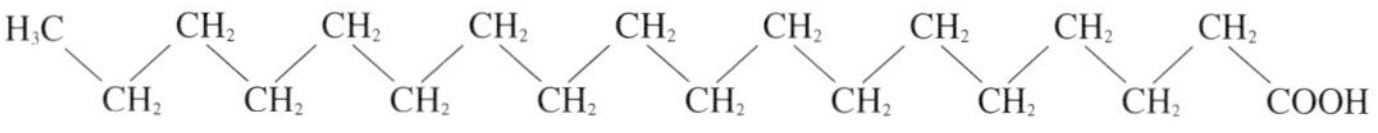

ステアリン酸（$C_{18}H_{36}O_2$）

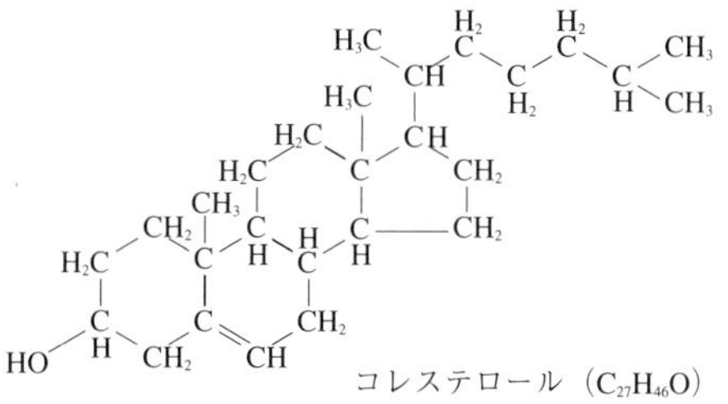

コレステロール（$C_{27}H_{46}O$）

図5-5　脂肪酸（ステアリン酸）とコレステロールの構造

5-7-1　コレステロールの生理的な役割

　コレステロールは脳神経組織，肝臓，副腎，血中などに多く含まれるが，生体膜の構成成分として，あらゆる細胞に存在し生体膜の流動性を抑制する。また，ステロイドホルモン，ビタミンD_3の合成材料であり，肝臓で胆汁酸となり胆汁中に排泄され，脂質の消化・吸収を助ける。脂質が吸収後に胆汁酸の大部分は腸管より吸収され，肝臓に輸送され腸管と肝臓を循環する（腸肝循環）。

5-7-2　コレステロールの生合成

　生合成の中心は量的には，肝臓と腸管壁でその他，皮膚，副腎，精巣，卵巣などほとんどの臓器で合成される（図5-6）。合成の出発材料はアセチルCoAで，3分子のアセチルCoAから3-ヒドロキシ-3-メチルグルタリルCoA（HMG-CoA）が合成される。HMG-CoAはミクロソームに存在する調節段階酵素，HMG-CoAレダクターゼによりメバロン酸になり，スクアレンを経由して合成される。コレステロール合成経路は単一ではなく入り組んでおり，その先駆物質の1つである7-デヒドロコレステロールはプロビタミンDで，紫外線照射を受けるとビタミンD_3に変化する（図5-6，図5-7）。

　食物から大量のコレステロールが吸収されると，肝臓でのコレステロール合成は，HMG-CoAレダクターゼ段階で抑制され調節される。

90

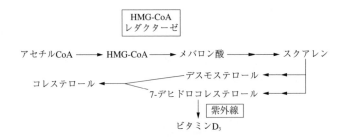

HMG-CoAレダクターゼ反応が律速段階で調節を受ける。

図5-6　コレステロールの生合成

5-7-3　ビタミンD₃，ステロイドホルモンと胆汁酸

　図5-7はコレステロールの排泄，ビタミンD₃・ステロイドホルモン合成の経路をまとめたものである。ステロイドホルモンの生合成の第一段階で，コレステロールの側

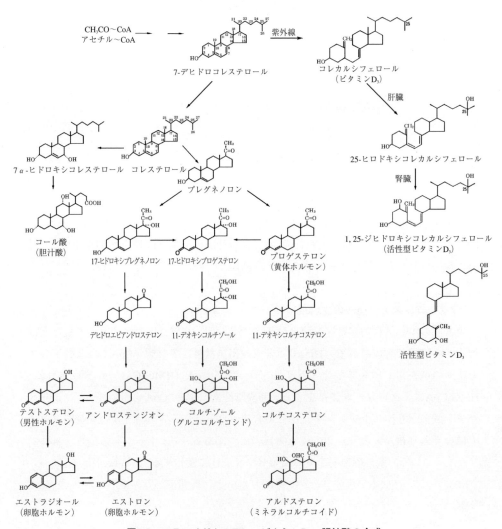

図5-7　ステロイドホルモン，ビタミンD₃，胆汁酸の合成

鎖のC_{20}-C_{22}間が切断されC_{21}化合物であるプレグネノロンが生成する。この化合物の特定部位の水酸基の有無と，側鎖の切断の組み合わせにより，副腎皮質ホルモンや性ホルモンが合成される。精巣ではC_{17}-C_{20}間が切断されて男性ホルモンが合成され，卵巣ではさらにC_{10}-C_{19}間が切断されて，環構造の一部がアロマターゼにより芳香化されると女性ホルモンが合成される。

　過剰のコレステロールはC_7が水酸化され，C_{24}-C_{25}間が切断されてC_{24}の一次胆汁酸が生成する。胆汁酸は胆汁の成分として十二指腸に分泌され，脂質の消化吸収を助け，腸内細菌の作用により二次胆汁酸に変化し，直接排泄されるか再吸収されて腸肝循環に入る。

5-8　エイコサノイド

　子宮平滑筋を収縮させる物質として精液中に見出された，炭素数20個の高度不飽和脂肪酸から生成される一群の化合物をエイコサノイド（eicosanoid）と総称する。種々の生理活性を示し，プロスタグランジン（prostaglandin，PG），トロンボキサン（thromboxane，TX），ロイコトリエン（leukotriene，LX）の三群に分類される。n-3およびn-6脂肪酸由来の多くの種類があり，作用も多様である。

5-8-1　エイコサノイドの生理作用
　生理作用は多岐にわたり，血圧上昇，平滑筋収縮，血小板凝集促進など多様であり，さらにこれらと逆に作用する物質もある。アラキドン酸（n-6）由来のエイコサノイドには，炎症作用，アレルギー作用，血小板凝集作用，血管収縮作用などを有するものがある。エイコサペンタエン酸（EPA，n-3）由来のエイコサノイドはこれに拮抗的に作用し，あるいはアラキドン酸からのエイコサノイド産生を抑制する。とくにアラキドン酸由来のTXA_2は血小板凝集，血管収縮を引き起こすが，EPA由来のTXA_3は血小板凝集作用が弱く，PGI_3は強力な抗血小板凝集作用を示す。EPAはまたアラキドン酸代謝の酵素反応を阻害し，アラキドン酸由来のTXA_2の生成を抑制する。EPAはこの抗血小板凝集作用によって脳梗塞や心筋梗塞を予防すると考えられている。

5-8-2　エイコサノイドの生合成
　ホスホリパーゼA_2により，グリセロリン脂質の2位のエステル結合が切断され生成したC_{20}脂肪酸に，シクロオキシゲナーゼ（cyclooxygenase）が作用すれば，PGやTXが産生し，リポキシゲナーゼが作用すればLTが産生する。ホスホリパーゼA_2は副腎皮質ホルモンにより抑制され，シクロオキシゲナーゼはアスピリン（aspirin），インドメタシン（indomethacin）が阻害し，これらは薬物として利用されている（図5-8）。

92

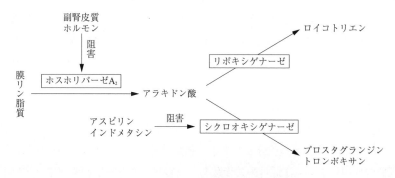

図5-8　エイコサノイドの合成酵素と阻害剤

5-9　脂質の栄養

　脂質の栄養素としての役割は，エネルギー源，エネルギーの貯蔵，必須脂肪酸および脂溶性ビタミンの供給源などである。

5-9-1　体内の脂肪貯蔵
（1）エネルギー貯蔵体としての脂肪の意義

　表5-2はたんぱく質，脂質，炭水化物を多く含む食品の主要成分を，日本食品標準成分表2015年版（七訂）から引用したものである。赤肉や肝臓，いも類などのように，脂質が少なくたんぱく質や炭水化物の多い食品の含水量は，65～80％と非常に高いのに対して，脂身の含水量は20％以下である。炭水化物が非常に多いのに含水量が20％

表5-2　主要栄養素含有量の比較

食品番号	食品名	エネルギー (kcal)	水分 (g)	たんぱく質 (g)	脂質 (g)	炭水化物 (g)
11　肉類　うし［和牛肉］かた						
11006	赤肉, 生	201	66.3	20.2	12.2	0.3
11007	脂身, 生	751	17.8	4.0	78.0	0
うし［副生物］						
11092	肝臓, 生	132	71.5	19.6	3.7	3.7
2　いも及びでん粉類　さつまいも						
02006	塊根, 生	134	65.6	1.2	0.2	31.9
2　いも及びでん粉類　じゃがいも						
02017	塊茎, 生	76	79.8	1.8	0.1	17.3
1　穀類　こめ［水稲穀粒］						
01080	玄米	353	14.9	6.8	2.7	74.3

可食部100 g当たりの含有量
文部科学省資源調査分科会『日本食品標準成分表2015年版（七訂）』より抜粋

以下の穀類は，種子として眠っており，活発な生命活動はできない。

　動物体内には過剰たんぱく質の貯蔵形態は知られていない。糖質の体内貯蔵量も1日のエネルギー必要量の半分程度である（表4-2）。アミノ酸やグルコースを多量に貯蔵すれば浸透圧が上昇し，細胞は水分を奪われて死んでしまう。たんぱく質やでんぷん粒にしても親水性であり，これらの多量の貯蔵は水分の貯留を伴う。脂肪はエネルギー密度も高く，疎水性であるから，これを多量に貯蔵しても水分の貯留を伴わずしかも軽く，エネルギーの貯蔵形態としては運動する動物にとって理想的な物質といえよう。

（2）体脂肪量

　日本人の食事摂取基準（2020年版）によれば，身体活動レベルⅡの18〜29歳男子の1日の推定エネルギー必要量は2,650 kcalである。表4-1の3名の男子の平均体脂肪量は10 kgであるから，これに体内で発生する脂肪のエネルギー9.4 kcalをかけると，94,000 kcalとなり，これを1日のエネルギー必要量で割ると，35.5日分になる。平均のBMIは約21であるから，ごく普通の肥満ではない男性でも，1ヶ月分以上のエネルギーを蓄えていることが分かる。

　生体の脂肪量の正確な測定は困難であるが，最近では電流の通りにくさ（インピーダンス法）やDXA法（二重X線吸収法）を利用して比較的正確に生体内の脂肪を測定できるようになった。BMIはDXA法による体脂肪量と高い相関があり，これを利用してBMIから体脂肪量を求める式が，報告されている（図5-9）ので，これを用いれば各人のおおよその体脂肪量を簡単に計算することができる。

　たとえば18から29歳の男女について

　　　　男子　　　身長 171.0 cm　　体重 63.5 kg　　BMI＝$63.5/1.710^2$＝21.7

　　　　　　　　　脂肪量＝1.86×BMI－30.7＝9.66 kg　エネルギー換算量　90,804 kcal

　　　　　　　　　身体活動レベルⅡ（ふつう）の推定エネルギー必要量　2,650 kcal/日

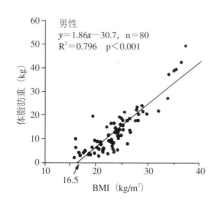
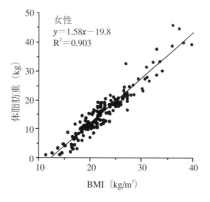

　DXA法（二重X線吸収法）により測定した体脂肪量（kg）と，BMIとの間に高い相関があり，体重（kg）と身長（m）から図の直線回帰式を用いておおよその体脂肪量を計算できる。
（石井淳・板橋明，「身体計測（身長，体重）による肥満度の推定」，日本臨床，**53**,194-199（1995））

図5-9　体脂肪量の計算

体脂肪で維持できる日数　90,804/2650＝34.3日

女子　　身長 157.7 cm　体重 50.0 kg　BMI＝50.0/1.577²＝20.1

脂肪量＝1.58×BMI－19.8＝11.96 kg　エネルギー換算量　112,424 kcal

身体活動レベルⅡ（ふつう）の推定エネルギー必要量　1,950 kcal /日

体脂肪で維持できる日数　112,424/1,950＝57.7日

　このようにエネルギー貯蔵量はずいぶん多量のように思えるが，スコットランドで体重120 kgの54歳の女性に対して，無機質とビタミンは十分与え，自由に水分を摂取させ，249日間エネルギー源はまったく与えなかったところ，体重が34 kg減少したという。また，体重127.8 kgの28歳の女性でも同様に236日間の絶食で，体重が44 kg減少したという報告がある。

（3）脂肪肝

　正常肝は湿重量の2～4％の脂質を含有するが，肝実質細胞内に正常以上の脂質が蓄積した状態を脂肪肝（fatty iver）という。その成因は，①　糖尿病，飢餓などによる遊離脂肪酸の過度の流入がある場合　②　アルコール過飲，高糖質食などにより脂肪酸合成が亢進した場合　③　コリンなど抗脂肝因子（コリン，イノシトール，リン脂質，メチオニン）の欠乏，および　④　たんぱく質欠乏によりリポたんぱく質合成が低下し，肝臓からのトリアシルグリセロールの搬出が低下した場合などである。

　フランス料理で有名なフォアグラ（foie gras）は，ガチョウを狭いところに閉じ込め，トウモロコシを強制的に過食させて，脂肪肝としたものである。糖質の過剰摂取により肝臓で脂肪が合成されるが，トウモロコシのたんぱく質はリジンやトリプトファンが少ないため，肝臓から脂肪を搬出するためのリポたんぱく質（VLDL）の合成が不足し，脂肪が蓄積して脂肪肝が発生したものである。

5-9-2　エネルギー源としての脂肪

（1）運動とエネルギー源

　脂肪をエネルギー源として利用する最初の反応は，アドレナリンによるHSLの活性化であり，活性化されたリパーゼは貯蔵脂肪をグリセロールとNEFAに分解する。NEFAはアルブミンに包み込まれて血中を運ばれて，脳や赤血球などごく一部の臓器以外のほとんどの臓器で酸化される。脂肪酸のβ酸化はミトコンドリアで行われ，生じたアセチルCoAがクエン酸回路から電子伝達系を経由して完全酸化される。クエン酸回路・電子伝達系による酸化は経路全体として厳密に調節されており，急激な激しい筋肉運動など急場のエネルギー要求には対応できない。そのような場合には，筋肉グリコーゲンの嫌気的な解糖作用がエネルギーを供給する。

　これに対して中等度の運動を長時間継続する場合のエネルギー供給には，脂肪の酸化が有効である。したがって体脂肪の酸化を目的とする場合には，ジョギング（jogging）やエアロビクス（aerobics）など長時間の継続的な運動が適している。

（2）運動による脂肪の消費量

　長時間のもっとも激しい運動のひとつであるマラソン（42.195km）を，18～29歳の

標準的な体位の男女が完走した時の脂肪消費量を求める。

　ランニング（200m/分）の動作強度（生活活動強度；Af；activity factor；p174）は13.2であるから，基礎代謝量の13倍のエネルギーを消費する。

　　　男子　　身長　171.3 cm　体重　64.7 kg

　　　　推定基礎代謝量＝18.6×64.7+347＝1550 kca/日＝1.076 kcal/分

　　　　マラソン完走時間＝42195 m/200 m/分＝211分（3時間31分）

　　　　消費エネルギー＝13.2×1.076 kcal/分×211分＝2980 kcal

　　　　体脂肪消費量＝2980 kcal÷9.4 kcal/g＝317g

　　　女子　身長　158.1 cm　体重　51.2 kg

　　　　推定基礎代謝量＝18.3×51.2+272＝1209 kca/日＝0.840 kcal/分

　　　　マラソン完走時間＝42195 m/200 m/分＝211分（3時間31分）

　　　　消費エネルギー＝13.2×0.840kcal/分×211分＝2340 kcal

　　　　体脂肪消費量＝2340 kcal÷9.4 kcal/g＝249 g

このように生体のエネルギー効率は極めて高く，したがって運動による体脂肪消費量は非常に少ない。もちろん脂肪の消費だけではなく，走行に伴う水分や無機質の損失，糖質やたんぱく質の分解も起こるので，実際の体重減少は脂肪消費量よりはるかに大きい。

（3）脂肪のビタミンB₁節約作用

　4章で述べたように脂肪の酸化では，グルコースの酸化よりビタミンB₁必要量が少ない。そのためビタミンB₁を補酵素とするピルビン酸脱水素酵素とα-ケトグルタル酸脱水素酵素活性は，B₁欠乏高脂肪食を与えたときの方がB₁欠乏高糖質食を与えたと

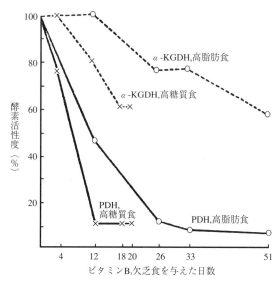

シロネズミにB₁-欠乏高糖質食，B₁-欠乏高脂肪食を投与後に活性を測定。活性はともに高糖質食群のほうが著しく低下した。
　　PDH，ピルビン酸脱水素酵素（実線）　　　α-KGDH，α-ケトグルタル酸脱水素酵素（点線）
　　　　　　　　　　　　　　　　　　　　　　　　　（芦田淳，『栄養化学概論』，養賢堂（1971））

図5-10　ビタミンB₁欠乏に及ぼす高糖質食と高脂肪食の影響

きよりも活性低下は遅い（図5-10）。これは脂肪の代謝にはB₁を多く必要としないためであり脂肪のビタミンB₁節約作用という。

5-9-3　脂質の摂取量

　脂質の摂取量は生活が豊かになると増加する。昭和30年代後半から40年代にかけての脂質摂取量の急激な増加（図5-11）は，この時期における高度経済成長を反映しており，世界各国でも共通してみられる現象である（図5-12）。植物は光合成により糖質を合成し，これを還元して脂肪に変える。そのために脂肪の合成には，でんぷんを合成するより多くのエネルギーを必要とし，その結果単位面積あたりの油作物の収量はでんぷん作物よりも少なくなる。動物性油脂の場合でも，動物が植物を食べて成長し，体脂肪に変えたものであるから，脂肪の蓄積にはグリコーゲンの蓄積より多くのエネルギーを要している。したがって，脂肪に富む食品は糖質に富む食品より高価になり，低所得層では多くの脂肪が摂取できなくなる。

（1）脂質の食事摂取基準以

　食事摂取基準（2020年版）では，1歳以上については目標量として総エネルギー摂取量に占める割合，すなわちエネルギー比率（% エネルギー）として目標量（範囲）が設定された。また，飽和脂肪酸については，生活習慣病の予防の観点から目標量を定め，エネルギー比率（% エネルギー）で示した。一方，必須脂肪酸であるn-6系脂

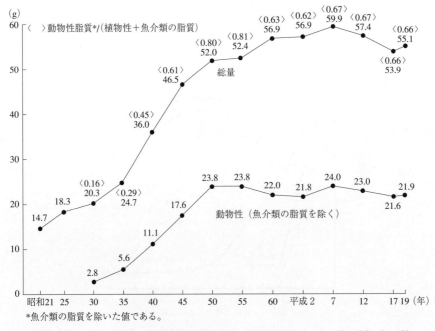

*魚介類の脂質を除いた値である。

（『国民健康・栄養の現状　平成19年厚生労働省国民健康・栄養調査報告より』，第一出版（2010））

図5-11　脂質摂取量の推移

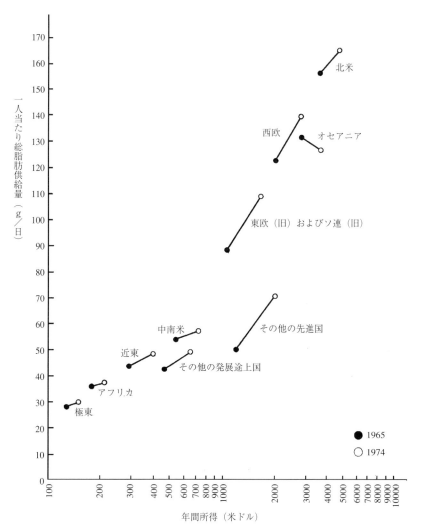

（厚生省公衆衛生局栄養課編，『循環器疾患・がん・糖尿病の予防と食生活』，日本栄養士会（1983））

図5-12　所得と総脂肪供給量との関係

肪酸およびn-3系脂肪酸については，目安量を絶対量（g/日）で算示した。

　コレステロールは，体内で合成され，脂質異常症および循環器疾患の発症予防の観点から目標量を設定することは難しいが，脂質異常症を有する者およびそのハイリスク者においては，摂取量を低く抑えることが望ましいと考えられることから，脂質異常症の重症化予防のための量を設定し，飽和脂肪酸の表の脚注として記載された。

　トランス脂肪酸の摂取による健康への影響は，飽和脂肪酸の摂取によるものと比べて小さいと考えられるものの，飽和脂肪酸と同じく冠動脈疾患に関与する栄養素として，摂取に関する参考情報を，飽和脂肪酸の表の脚注として記載された。

　他の主な代表的な脂肪酸，すなわち，一価不飽和脂肪酸，α-リノレン酸，eicosapentaenoicacid（EPA）並びにdocosahexaenoic acid（DHA）については，今回は，

指標の設定には至らず，必要な事項の記述に留めた。（付録1を参照）

（2）脂肪摂取量の限界

　高脂肪食に慣れればエネルギー比で50％までは労作効率の低下，ケトン体の増加，早期の疲労発現は見られないという報告がある。他方，植物油を脂肪源とした場合，30％エネルギー以上で血中，尿中ケトン体が増加するという報告もある。また血清脂質代謝変動誘起の限界値から脂肪摂取適量値を推定し，摂取脂肪は25〜30％エネルギーが妥当であり，老人は高脂肪食によりバランスを崩し易いので25％エネルギーを上限とすべきであるともいわれている。これらの研究はいずれも短期間の研究であり，このような食習慣の成人病に及ぼす影響についてはまだ十分明らかにされていない。

5-9-4　コレステロール

　ほとんどすべての有核の細胞はコレステロールを合成するので，動物はコレステロールを摂取する必要はとくにない。その意味ではコレステロールは核酸と同様に栄養素ではないが，食生活とくに摂取脂質の量や種類が血中コレステロール濃度に影響し，血中コレステロール濃度は動脈硬化や心疾患に関係する。

（1）血中濃度

　血中の総コレステロール濃度は，細胞数が増加する成長期では，細胞膜の合成に多

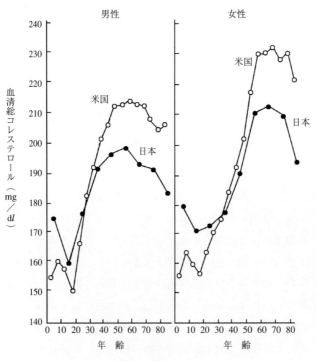

（中村矩章，「コレステロールの基準値」，現代医療，**28**, 121-128（1996）より引用）

図5-13　年齢別血中総コレステロール濃度の変化（1970年代）

量に消費されるため低いが，成長速度が低下すると増加する。思春期に一過性に減少するのは性ホルモン合成に使用されるためと思われる。このことは閉経期を過ぎると女性のコレステロール濃度が急激に増加する（図5-13）ことからも推測される。

日本人と比較して，中高年では米国人の総コレステロール値は高いが，年齢が若くなるにつれて両者の差は小さくなり，20歳以下の若者では逆転し，日本人のコレステロール値は米国人より高い（図5-13）。

（2）血中濃度に及ぼす食事要因

血中コレステロール濃度は脂肪の種類，脂肪やコレステロールの摂取量により影響される（図5-14）。これらを考慮して食事の変化が血中コレステロール濃度に及ぼす影響を推測する式が提唱されている（表5-3）。

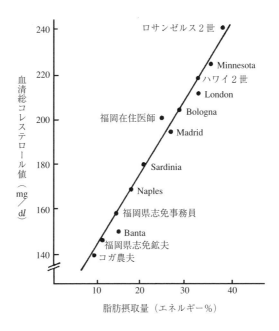

（厚生省公衆衛生局栄養課編，『循環器疾患・がん・糖尿病の予防と食生活』，日本栄養士会（1983））

図5-14　脂肪摂取量が血清総コレステロール値に及ぼす影響

表5-3　食餌中の脂肪とコレステロール量の変化が血漿コレステロール濃度に及ぼす影響

Keysの推定式	$\Delta CHOL = 1.35(2\Delta S - \Delta P) + 1.5\Delta Z$
Hegstedの推定式	$\Delta CHOL = 2.16\Delta S - 1.65\Delta P + 0.097\Delta C$

$\Delta CHOL$: 食餌変化に伴う血漿コレステロール濃度の変化量 (mg/dl)
ΔS, ΔP: 飽和脂肪(S)，多価不飽和脂肪(P)由来のエネルギー変化量
　　（カロリー%）
ΔZ: 変化前のコレステロール摂取量(mg/1000 kcal)の平方根と
　　変化後のコレステロール摂取量(mg/1000 kcal)の平方根との差
ΔC: 変化前後のコレステロール摂取量(mg/1000 kcal)の差
　　（M.E.Shils・J.A.Olson・M.Shike, eds., "Modern Nutrition in Health
and Disease" 8th ed. Lea & Febiger, Philadelphia (1994)）

　平成29年（2017）の国民健康・栄養調査結果によると，20歳以上の日本人男子の1日の平均摂取量は347 mg，女子では303 mgである。米国では心血管系疾患防止のために，1日のコレステロール摂取量として，健常者では300 mg以下，心血管系疾患者では200 mg以下を推奨している。1988～94年の調査では男子322 mg/日，女子221 mg/日で，この推奨値にほぼ到達しており，日本の摂取量より遥かに少ない。コレステロール摂取量が増加すると血中コレステロール値は増加するので，このまま推移すれば若者のみならず，日米のコレステロール値は逆転する可能性がある。

（3）コレステロールと血管系疾患

　フラミンガム研究（Framingham Heart Study）により喫煙，高コレステロール血症，高血圧が心疾患の危険要因として報告されて以来，コレステロールに対する多くの研究がなされている。その結果，LDLコレステロールの増加は動脈硬化を誘起するが，HDLコレステロールは防止することが明らかにされている。動脈硬化の原因はLDL自体ではなく酸化型LDLであると考えられており，これを防止するためにビタミンE，カロテノイドのような抗酸化物質の摂取が推奨されている。

　最近，血中コレステロールの増加が心血管系疾患の危険要因であるとする考えに，疑問を投げかける報告もいくつかあり，とくに薬剤による強制的なコレステロール低下療法には，副作用など問題点が指摘されている。

　いずれにせよ食生活について考える場合には，特定の疾患による死亡率のみではなく事故死や自殺など心の問題をも含めた健康全体についての配慮が必要である。

参考文献

1）関周司編著，『生化学』，三共出版（2003）．

2）R. S. Goodhart・M. E. Shils eds. "Modern Nutrition in Health and Disease" 6th ed., Lea ＆Febiger, Philadelphia（1980）．

3）上代淑人監訳，『ハーパー・生化学』（原書25版），丸善（2001）．

4）斎藤昌之・須田正巳，「糖代謝の日内リズム」，蛋白質・核酸・酵素, 24, 448-453（1979）．

5）B. A. Bowman・R. M. Russell eds. "Present Knowledge in Nutrition" 8th ed. ILSI Press, Washington, DC（2001）．

6）M. ブリス（堀田饒訳），『インスリンの発見』，朝日新聞社（1993）．

7）飯沼和正・菅野富夫，『高峰譲吉の生涯　アドレナリン発見の真実』，朝日選書（2000）．

8）坂内正，『鷗外最大の悲劇』，新潮選書（2001）．

9）吉村昭，『白い航跡』（上・下），講談社（1991）．

10）齋藤實正，『オリザニンの発見　鈴木梅太郎伝』，共立出版（1977）．

11）文部科学省資源調査分科会報告，『日本食品標準成分表2015年版（七訂）』．

12）日本人の食事摂取基準（2020年版）策定検討会報告書，厚生労働省．

13）石井淳・板橋明，『身体計測（身長，体重）による肥満度の推定』，日本臨床53, 194-199（1995）．

14) 芦田淳, 『栄養化学概論』, 養賢堂 (1971).

15) 国民健康・栄養調査 (平成29年) 報告書, 厚生労働省.

16) 厚生省公衆衛生局栄養課編, 『循環器疾患・がん・糖尿病の予防と食生活』, 日本栄養士会 (1983) 第一出版.

17) 後藤佐多良編著, 『病態生化学』, 朝倉書店 (1999).

18) 奥田拓道・高田明和・前田浩編, 『病気を理解するための生理学・生化学』 (改定2版), 金芳堂 (1998).

19) M. E. Shils・J. A. Olson・M. Shike, eds., "Modern Nutrition in Health and Disease" 8th ed. Lea & Febiger, Philadelphia (1994).

20) S. Yanagi・M. Yamashita・K. Ogoshi・S. Imai, "Comparative Effects of Milk, Yogurt, Butter, and Margarine on Mammary Tumorigenesis Induced by 7,12-Dimethylbenz(a)anthracene in rats" Cancer Dect. Prev., 8, 415-420 (1994).

21) 中村矩章, 「コレステロールの基準値」, 現代医療28, 121-128 (1996).

22) 藤野安彦編・片山眞之・片山洋子, 『食品・栄養のための生化学』, 産業図書 (1996).

6章 たんぱく質の栄養

●学習のポイント●

1. たんぱく質は，生体の構成成分となるばかりでなく生理的に重要な機能を発揮する高分子化合物で，約20種類のアミノ酸からつくられている。

2. たんぱく質は，複雑に折りたたまれた立体構造をとっている。たんぱく質は，単純たんぱく質と複合たんぱく質に分類される。

3. アミノ酸は，生体内で体たんぱく質の合成素材となる他，種々の生理活性を持つ非たんぱく質性の窒素化合物の前駆体となる。

4. アミノ酸のうち，生体内で合成することができないか，合成速度が遅いため，食品から摂取しなければならないものを必須アミノ酸と呼ぶ。

5. アミノ酸はアミノ基と炭素骨格に分かれて代謝され，アミノ基は尿素となり排泄される。炭素骨格は，エネルギーとなる他，グルコースなどの合成にも使われる。

6. 体たんぱく質は常に合成・分解をくり返し，新しいものが古いものと交代している。食品タンパク質の栄養価は，体たんぱく質の合成に使われるアミノ酸をいかに効率よく供給しえるかということであり，必須アミノ酸の種類と量の割合で決まる。

7. 食品たんぱく質の栄養評価法には，生物学的評価法と化学的評価法がある。一般に動物性食品のたんぱく質の栄養価は，植物性食品に比べ高い。

6-1　たんぱく質・アミノ酸の化学

6-1-1　たんぱく質の構造と分類

（1）たんぱく質の構造

　たんぱく質は，生体の構成成分のなかで最も多量に存在する分子量数千から数千万の有機高分子化合物で，一般に細胞の乾燥重量の約50%を占めている。たんぱく質を構成する主要元素の組成は，炭素(C) 45〜50%，水素(H) 6〜8%，酸素(O) 19〜25%，窒素(N) 14〜20%，イオウ(S) 0〜4%である。その他たんぱく質によってはリン(P)，鉄(Fe)など含むものもある。このようにたんぱく質の特徴は，糖質や脂質と異なり約16%の窒素を含むことであり，このことを利用して，日本食品標準成分表では，まず

窒素量を測定し，窒素-たんぱく質換算係数を乗じてたんぱく質量を求めている。たんぱく質は約20種類のアミノ酸のペプチド結合を基本構造としている。通常，アミノ酸が2〜10個結合したものをオリゴペプチド（2個のものをジペプチド，3個のものをトリペプチドという），それ以上のアミノ酸が結合したものをポリペプチドとよんでいる。しかし，たんぱく質はアミノ酸が単にペプチド結合によって結合しているだけでなく，複雑に折りたたまれた立体構造をとっている。この構造は，次のように説明されている（図6-1）。

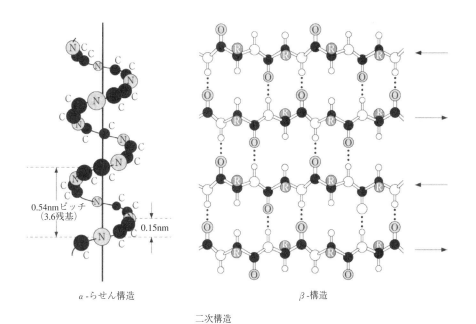

α-らせん構造　　　　　　　　β-構造

二次構造

β-構造

α-らせん

三次構造
（リボヌクレアーゼ）

四次構造
（ヘモグロビン）

図6-1　たんぱく質の構造

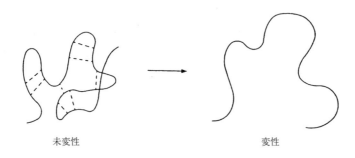

未変性　　　　　　　　　　　　変性

図6-2　たんぱく質の変性

一次構造：たんぱく質のアミノ酸組成と配列順序
二次構造：らせん状（α-ヘリックス構造）あるいはひだ状（β-構造）の立体構造
三次構造：ポリペプチド鎖が折りたたまれてできている立体構造（球状たんぱく質）
四次構造：三次構造をもったんぱく質の集合

　たんぱく質は酸，塩基，熱，重金属（Ag，Pb，Hgなど），アルコールなどの化学的物理的作用をうけて高次構造が変化する（図6-2）。このようにたんぱく質の一次構造の変化を伴わない，高次構造の変化をたんぱく質の変性と呼んでいる。変性はたんぱく質の比較的弱い非共有結合（水素結合，イオン結合，疎水結合）やジスルフィド結合などの変化が主な原因となる。このたんぱく質の変性の結果，例えば卵の加熱による凝固のように溶解性が劇的に変化したり，酵素や抗体など生理活性をもつたんぱく質はその生理活性が失活する。

表6-1　単純たんぱく質の種類

種類	水	希塩類溶液	希酸	希アルカリ	70〜80%エタノール	たんぱく質	所在
アルブミン	○	○	○	○	×	オボアルブミン ラクトアルブミン 血清アルブミン	卵白 乳 血清
グロブリン	×	○	○	○	×	グリシニン ミオシン 血清グロブリン	ダイズ 筋肉 血清
グルテリン	×	×	○	○	×	オリゼニン グルテニン	米 米
プロラミン	×	×	○	○	○	グリアジン ツェイン ホルディン	小麦 トウモロコシ 大麦
ヒストン	○	○	○	×	×	チムヒストン	胸腺
プロタミン	○	○	○	○	×	サルミン	サケ
硬たんぱく質	×	×	×	×	×	コラーゲン ケラチン エラスチン	皮膚，結合組織 爪，毛髪 靭帯

（○，可溶；×，不溶）

表6-2　複合たんぱく質の種類

種　類	アミノ酸以外の物質	たんぱく質	所　在
核たんぱく質	核酸（DNA，RNA）	ヌクレオヒストン	胸腺，精子
糖たんぱく質	糖および糖誘導体	オボムコイド オボムチン ムチン	卵白 卵白 唾液
リンたんぱく質	リン酸	カゼイン ビテリン	乳 卵黄
リポたんぱく質	脂質	リポビテリン リポプロテイン	卵黄 血液
金属たんぱく質	金属	フェリチン	肝臓
色素たんぱく質	色素成分	ヘモグロビン ミオグロビン ロドプシン	赤血球 筋肉

（2）たんぱく質の分類

　たんぱく質は便宜的に組成や溶解性により分類されている。単純たんぱく質はアミノ酸のみから構成されるたんぱく質で，さらにその溶解性によって分類される（表6-1）。複合たんぱく質はアミノ酸以外の無機，有機物を含むもの（表6-2）で，誘導たんぱく質は単純タンパク質，複合タンパク質が変性，分解して生じる。

6-1-2　アミノ酸の構造と分類

　たんぱく質の基本構成単位であるアミノ酸は図6-3のような基本構造を持ち，R基の構造に基づいて分類される。たんぱく質中によく見られる20種類のアミノ酸の構造と分類を表6-3に示した。これらのアミノ酸のうち9種は生体内で合成することができないか，合成されても合成速度が遅いため，食品から摂取しなければならない。これらのアミノ酸は必須アミノ酸と呼ばれている。一方，ある種のたんぱく質中にみられる特殊なアミノ酸や，たんぱく質を構成しないアミノ酸は生体にとって重要ではあるが，この20種の中には含まれていない。筋肉中のメチルヒスチジン，コラーゲン中のヒドロキシプロリン，ヒドロキシリシンなどのアミノ酸はたんぱく質中にのみ存在する。また，たんぱく質を構成しないアミノ酸として，尿素サイクルのオルニチンやシトルリン，ビタミンのパントテン酸を構成するβ-アラニン，脳組織に存在している神経伝達物質のγ-アミノ酪酸などがある。

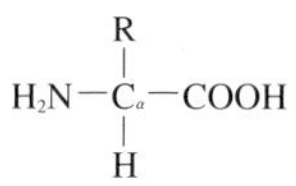

$$H_2N-\underset{\underset{H}{|}}{\overset{\overset{R}{|}}{C_\alpha}}-COOH$$

図6-3　アミノ酸の構造

表6-3　たんぱく質を構成するアミノ酸

分　類			アミノ酸	側　鎖（R）	略号（ ）*
中性アミノ酸	脂肪族アミノ酸		グリシン	$-H$	Gly（G）
			アラニン	$-CH_3$	Ala（A）
		分枝鎖アミノ酸	バリン	$-CH{<}^{CH_3}_{CH_3}$	Val（V）
			ロイシン	$-CH_2-CH{<}^{CH_3}_{CH_3}$	Leu（L）
			イソロイシン	$-CH{<}^{CH_2-CH_3}_{CH_3}$	lle　（I）
		オキシアミノ酸	セリン	$-CH_2OH$	Ser（S）
			トレオニン	$-\underset{H}{\overset{OH}{C}}-CH_3$	Thr（T）
		含硫アミノ酸	システイン	$-CH_2SH$	Cys（C）
			メチオニン	$-CH_2-CH_2-S-CH_3$	Met（M）
	芳香族アミノ酸		フェニルアラニン	$-CH_2-$⬡	Phe（F）
			チロシン	$-CH_2-$⬡$-OH$	Tyr（Y）
			トリプトファン	$-CH_2-$（インドール環）	Trp（W）
	酸アミド		アスパラギン	$-CH_2-CONH_2$	Asn（N）
			グルタミン	$-CH_2-CH_2-CONH_2$	Gln（Q）
酸性アミノ酸			アスパラギン酸	$-CH_2-COOH$	Asp（D）
			グルタミン酸	$-CH_2-CH_2-COOH$	Glu（E）
塩基性アミノ酸			リシン	$-CH_2-CH_2-CH_2-CH_2-NH_2$	Lys（K）
			アルギニン	$-CH_2-CH_2-CH_2-NH-C{<}^{=NH}_{NH_2}$	Arg（R）
			ヒスチジン	$-CH_2-C=CH$（イミダゾール環）	His（H）
異環アミノ酸			プロリン	（プロリン環構造　分子全体）	Pro（P）

＊一文字で表わす場合は（ ）内のアルファベットを用いる。

6-2　たんぱく質・アミノ酸の役割

6-2-1　たんぱく質

たんぱく質は生体の構成成分としての役割の他に生理的に重要な機能を発揮し，その機能は多岐にわたる（表6-4）。例えば酵素として生体内の大部分の化学反応触媒し，ホルモンとして多様な機能を発揮する。たんぱく質の中には，免疫に関与するもの，血液凝固に関与するものもみられ，これらは生体を防御する機能をはたしている。血液中のたんぱく質の中には栄養素や酸素の運搬に関与しているものもあり，筋肉の収縮に関

表6-4　たんぱく質の役割

役　割	たんぱく質	役　割	たんぱく質
生体触媒	酵素	防御たんぱく質	免疫グロブリン 補体 フィブリノーゲン トロンビン
輸送たんぱく質	ヘモグロビン リポたんぱく質 トランスフェリン 血清アルブミン	調節たんぱく質	ホルモン
貯蔵たんぱく質	フェリチン	構造たんぱく質	コラーゲン エラスチン ケラチン
収縮たんぱく質	アクチン ミオシン		

与しているたんぱく質もある。また，体液の酸-塩基平衡，浸透圧の維持にもたんぱく質が関係している。一方，たんぱく質はエネルギー源としても利用され，たんぱく質1g当たり約4 kcalのエネルギーを生じる。飢餓時のようにエネルギー源の糖質，脂質摂取量が少ないときには，たんぱく質は合成より分解に傾きエネルギー源として利用される。

6-2-2　オリゴペプチド

食品たんぱく質によっては，消化酵素により分解されてできたオリゴペプチドが生理活性を持っていることが明らかにされている（表6-5）。たとえばカゼインからはトリプシンによりカゼインホスホペプチドが生成される。これはリン酸を含む25個のア

表6-5　生理活性ペプチド

ペプチド	主な生理活性	主な食品たんぱく質
ミネラル吸収促進ホスホペプチド	ミネラル吸収促進	カゼイン
胆汁酸吸収阻害ペプチド	胆汁酸吸収阻害	大豆たんぱく質
オピオイドペプチド	鎮痛	カゼイン，グルテン 血清アルブミン
アンジオテンシン転換酵素阻害ペプチド	血圧降下	ゼラチン，卵たんぱく質 カゼイン，魚肉たんぱく質
ファゴサイトシス促進ペプチド	抗感染，抗腫瘍	カゼイン，乳清たんぱく質， 大豆グロブリン
胃液分泌抑制ペプチド	胃液分泌抑制	カゼイン
血小板凝集阻害ペプチド	血小板凝集阻害	カゼイン
細胞増殖促進ペプチド	細胞増殖促進	カゼイン

（江指隆年・中島洋子編，『基礎栄養学』，同文書院（2002））

ミノ酸からなるペプチドで，カルシウムの不溶化を防ぎ，その吸収を促進する。カゼイン，卵，おきあみ，いわしのたんぱく質からは血圧降下作用を持つ2〜4個のアミノ酸からなるペプチドが生成することが分かっている。血圧を調節する系の一つにレニン・アンギオテンシン系がある。この系の中でアンギオテンシン変換酵素は血圧を上昇させる作用を持つアンギオテンシンの生成を促進する。血圧降下作用を持つペプチドはアンギオテンシン変換酵素の活性を阻害する。さらに，カゼインやグルテンなどからは神経系に作用するオピオイドペプチド，大豆たんぱく質からは胆汁酸を吸着することにより胆汁酸の再吸収を阻害し，血中コレステロールを低下させる性質を持ったペプチドが生成する。このように生理活性を持つペプチドはいろいろ発見されているが，たんぱく質の加水分解部位が重要であることはいうまでもない。

6-2-3　アミノ酸の役割

（1）体たんぱく質の構成素材となる

　生体内におけるアミノ酸の最大の役割は，体たんぱく質の合成素材となることである。

（2）非たんぱく質性窒素化合物の前駆体となる

　アミノ酸は種々の生理活性を持つ非たんぱく質性の窒素化合物の前駆体となっている。例えば，神経伝達物質であるドーパミン，ノルアドレナリン（ノルエピネフリン），アドレナリン（エピネフリン）はフェニルアラニン，チロシンから，セロトニン，メラトニンはトリプトファンから，ヒスタミンはヒスチジンから合成される。ヘ

表6-6　アミノ酸から生成する重要な窒素化合物

アミノ酸	窒素化合物	アミノ酸	窒素化合物
グリシン	ポリフィリン プリン グルタチオン クレアチン	チロシン フェニルアラニン	エピネフリン ノルエピネフリン ドーパミン チロキシン
メチオニン	S-アデノシルメチオニン コリン	グルタミン アスパラギン酸	プリン ピリミジン
トリプトファン	セロトニン メラトニン NAD, NADP	リシン	カルニチン
		ヒスチジン	ヒスタミン
		グルタミン酸	γ-アミノ酪酸

モグロビンを構成しているヘムや筋肉の収縮に関係するクレアチンはグリシンから，メチオニンはメチル基供与体であるS-アデノシルメチオニンの前駆体となり，コリンのメチル基を供給している（表6-6）。

（3）DNAやRNAの構成素材を供給する

　グリシン，アスパラギン酸，グルタミンはDNAやRNAの構成素材であるプリン，ピリミジンの合成に使われている。

（4）ビタミンの前駆体となる

　トリプトファンからは補酵素であるNADが合成される（ビタミンの項参照）。

6-3　たんぱく質・アミノ酸の代謝

6-3-1　たんぱく質の代謝

　体たんぱく質は常に合成・分解をくり返し，新しいものが古いものと交代している。すなわち体タンパク質は代謝回転している。体たんぱく質・アミノ酸代謝の概要を図6-4に示した。体たんぱく質は絶えず合成・分解をくり返しているが，体たんぱく質の合成素材となるアミノ酸は生体内のアミノ酸プールから供給されている。このアミノ酸プールには，食品たんぱく質が消化・吸収されたアミノ酸と体たんぱく質の分解によって生じたアミノ酸が含まれる。体たんぱく質の代謝回転速度は組織によって異なっている。ヒトの体たんぱく質の半分入れ替わる時間（半減期）は，肝臓10～15日，筋肉はやや長く約180日，全組織では約80日といわれている（表6-7）。このように体たんぱく質は毎日分解している。成熟動物で体組織の大きな増減がみられないのは，体たんぱく質の合成と分解がバランスの保たれた状態，動的平衡状態を保っているからである。

　ヒトの体たんぱく質の合成量は成人で体重1kg当たり3.0gとされ，一人当たりの合成量は180～210gくらいが合成され，成人は動的平衡状態にあるので同程度のたんぱく質が分解されていることになる（表6-8）。しかし，成人のたんぱく質の摂取量は約80gといわれ，体たんぱく質の合成量より少ない。これは，体たんぱく質の分解によって生じたアミノ酸のかなりの部分が，体たんぱく質の合成へ再利用されているからである。

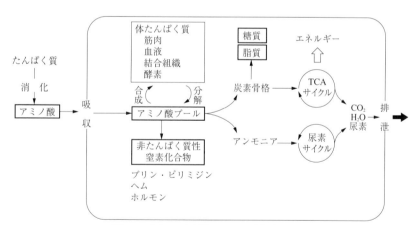

図6-4　体たんぱく質・アミノ酸代謝の概要

表6-7　ヒトの体たんぱく質の半減期

たんぱく質	半減期（日）
組織たんぱく質	
全組織たんぱく質	80
肝臓たんぱく質	10～15
筋たんぱく質	180
血清たんぱく質	15-20
急速代謝回転血清たんぱく質	
レチノール結合たんぱく質	0.4～0.7
プレアルブミン	2
トランスフェリン	7～10

表6-8　ヒトの体たんぱく質の合成量

	人　数	体　重（kg）	年　　齢	体タンパク質合成量（g/kg/日）
新生児	10	1.9	1～46日	17.4±7.9
幼　児	4	9.0	10～20月	6.9±1.1
成　人	4	71	20～23歳	3.0±0.2
高齢者	4	56	61～91歳	1.9±0.2

ヤング　Young, V.R.・他：Nature, 1975.
（吉田勉編，『基礎栄養学（第5版）』，医歯薬出版（2003））

6-3-2　アミノ酸の代謝

（1）アミノ酸代謝の概要

　アミノ酸は体たんぱく質や非たんぱく質性の窒素化合物の合成に使われているが，これらに使われなかったアミノ酸はアミノ基と炭素骨格に分かれて代謝される。アミノ酸から離脱したアミノ基は肝臓で尿素となり尿中排泄される。炭素骨格はアミノ酸に固有な経路を経て，最終的にTCAサイクルに運ばれエネルギーを産生する。また，炭素骨格は必要に応じてグルコース，脂肪酸などの合成に使われる。

（2）尿素の生成

1）アミノ基転移反応と酸化的脱アミノ反応

　アミノ酸のアミノ基代謝の第一段階はアミノ基転移反応である（図6-5）。種々のアミノ酸のアミノ基は多くの場合，2-オキソグルタル酸がアミノ基を受け取ってグルタミン酸となり，アミノ酸はアミノ基を失ってα-ケト酸になる。この反応によってアミノ基を失うアミノ酸は12種類にわたる。

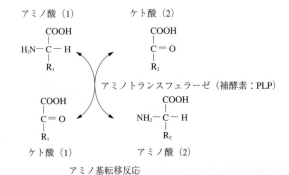

図6-5　アミノ基転移反応と酸化的脱アミノ反応

　様々なアミノ酸からアミノ基を受け取って生成したグルタミン酸は次に酸化的脱ア
ミノ反応により2-オキソグルタル酸とアンモニアに分解される（図6-5）。アンモニアは
生体にとって毒性が高いので，次に肝臓で尿素サイクルを経て尿素に変換される。肝
臓以外の組織ではアンモニアはグルタミン酸に取り込まれグルタミンとなり，血液によ
って肝臓に運ばれ，ここで遊離したアンモニアが尿素サイクルで尿素に変換される。

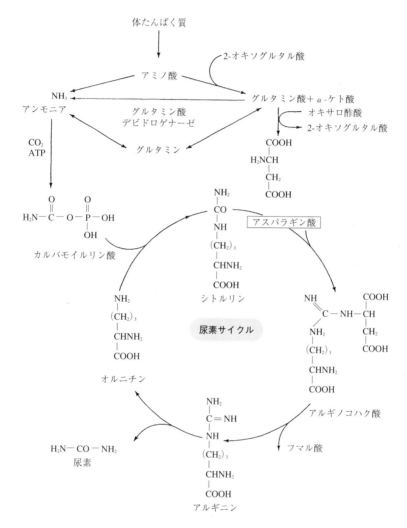

図6-6　尿素サイクルと尿素の生成

表6-9　尿中窒素化合物の排泄量

窒　素　化　合　物	排泄量（mg/kg）
総　　　窒　　　素	164
尿　素　窒　素	137
ク　レ　ア　チ　ニ　ン	8.1
ア　ン　モ　ニ　ア　窒　素	6.0
尿　　　　　酸	2.1

資料）（『生化学データブックⅠ』，東京化学同人）

2）尿素サイクル

尿素は尿素サイクルによって生成される。まずアンモニアはATPのエネルギーを利用してカルバモイルリン酸となりオルニチンと反応し，シトルリンを生成する。シトルリン最終的に再びオルニチンとなり，この間尿素が生成する（図6-6）。生成した尿素は血中にでて腎臓から尿中に排泄される。尿素中の窒素の一つはアンモニア由来であるが，他の一つはアスパラギン酸由来の窒素である。尿素窒素は，尿中に排泄される窒素量の大部分を占める（表6-9）。

（3）アミノ酸の炭素骨格の代謝

アミノ酸からアミノ基の離脱によって生じた炭素骨格は，それぞれアミノ酸に固有な代謝経路を経て，最終的に解糖系やTCAサイクルの中間代謝物，アセチルCoAとなり，TCAサイクルに入り酸化され，エネルギーを産生する（図6-7）。また，アミノ酸は解糖系やTCAサイクルの中間代謝物を経て糖や脂肪を生成する。解糖系やTCAサイクルの中間代謝物になるアミノ酸は，これらの物質からグルコースを生成できるので糖原性アミノ酸，アセチルCoAやアセト酢酸になるアミノ酸はケトン体，または脂質を生成できるのでケト原性アミノ酸と呼ばれる。また，糖原性アミノ酸，ケト原性アミノ酸両方の性質を持ったアミノ酸もある。

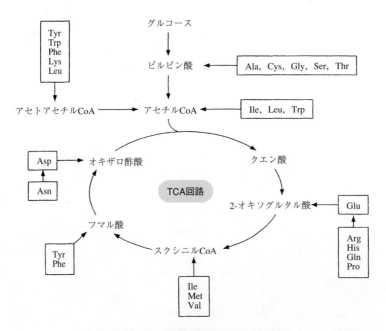

図6-7　アミノ酸の炭素骨格の代謝の概要

（4）アミノ酸代謝とビタミン

アミノ酸代謝にはB群ビタミンが必要である。例えば，ビタミンB_6はピリドキサールリン酸としてアミノ酸のアミノ基転移反応に関与する。たんぱく質摂取量が高いと

ビタミンB_6の必要量は増加する。ビタミンB_2，ナイアシンはそれぞれFAD，NADPとしてアミノ酸の脱アミノ反応，リシンやヒスチジンの代謝に関与している。ビタミンB_{12}と葉酸はメチオニン代謝に，葉酸はグリシン，セリンの代謝に関与している。また，ビタミンCはフェニルアラニン，チロシン，プロリンの代謝に関係している。ビタミン欠乏症によっては，その発現のメカニズムを直接アミノ酸代謝の異常から説明できるものもある。

6-4　たんぱく質の栄養

6-4-1　食品たんぱく質の栄養価

摂取された食品たんぱく質の最も重要な役割は体たんぱく質合成のためのアミノ酸を供給することである。従って，体たんぱく質の合成に使われるアミノ酸をいかに効率よく供給しえるかということが問題になってくる。食品たんぱく質の栄養価は，食品たんぱく質に含まれるアミノ酸，特に必須アミノ酸の種類と量の割合で決まる。体たんぱく質の合成に必要な必須アミノ酸の種類と量の割合に近い必須アミノ酸の組成を持つ食品たんぱく質は効率よく利用され，一般に良質であるといわれる。

6-4-2　食品たんぱく質の栄養評価法

食品たんぱく質の栄養評価法は，実験動物やヒトを対象とした生物学的評価法と化学的手法を用いた化学的評価法がある（表6-10）。

表6-10　食品たんぱく質の栄養評価法

生物学的評価法	体重増加量から（求める方法）	たんぱく質効率（PER：protein efficiency ratio） $$PER = \frac{体重増加量}{摂取たんぱく質量}$$
		正味たんぱく質比（NPR：net protein ratio） $$NPR = \frac{（たんぱく質摂取時の体重増加量－無たんぱく質摂取時の体重増加量）}{摂取たんぱく質量}$$
	窒素出納から（求める方法）	生物価（BV：biological value） $$BV = \frac{体内保留N量}{吸収N量} \times 100$$
		正味たんぱく質利用率（NPU：net protein utilization） $$NPU = \frac{体内保留N量}{摂取N量} \times 100 = BV \times 消化吸収率 \times \frac{1}{100}$$
化学的評価法		アミノ酸スコア，ケミカルスコア $$アミノ酸スコア = \frac{食品たんぱく質の第1制限アミノ酸量}{アミノ酸評点パターンの上記アミノ酸量}$$

(1)　生物学的評価法

生物学的評価法は，実際に試験たんぱく質を生体に給与して，動物の体重増加量か

ら求める方法と窒素出納から求める方法がある。

1）たんぱく質効率と正味たんぱく質比

たんぱく質効率（PER），正味たんぱく質比（NPR）いずれも動物の体重増加から求める方法である。たんぱく質効率は摂取たんぱく質あたりの動物の体重増加量から評価する方法で，正味たんぱく質比は動物の成長だけでなく，体重維持に必要なたんぱく質量を考慮したものである。

2）生物価と正味たんぱく質利用率

窒素出納とは生体に対する窒素の出入りを表したものである。摂取したたんぱく質は，栄養価の違いによって体たんぱく質として生体内に保留される割合が異なる。すなわち，良質のたんぱく質は体内に保留される窒素の割合が高く，その分むだに排泄される窒素の割合も低くなる。この割合はたんぱく質の代わりに窒素の出入りを測定することで知ることができる。成人では通常，窒素の出納は平衡状態を保っているが，成長期や妊娠中には窒素出納はプラス（体たんぱく質が蓄積する），逆に飢餓，絶食時にはマイナス（体たんぱく質が減少する）となる。生物価（BV）と正味たんぱく質利用率（NPU）は窒素出納を利用した評価法である。

（2）化学的評価法

化学的評価法は，食品たんぱく質の必須アミノ酸の組成を化学的な分析法によって測定し，基準となるアミノ酸パターンと比較評価する方法である。

1）アミノ酸スコア

アミノ酸スコアは，試験たんぱく質の必須アミノ酸を国際食糧農業機関（FAO）と世界保健機構（WHO）からだされた評点パターンと比較し，最も不足している必須アミノ酸の割合をもって示したものである。体たんぱく質を合成するには，必要なアミノ酸がすべて必要な基準を満たす必要があるが，このうち一つでも基準を満たさないアミノ酸があると，それが制限因子となって食品たんぱく質の栄養価を決定する。この制限因子となるものが，最も不足している必須アミノ酸であり，これを第一制限アミノ酸という。アミノ酸スコアの考え方はアミノ酸の桶のたとえによってうまく説明されている（図6-8）。アミノ酸スコアを求めるために使われている評点パターンは，

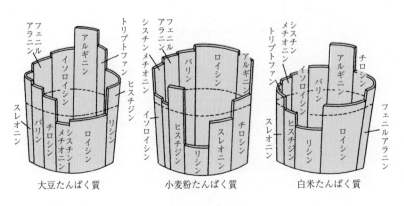

大豆たんぱく質　　　　小麦粉たんぱく質　　　　白米たんぱく質

図6-8　アミノ酸の桶

表6-11　アミノ酸評点パターン

| アミノ酸　　略号 | | たんぱく質当たりの必須アミノ酸（mg/g）たんぱく質[注1] | | | | | | | | 窒素当たりの必須[注2]アミノ酸(mg/gN) ―算定用評点パターン― | |
| | | 1973年（FAO/WHO） | | | | 1985年（FAO/WHO/UNU） | | | | 1973年 | 1985年 |
		乳児	学齢期10~12歳	成人	一般用	乳児	学齢期前2~5歳	学齢期10~12歳	成人	一般用	学齢期前2~5歳
ヒスチジン	His	14	—	—	—	26	19	19	16	—	120
イソロイシン	Ile	35	37	18	40	46	28	28	13	250	180
ロイシン	Leu	80	56	25	70	93	66	44	19	440	410
リ　シ　ン	Lys	52	75	22	55	66	58	44	16	340	360
メチオニン ＋シスチン	Met Cys	29	34	24	35	42	25	22	17	220	160
フェニルアラニン ＋チロシン	Phe Tyr	63	34	25	60	72	63	22	19	380	390
トレオニン	Thr	44	44	13	40	43	34	28	9	250	210
トリプトファン	Trp	8.5	4.6	6.5	10	17	11	9	5	60	70
バ　リ　ン	Val	47	41	15	50	55	35	25	13	310	220
合　　　計 ヒスチジン込み		373	—	—	—	460	339	241	127	—	2,120
ヒスチジン除く		359	326	152	360	434	320	222	111	2,250	2,000

注1）この場合のたんぱく質量は，「窒素量×6.25」である。
注2）アミノ酸組成表第2表に対応する。
　　　FAO/WHO/UNU 1985
　　　FAO/WHO/1973
資料）『改訂日本食品アミノ酸組成表』，医歯薬出版，p.87（1987）

表6-12　食品たんぱく質のアミノ酸スコアの算定

| アミノ酸　　略号 | | 精　　白　　米 | | | 大　　豆（全粒・乾） | | |
		アミノ酸組成[注1] (mg/gN)	1973年のパタンに対する割合（%）と制限アミノ酸	1985年のパタンに対する割合（%）と制限アミノ酸	アミノ酸組成[注1] (mg/gN)	1973年のパタンに対する割合（%）と制限アミノ酸	1985年のパタンに対する割合（%）と制限アミノ酸
ヒスチジン	His	160	—	133	170	—	142
イソロイシン	Ile	250	100	139	290	118	161
ロイシン	Leu	500	114	122	470	107	115
リ　シ　ン	Lys	220	65 第1制限アミノ酸	61 第1制限アミノ酸	390	115	108
メチオニン ＋シスチン	Met Cys	290	132	181	190	86 第1制限アミノ酸	119
フェニルアラニン ＋チロシン	Phe Tyr	580	153	149	540	142	138
スレオニン	Thr	210	84 第2制限アミノ酸	100	230	92 第2制限アミノ酸	110
トリプトファン	Trp	87	145	124	79	132	113
バ　リ　ン	Val	380	123	173	300	97 第3制限アミノ酸	136
ヒスチジン		—	65	61	—	86	100[注2]

注1）アミノ酸組成表第2表による。
注2）制限アミノ酸なし。
資料）『改訂日本食品アミノ酸組成表』，医歯薬出版，p.87（1986）

116

1973年FAO/WHO，1985年FAO/WHO/国連大学（UNU）によって発表された。現在，アミノ酸スコアの算出には，1973年の一般用のアミノ酸パターンが用いられることが多く，1985年のものは学齢期前期のパターンが用いられている（表6-11，6-12）。

6-4-3　食品たんぱく質の栄養価

　一般に動物性食品のたんぱく質の栄養価は，穀類などの植物性食品のたんぱく質に比べ高い。日本人の主食の米はリシンが第一制限アミノ酸であり，アミノ酸スコアは1985年のパターンで61である（表6-12）。獣鳥肉類，牛乳，鶏卵，魚肉などは栄養価が高い（表6-13）。ダイズは植物性たんぱく質の中では栄養価が高い。平成29年の国

表6-13　食品のアミノ酸スコア

	FAO/WHO（1973）		FAO/WHO/UNU（1985）*	
	アミノ酸スコア	第1制限アミノ酸	アミノ酸スコア	第1制限アミノ酸
小麦（強力粉）	38	リシン	36	リシン
米（精白米）	65	リシン	61	リシン
とうもろこし（コーングリッツ）	32	リシン	31	リシン
じゃがいも	68	ロイシン	73	ロイシン
落花生	62	リシン	58	リシン
あずき	84	トレオニン	91	トリプトファン
大豆（全粒）	86	含硫アミノ酸	100	
あじ	100		100	
まいわし	100		100	
ほんまぐろ（赤身）	100		100	
あさり	81	バリン	84	トリプトファン
いか	71	バリン	71	トリプトファン
たこ	71	バリン	67	トリプトファン
えび	84	バリン	77	トリプトファン
牛肉（サーロイン，脂身なし）	100		100	
豚肉（ロース，脂身なし）	100		100	
鶏卵	100		100	
牛乳	100		100	
キャベツ	50	ロイシン	53	トリプトファン
だいこん	27	ロイシン	28	芳香族アミノ酸
にんじん	55	ロイシン	59	ロイシン
ほうれんそう	50	含硫アミノ酸	64	リシン
うんしゅうみかん	50	ロイシン	51	トリプトファン
りんご	58	芳香族アミノ酸	56	芳香族アミノ酸
しいたけ	73	ロイシン	78	ロイシン
こんぶ	82	リシン	78	リシン

*　学齢前期（2～5歳の場合）
『改訂日本食品アミノ酸組成表』医歯薬出版（1987），p111より作成

民健康・栄養調査結果では，日本人のたんぱく質摂取量は69.4 gであり，そのうち動物性たんぱく質は37.8 gを占める。食品群別摂取構成比は，肉類が多く，次いで魚介類，米類，小麦・その他の穀類の順であるが，米類からのたんぱく質の摂取量は年々低下の傾向にある。

6-4-4　アミノ酸の補足効果

　日本人の食生活をみると，主食，主菜，副菜の食事パターンが一般的にみられ，食卓にはいろいろな食品が並ぶ。例えば，米のご飯にダイズ加工品や動物性食品を組み合わせることや，パンに牛乳のパターンは日常の献立ではよく見られる。このことは献立全体のたんぱく質の栄養価を考える上で重要である。すなわち，精白米やパンの不足している必須アミノ酸と，不足している当該アミノ酸を多く含む食品を同時に摂取することによって，たんぱく質の栄養価が高くなる。これはアミノ酸の補足効果という。日本人の日常摂取混合たんぱく質のアミノ酸スコアを算出した報告では，制限アミノ酸はなく，質が高いとされている。

6-4-5　たんぱく質の食事摂取基準

　食事摂取基準（2020年版）では，乳児に目安量を，1歳以上の全ての年齢区分に推定平均必要量，推奨量および目標量が設定された（付録1を参照）。たんぱく質摂取量は低すぎても高すぎても，他のエネルギー産生栄養素と共に主な生活習慣病の発症予防および重症化予防に関連することから，1歳以上については総エネルギー摂取量に占める割合（％エネルギー）として目標量（範囲）が設定された。

参考文献

1）緒方正名編，『基礎栄養学』，朝倉書店（1996）.
2）日本人の食事摂取基準（2020年版）策定検討会報告書，厚生労働省.
3）関周司編，『生化学の基礎』，三共出版（2000）.
4）一寸木宗一・浅野勉編，『栄養学総論』，八千代出版（1992）.
5）江指隆年・中島洋子編，『基礎栄養学』，同文書院（2002）.
6）吉田勉編，『基礎栄養学第5版』，医歯薬出版（2003）.
7）糸川嘉則・柴田克己編，『栄養学総論』，南江堂（2001）.
8）国民健康・栄養調査（平成29年）報告書，厚生労働省.
9）城田知子・田村明・平戸八千代，『イラスト栄養学総論』，東京教学社（2002）.

7章　ビタミンの栄養

●学習のポイント●

1．ビタミンは，微量で栄養を支配する有機化合物で，栄養素の代謝を含む種々の生理作用に潤滑油的な役割をもつ。
2．ビタミンは，動物体内では生合成されないため，または十分に合成されないために外部より摂取しなければならない。
3．ビタミンは，脂溶性ビタミン（ビタミンA, D, E, K）と水溶性ビタミン（ビタミンB₁, B₂, B₆, ナイアシン，葉酸，B₁₂, ビオチン，パントテン酸，ビタミンC）がある。
4．ビタミンが欠乏するとそれぞれのビタミンに固有な欠乏症に陥る。また，ビタミンのなかには過剰症を引き起こすものもある。

7-1　ビタミンの種類と分類

7-1-1　ビタミンの定義

　ビタミンは，微量でヒトおよび動物の栄養を支配する有機化合物で，炭水化物，脂質，タンパク質と異なり体成分の構成材料やエネルギー源とならず，これらの代謝を含む種々の生理作用に潤滑油的な役割を演じている栄養素である。したがって，一般にビタミンの食事摂取基準は三大栄養素に比べはるかに少なくμg～mgレベルである。ビタミンは，動物体内では生合成されないため，または十分に合成されないために外部より摂取しなければならない。例えば，ビタミンDは生体内でその前駆体から紫外線の助けをかりて，ナイアシンはアミノ酸であるトリプトファンから合成される。また，腸管内において腸内細菌によって合成され，利用されているビタミンも知られている。食品中のビタミンの含量は食品によって異なっているので，極端に偏った食事を続けると摂取が不足し，それぞれのビタミンに固有な欠乏症に陥る。近年，典型的なビタミン欠乏症より潜在的なビタミン欠乏が問題になっているが，この原因のほとんどはアンバランスな食生活によるものと考えられている。逆に，脂溶性ビタミンのなかには摂取過剰による過剰症を引き起こすものもある。

7-1-2　ビタミンの種類と分類

ビタミンはその溶解性から脂溶性ビタミンと水溶性ビタミンに大別される（表7-1, 7-2）。脂溶性ビタミンにはビタミンA, D, E, Kがあり，それぞれ独自の分子レベルの生理作用を有している。水溶性ビタミンはビタミンB群とビタミンCに分けられ，ビタミンB群にはビタミンB₁，ビタミンB₂，ビタミンB₆，ナイアシン，葉酸，ビタミンB₁₂，ビオチン，パントテン酸があり，生体内でそれぞれ独自の酵素の補酵素に転換する。また生体内でビタミンに転換し，ビタミンとしての効力を発揮する前駆物質をプロビ

表7-1　脂溶性ビタミンの種類

ビタミン	化学名	生理作用	欠乏症	多く含まれる食品
ビタミンA	レチノール レチナール レチノイン酸	視覚機能 上皮・器官の成長・分化 免疫機能の維持	夜盲症，胎児の発生異常，免疫防御系の低下	肝臓，ウナギ，チーズ，卵黄
プロビタミンA	α, β, γ-カロテン クリプトキサンチン			藻類，緑黄色野菜（葉菜類，にんじん）
ビタミンD	Dカルシフェロール D₂エルゴカルシフェロール D₃コレカルシフェロール	Caの腸管吸収，Caの骨・歯への沈着	くる病，骨軟化症，骨粗鬆症	魚介類（いくら，さけ・ます，いわし），きのこ類，鶏卵，植物油，種実類
ビタミンE	$\alpha, \beta, \gamma, \delta$-トコフェロール $\alpha, \beta, \gamma, \delta$-トコトリエノール	生体内抗酸化作用 細胞膜の機能維持	溶血性貧血（未熟児），生活習慣病の予防に関連	
ビタミンK	K₁フィロキノン K₂メナキノン	プロトロビン・血液の凝固因子の生成 骨たんぱく質合成	新生児の出血症	葉菜類，藻類，植物油

表7-2　水溶性ビタミンの種類

ビタミン	化学名	補酵素	生理作用	欠乏症	多く含まれる食品
ビタミンB₁	チアミン	チアミンピロリン酸	糖質代謝 分岐鎖アミノ酸代謝	脚気 ウイルニッケ・コルサコフ症候群	胚芽,肉類,豆類
ビタミンB₂	リボフラビン	フラビンモノヌクレオチド(FMN) フラビンジヌクレオチド(FAD)	生体酸化(酸化還元反応)	成長障害,口唇炎,脂漏性皮膚炎,舌炎	肝臓,魚介類(しじみ,たらこ,さば),肉類
ビタミンB₆	ピリドキシン ピリドキサール ピリドキサミン	ピリドキサールリン酸 ピリドキサミンリン酸 ピリドキサミンリン酸	アミノ酸代謝	皮膚炎,口唇炎,舌炎,神経炎	魚類(まぐろ,さけ,さば)肉類,種実類
ナイアシン	ニコチン酸 ニコチンアミド	ニコチンアミドアデニンジヌクレオチド(NAD) ニコチンアミドアデニンジヌクレオチドリン酸(NADP)	生体酸化(酸化還元反応)	ペラグラ	魚介類(たらこ,さば,鰹),肉類,きのこ類,緑黄色野菜
パントテン酸	パントテン酸	CoA	脂質,糖質代謝 (アシル基転移反応)	成長遅延,皮膚炎,消化管障害(ラット)	肝臓,鶏卵,豆類
ビオチン	ビオチン	カルボキシラーゼの補酵素	脂肪酸,糖質代謝 (CO_2の結合,転移反応)	皮膚炎,知覚異常	肝臓,肉類,種実類,鶏卵
葉酸	プテロイグルタミン酸	テトラヒドロ葉酸	核酸,アミノ酸代謝 (C₁単位転移反応)	巨赤芽球性貧血 生活習慣病の予防に関連	魚介類,肉類,緑黄色野菜,穀類
ビタミンB₁₂	コバラミン	メチルコバラミン アデノシルコバラミン	アミノ酸代謝 (メチル基転移,異性化反応)	巨赤芽球性貧血 神経障害	肝臓,魚介類(しじみ,あさり,たらこ),肉類,鶏卵,肝臓
ビタミンC	アスコルビン酸		アミノ酸代謝 (水酸化反応)	壊血病	緑黄色野菜,果実類

タミンとよび，プロビタミンA, プロビタミンDが知られている。さらにビタミンと同様な作用を有するビタミン様作用物質がある。

7-2　脂溶性ビタミン

7-2-1　ビタミンA

（1）化　学

ビタミンAにはビタミンA_1（レチノール）およびビタミンA_2（デヒドロレチノール）がある。また，これらにはそれぞれアルコール型（レチノール），アルデヒド型（レチナール），カルボン酸型がある。一般にビタミンAと呼ばれているのはレチノールである（図7-1）。レチノールは動物性食品に含まれているが，植物性食品に含まれるカロテノイドの中には生体内でレチノールに転換してビタミンAとしての生理作用を発揮する物質がある。これらのカロテノイドは，プロビタミンAと呼ばれ，α-，β-，γ-カロテン，クリプトキサンチンが知られている。このうちβ-カロテンは最もビタミンAとしての効力が高く，緑黄色野菜に多く含まれていることから重要である。

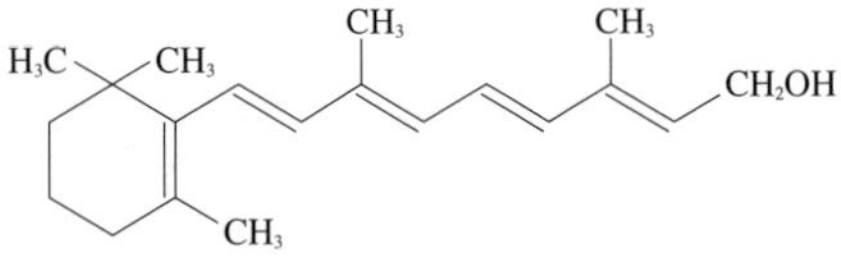

ビタミンA_1（レチノール）

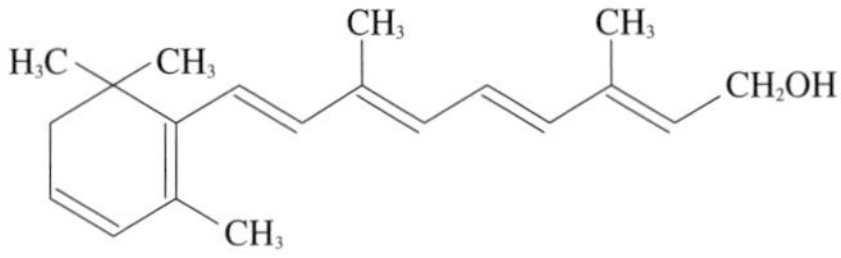

ビタミンA_2（デヒドロレチノール）

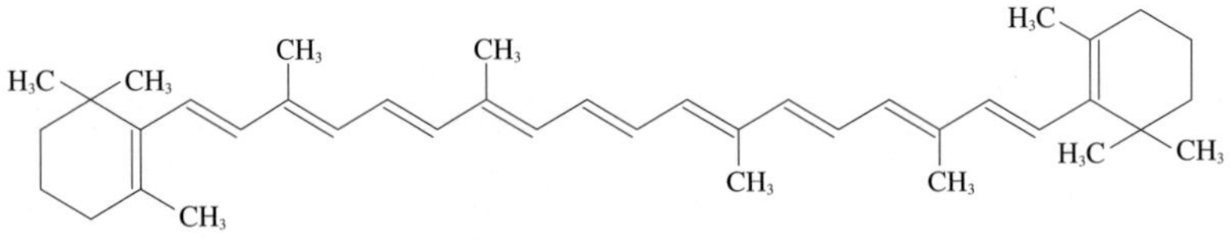

β-カロテン

図7-1　ビタミンAとカロテン

（2）生理作用

吸収されたビタミンA（レチノール）は肝臓で脂肪酸エステルとして蓄えられると同時に，必要に応じて血液を介して各組織に運ばれる。一方，プロビタミンAであるβ-カロテンは小腸壁および肝臓でビタミンAとなる。しかし，プロビタミンAは吸収率が低いため，そのビタミンA活性はレチノールの約1/12とされている。

ビタミンAは視覚に作用するビタミンとしてよく知られている。すなわち，ビタミンAは眼の網膜上の視細胞でたんぱく質オプシンと結合してロドプシンとなり，感光色素として機能する。したがって，ビタミンAが欠乏すると，暗順反応障害，夜盲症，眼球乾燥症から角膜軟化症に陥る。ビタミンAはこのほかに糖タンパク質の合成に関

与し上皮組織の機能を維持している。また，成長・分化の制御，免疫機能の維持に関与するとともに，成長促進作用がある。そのため妊婦や乳児にとって重要なビタミンである。近年，分子生物学の研究の進展にともない，ビタミンAの遺伝子調節機能が明らかにされ注目を集めている。

　ビタミンAの欠乏症は前述の夜盲症等以外に胎児の発生異常，上皮細胞の角質化，呼吸器感染症などに対する抵抗力の低下などがあげられる。一方，ビタミンAは過剰摂取による脳圧亢進症や脂肪肝，甲状腺機能低下などの過剰症が知られている。

（3）食事摂取基準と給源

　食事摂取基準（2020年版）では，推定平均必要量，推奨量，耐容上限量が設定された（付録1を参照）。肝臓内のビタミンA貯蔵量を維持するために必要なビタミンAの最低必要摂取量を用いて，推定平均必要量が策定される。β-カロテンの過剰摂取によるプロビタミンAとしての過剰障害は，胎児奇形や骨折も含め知られていないため，耐容上限量を考慮したビタミンA摂取量（レチノール相当量）の算出にカロテノイドは含まれていない。

　レチノール含量の高い食品はもちろん，カロテン含量の高い食品はビタミンAのよい供給源となる。レチノールは，にわとり，うしの肝臓，やつめうなぎ，うなぎ，あなごなどの魚類，バター，チーズなどの乳製品，卵黄，うずら卵などの卵類に多く含まれる。カロテンは，あまのり，わかめなどの藻類，モロヘイア，しそ，パセリ，しゅんぎく，こまつななどの葉菜類やにんじんに多く含まれる。栄養教育に用いられている食品群のなかの緑黄色野菜にはカロテン含量が600μg/100g以上の野菜が分類されている場合が多い。

7-2-2　ビタミンD

（1）化　学

　ビタミンDは，ヒトに対してほぼ同等の生理活性を示す植物起源のD_2（エルゴカルシフェロール）と動物起源のD_3（コレカルシフェロール）がある。これらは側鎖構造の違いによるものであり，通常これらをあわせてビタミンDと呼ぶ（図7-2）。プロビタミンDにはシイタケのような植物性食品に含まれるエルゴステロール，動物にはコレステロールから生合成される7-デヒドロコレステロール（プロビタミンD_3）がある。これらプロビタミンDは紫外線によってそれぞれビタミンD_2，ビタミンD_3になる。

（2）生理作用

　食品から摂取したり，生体内で合成されたビタミンD_2，D_3は，まず肝臓で水酸化酵素によって25-ジヒドロキシビタミンD_2，D_3になる。これらは次いで腎臓においてさらに水酸化され1,25-ジヒドロキシビタミンD_2，D_3になる。これらが活性型ビタミンDである。皮膚にあるプロビタミンD_3は紫外線によりビタミンD_3に転換し，体内に吸収されて活性型ビタミンD_3になることから，ホルモン様の挙動を示している。しかし，皮膚でのビタミンD合成量がすべての日本人にとって十分とはいえない。ビタミンDは腸管からのカルシウムの吸収促進，骨からのカルシウムの動員や骨の形成を促進す

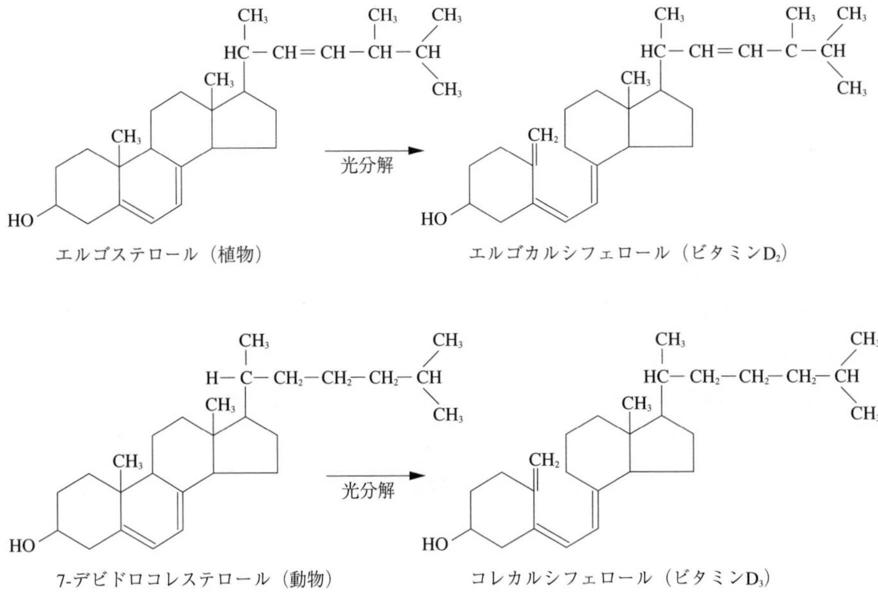

図7-2　ビタミンD

る。すなわち，ビタミンDは甲状腺ホルモンや副甲状腺ホルモンとともにカルシウムの恒常性を維持している。

　ビタミンDの欠乏症は日射量の少ない地域で見られ，乳幼児や小児ではクル病，成人では骨軟化症，骨粗しょう症が発症する。最近，厳密すぎる食事制限によってビタミンD摂取不足となり，クル病を発症した小児の例が報告されている。ビタミンD過剰摂取は血中のカルシウム濃度が高くなり，内臓の組織にカルシウムが沈着し，腎障害などを引き起こす。

（3）食事摂取基準と給源

　食事摂取基準（2020年版）では，目安量と耐容上限量が設定された（付録1を参照）。我が国では血液中25-ヒドロキシビタミンD濃度の測定とビタミンD摂取量を同時に評価した報告は非常に乏しく，推定平均必要量および推奨量を策定することは困難であることから，骨折リスクを上昇させないビタミンDの必要量に基づき，目安量が設定された。目安量は，アメリカ・カナダの推奨量から，日照により皮膚で産生されると考えられるビタミンDを差し引き，設定された。

　ビタミンDは，いくら，さけ・ます，にしん，かれいなどの魚類に多く含まれ，他にきのこ類，鶏卵，うずら卵等の卵類もビタミンD含量が比較的高い。

7-2-3　ビタミンE

（1）化　学

　ビタミンEには，α-，β-，γ-，δ-トコフェロールとα-，β-，γ-，δ-トコトリエノールの8種類の同族体がある（図7-3）。その生理効力はα-トコフェロールが最も強いが，生理効力と食品の自動酸化に対する抗酸化力とは必ずしも一致しない。

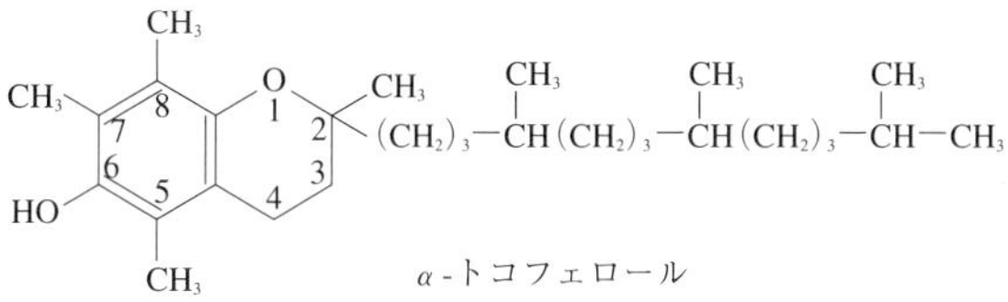

α-トコフェロール

天然のトコフェロールの置換体

トコフェロール	置換基の位置	生物活性
α	5, 7, 8-トリメチルトコフェロール	1.0
β	5, 8-ジメチルトコフェロール	$1/2 \sim 1/10$
γ	7, 8-ジメチルトコフェロール	1/10
δ	8-メチルトコフェロール	1/100

図7-3　ビタミンE

（2）生理作用

　ビタミンEの生理作用の大部分は抗酸化作用である。ビタミンEは生体膜に多く存在し，その抗酸化作用によって生体膜中にあるリン脂質の不飽和脂肪酸の酸化を防ぐ。従って，ビタミンEの不足は赤血球の溶血をまねく。動物では不妊症，筋萎縮が知られている。また，動脈硬化，虚血性心疾患などの生活習慣病のひきがねとして酸化変性LDLの作用が報告され，ビタミンEによる酸化変性LDLの生成抑制が注目されている。ビタミンEの過剰症はほとんど知られていない。

（3）食事摂取基準と給源

　食事摂取基準（2020年版）では，目安量と耐容上限量が設定された（付録1を参照）。ビタミンEの欠乏実験や介入研究によるデータが十分にないため，日本人の摂取量を基に目安量が設定された。

　ビタミンE含量の高い食品は，ひまわり油，サフラワー油，とうもろこし油，なたね油等の植物油，アーモンド，落花生等の種実類，マーガリンや魚卵等である。

7-2-4　ビタミンK

（1）化　学

　自然界に存在するビタミンKにはビタミンK₁（フィロキノン），ビタミンK₂（メナキノン）があり，合成品としてビタミンK₃（メナジオン）が知られている（図7-4）。

（2）生理作用

　ビタミンKは腸内細菌によって合成される。欠乏症が発現しない程度のビタミンKは腸内細菌によって供給されていると考えられている。ビタミンKの主な機能はビタミンK依存性カルボキシラーゼに関与することである。ビタミンK依存性カルボキシラーゼは血液凝固に必要なプロトロンビンのグルタミン酸残基をカルボキシル化することによって活性化する。また，骨形成に関与するオステオカルシンの合成にもKが関与している。ビタミンKが不足すると血液凝固が起こりにくくなる。特に未熟児では腸内細菌が少なく，ビタミンK不足による頭蓋内出血や腸管内出血が起こることが

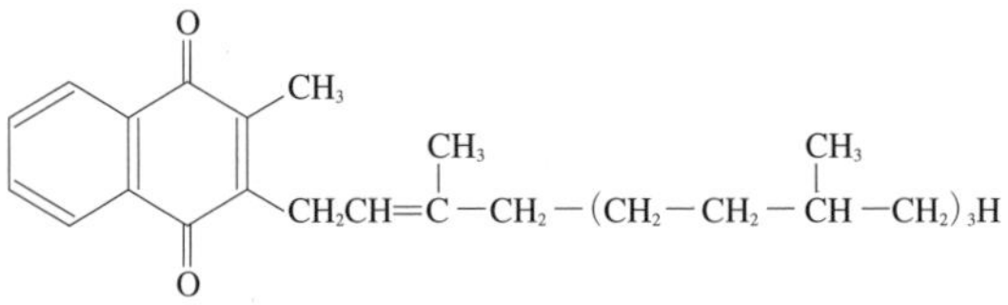

フィロキノン（ビタミンK₁）

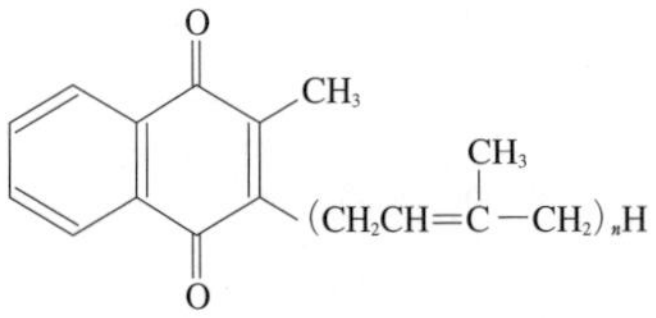

メナキノン（ビタミンK₂：$n=6, 7, 8, 9$ or 10）

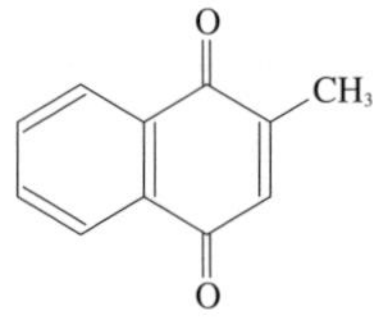

メナジオン（ビタミンK₃）

図7-4　ビタミンK

知られている。ビタミンKの過剰症は血液，循環器障害等が知られている。

（3）食事摂取基準と給源

食事摂取基準（2020年版）では，目安量が設定された（付録1を参照）。ビタミンKの欠乏実験や介入研究によるデータが十分にないため，健康な人を対象とした観察研究を基に，目安量を設定された。

ビタミンK₁は植物の葉緑体に多く含まれるため，キャベツ，しそ，こまつな，ブロッコリー，ほうれんそう等の野菜類はビタミンK含量が高い。ほかにも，あまのり，わかめ等の藻類，大豆油，なたね油等の油脂類もビタミンK含量が高い。糸引き納豆はビタミンK含量が高いが，これは発酵中に微生物が産生したビタミンK₂によるものである。

7-3　水溶性ビタミン

7-3-1　ビタミンB₁

（1）化　学

ビタミンB₁は早く発見されたビタミンで，化学名はチアミンと呼ばれる。食品中にはビタミンB₁とそのリン酸エステルのTMP（チアミン一リン酸），TPP（チアミンピロリン酸），TTP（チアミン三リン酸）が存在している（図7-5）。

（2）生理作用

小腸から吸収されたB₁は生体内でリン酸化されてTPPとなり生理作用を発現する。生体内でのビタミンB₁の主な形はこのTPPである。TPPはいくつかの酵素反応に補酵素として関与している。そのうち重要なものはピルビン酸からアセチルCoAへの生成を触媒するピルビン酸脱水素酵素複合体，TCAサイクルのα-ケトグルタール酸脱水素酵素複合体およびペントースリン酸経路のトランスケトラーゼがある。このようにビタミンB₁は糖の代謝や分枝鎖アミノ酸の代謝に関係し，エネルギー代謝と密接な関係を有している。ビタミンB₁の欠乏症は脚気，ウイルニッケ・コルサコフ症候群があ

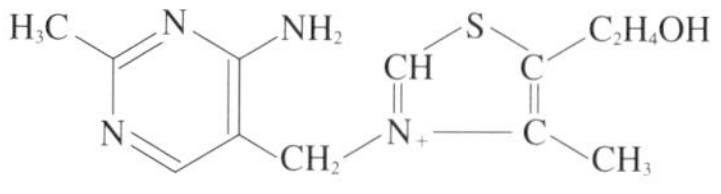

チアミン

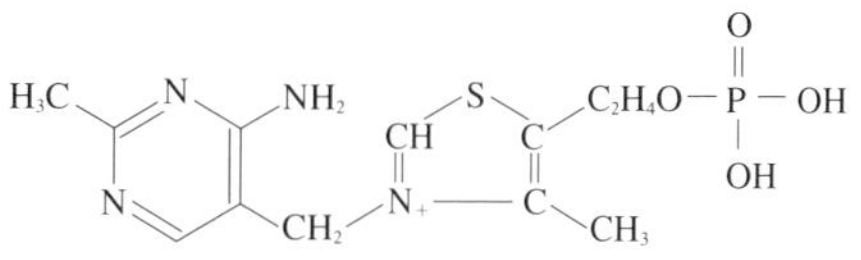

チアミン一リン酸

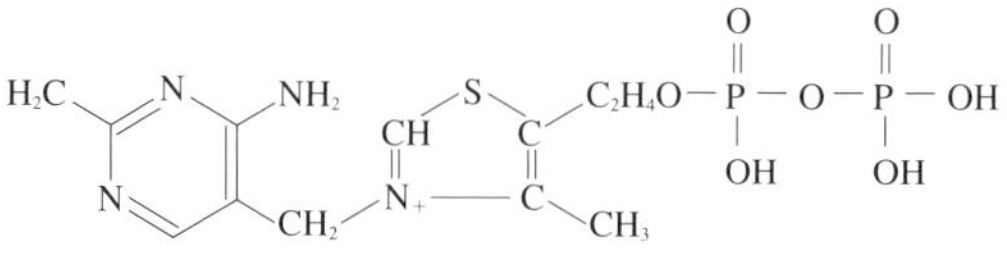

チアミンピロリン酸

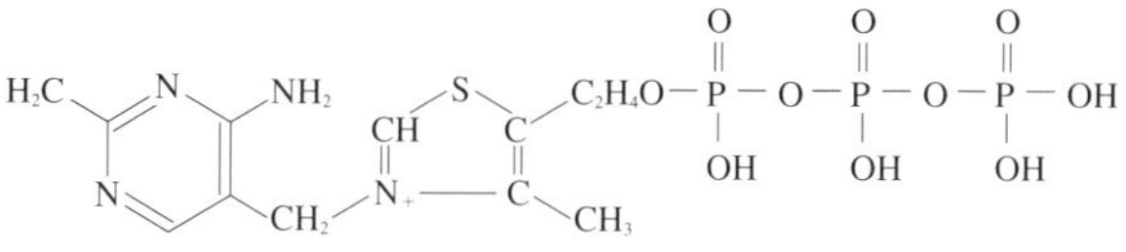

チアミン三リン酸

図7-5　ビタミンB_1とチアミンピロリン酸

る。これらは末梢神経あるいは中枢神経の障害であり，種々の神経障害が現れる。ウイルニッケ・コルサコフ症候群はアルコール摂取との関係も知られている。ビタミンB_1関連代謝異常症としてビタミンB_1が関与する分岐α-ケト酸脱水素酵素群の欠損によるカエデ糖尿症，ピルビン酸脱水素酵素欠損症等が知られている。

（3）食事摂取基準と給源

食事摂取基準（2020年版）では，推定平均必要量，推奨量が設定された（付録1を参照)。ビタミンB_1は，飽和量を満たすまではほとんど尿中に排泄されず，飽和量を超えると尿中排泄量が増大することから，この飽和量を必要量と考えられる。尿中ビタミンB_1排泄量が増大し始める摂取量（体内飽和量）から，推定平均必要量が設定された。

ビタミンB_1を多く含む食品は酵母，小麦はいが，豚肉，あまのり，ごま，落花生，だいず，えんどう，玄裸麦，たらこ，干ししいたけ，玄米などであるが，ビタミンB_1を突出して多く含む食品は少ない。

7-3-2　ビタミンB_2

（1）化　学

ビタミンB_2の化学名はリボフラビンと呼ばれる。ビタミンB_2は生体内でリン酸と結合したフラビンモノヌクレオチド（FMN）およびアデニンジヌクレオチドと結合したフラビンアデニンジヌクレオチド（FAD）として存在している（図7-6）。

（2）生理作用

吸収されたリボフラビンは補酵素型FMN，FADとなり生理作用を発現する。これらを補酵素とする酵素はフラビン酵素と呼ばれ，多くのフラビン酵素が発見されてお

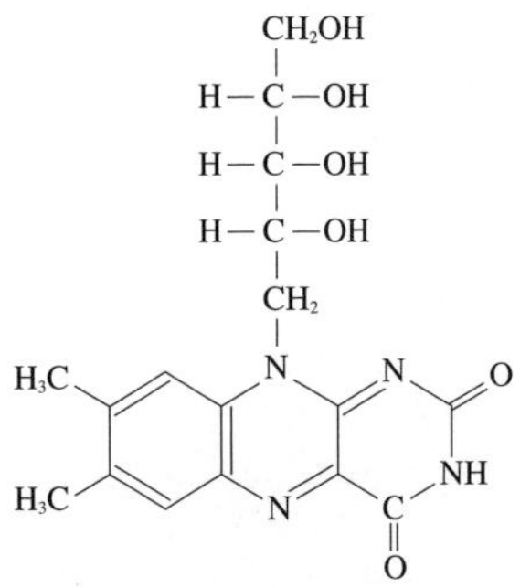

リボフラビン（riboflavin）

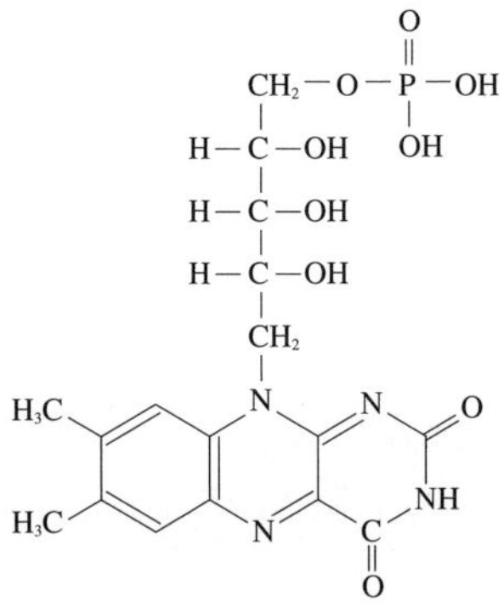

FMN（flavin mononucleotide）

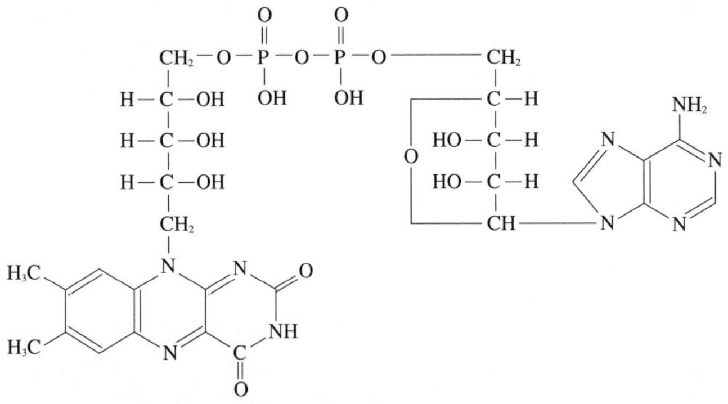

FAD（flavin adenine dinucleotide）

図7-6　ビタミンB_2とFAD

り，酸化還元反応や酸素添加反応を触媒する。すなわちビタミンB_2はTCAサイクルにおけるコハク酸脱水素酵素，脂肪酸のβ-酸化におけるアシルCoA脱水素酵素，ミトコンドリアおよびミクロソームにおける電子伝達系の酸化還元酵素等の補酵素として機能する。また，ビタミンB_2はアミノ酸の酸化，糖代謝，過酸化脂質の除去，ビタミンB_6やナイアシンなどの他のビタミンの代謝などに関与している。ビタミンB_2の欠乏症は口角炎，舌炎，結膜炎，脂漏性皮膚炎が知られている。さらに最近ではがん，糖尿病や循環器疾患等の生活習慣病との関連も指摘されている。わが国ではヒトの典型的な欠乏症は少ないとされているが，食生活の変化などで潜在的な欠乏が見られることが報告されている。

（3）食事摂取基準と給源

　食事摂取基準（2020年版）では，推定平均必要量，推奨量が設定された（付録1を参照）。ビタミンB_2は，摂取量が増えていくと，肝臓内の量が飽和し，同時に血中内の量が飽和することを示す直接的なデータはないものの，水溶性ビタミンであることから，ビタミンB_1と同様の挙動を示すと考えられる。尿中ビタミンB_2排泄量が増大し始める摂取量（体内飽和量）から，推定平均必要量が設定された。

　ビタミンB_2を多く含む食品は，やつめうなぎ，酵母，あまのり，うし肝臓などであ

る。しじみ，たらこ，さばなどの魚介類，脱脂粉乳，チーズ等の乳類，干ししいたけ，きくらげ，しめじなどのきのこ類，藻類，アーモンド，うずら卵もビタミンB_2含量が高い。

7-3-3　ビタミンB_6

（1）化　学

ビタミンB_6作用を示す物質はピリドキシン，ピリドキサール，ピリドキサミンの3種類である。ビタミンB_6は生体内でそれぞれのリン酸エステルとして存在している（図7-7）。

（2）生理作用

吸収されたビタミンB_6はリン酸化され補酵素型ピリドキサールリン酸となり生理作用を発現する。ピリドキサールリン酸を補酵素とする酵素はアミノ酸代謝に関与するものが多い。主なものにアスパラギン酸アミノトランスフェラーゼ，アラニンアミノトランスフェラーゼなどのアミノ基転移反応を行う酵素，グルタミン酸脱炭酸酵素などのアミノ酸脱炭酸酵素があげられる。このようにビタミンB_6はこれらアミノ酸代謝に関与する酵素を通して可欠アミノ酸，生理活性アミン類の合成に関与している。また，ビタミンB_6はホスホリラーゼの補酵素となり，筋肉活動と血糖維持に関係する。ヒトのビタミンB_6欠乏症状は皮膚炎，口内炎，舌炎，神経炎が報告されているが，ビタミンB_6の欠乏が観察されるのはまれである。動物では皮膚炎，てんかん様麻痺などが報告されている。一方，ビタミンB_6をあまりにも大量に投与すると末梢感覚神経障害，知覚神経障害などの過剰症が現れる。ビタミンB_6は，生理的要求量レベルの摂取では効果がなく，大量の投与によってのみ症状が消失するビタミンB_6依存症が存在している。これらはビタミンB_6が補酵素として関与する特定の酵素の異常が原因となる。ホモシスチン尿症，シスタチオニン尿症，キサンツレン尿症，乳幼児麻痺などが知られている。

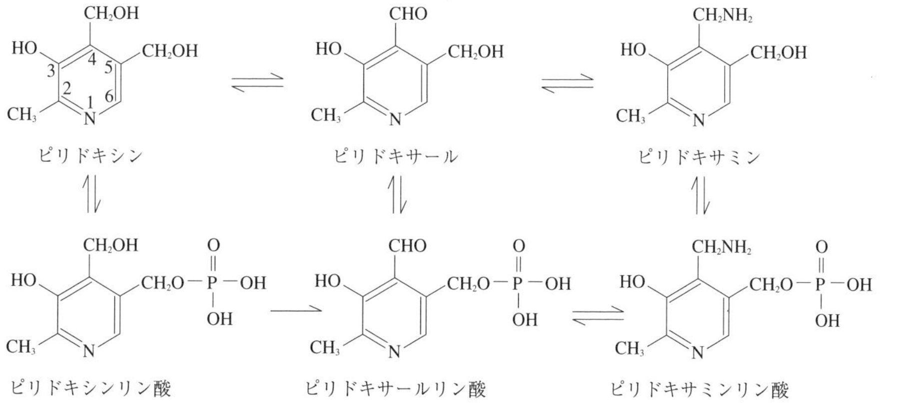

図7-7　ビタミンB_6とピリドキサールリン酸

（3）食事摂取基準と給源

　食事摂取基準（2020年版）では，推定平均必要量，推奨量，耐容上限量が設定された（付録１を参照）。いまだ明確なデータは得られていないが，神経障害の発症などのビタミンB$_6$欠乏に起因する障害が観察された報告を基に，推定平均必要量が設定された。

　ビタミンB$_6$は動物性食品および植物性食品に広く存在する。まぐろ，かつお，さけ，さば，ます等の魚類，ぎんなん，ピスタチオ，ごま等の種実類，だいず，うし及びにわとり肝臓，鶏肉に多く含まれる。一般に植物性食品中には生物学的利用率の低いビタミンB$_6$誘導体が見いだされるため，植物性食品のビタミンB$_6$値と動物性食品のビタミンB$_6$値を単純に同等に扱って良いかは不明である。

7-3-4　ナイアシン

（1）化　学

　ナイアシンという呼名は，ビタミンとしての機能を表すときに使われるもので，ナイアシン活性を有する物質はニコチン酸，ニコチンアミドが代表的なものである。ナイアシンの補酵素型はニコチンアミドアデニンジヌクレオチド（NAD），ニコチンアミドアデニンジヌクレオチドリン酸（NADP）である（図7-8）。

（2）生理作用

　摂取されたニコチン酸，ニコチンアミドは生体内でニコチンアミドとなり，ついで補酵素型であるNAD，NADPに転換する。NAD，NADPは多くの脱水素酵素，還元酵素の補酵素となっている。これらNAD，NADPを補酵素とする酵素は解糖系，ＴＣＡサイクル，ペントースリン酸経路，脂肪酸のβ-酸化などの代謝系に存在している。例をあげると，糖の代謝に関係するグルコース 6-リン酸脱水素酵素，ピルビン酸脱水素酵素，ＴＣＡサイクルではリンゴ酸脱水素酵素などがあげられ，酸化的リン酸化と

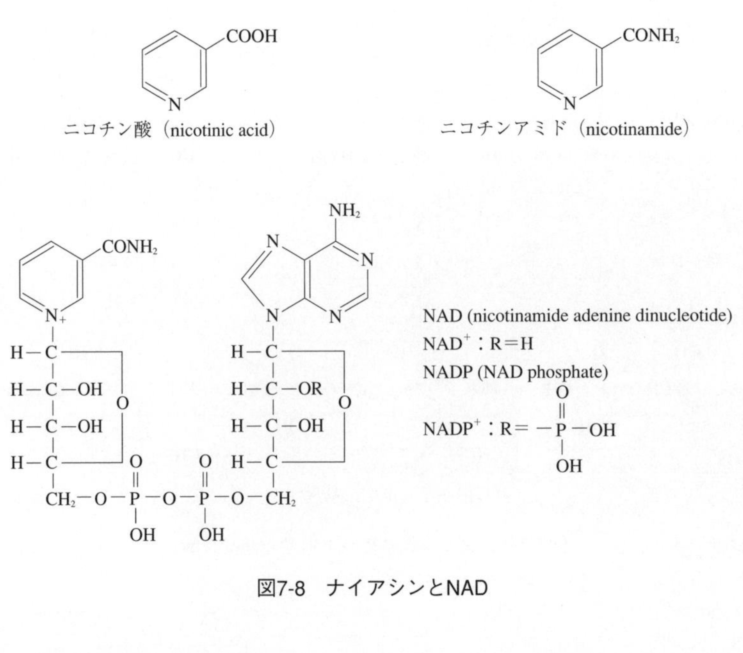

ニコチン酸（nicotinic acid）　　　　ニコチンアミド（nicotinamide）

NAD (nicotinamide adenine dinucleotide)
NAD$^+$：R＝H
NADP (NAD phosphate)
NADP$^+$：R＝−P−OH

図7-8　ナイアシンとNAD

共役する電子伝達系ではNADH 1分子当たり3分子のATPが産生される。すなわち，ナイアシンは広範な栄養素の代謝，ATP生成に重要な役割を果している。また，核内に局在し，DNAの修復，細胞の分化に関与するADP-リボース合成酵素の基質として機能する。一方，NAD，NADPは食事から摂取されたナイアシン以外に摂取したタンパク質のトリプトファンからも生合成される。その量はトリプトファン60 mgからナイアシン1 mgに相当するとされている。そこでナイアシン1 mgあるいはトリプトファン60 mgを1ナイアシン当量としている。通常の食事をしている日本人では，摂取タンパク質由来のトリプトファンから生合成されるナイアシン量とナイアシンそのものの摂取量はほぼ等しいと報告されている。ナイアシン欠乏症の代表的なものはペラグラである。このペラグラは，皮膚炎，下痢，精神神経障害が主症状とされ，以前はナイアシンとともにトリプトファン含量の低いトウモロコシを主食とする地方で見られた。現在，日本ではペラグラはまれであるが，わずかにアルコール多飲者に発生することがある。一方，ナイアシンの大量摂取は，一過性に顔の紅潮がおきたり，かゆくなったりすることがあり，神経過敏，頭痛，下痢などの症状が現れる。

（3）食事摂取基準と給源

食事摂取基準（2020年版）では，推定平均必要量，推奨量，耐容上限量が設定された（付録1を参照）。ペラグラの発症を予防できる最小摂取量を基に，推定平均必要量が設定された。対象年齢区分の推定エネルギー必要量を乗じて推定平均必要量を算定した。推奨量は，推定平均必要量に推奨量算定係数1.2を乗じた値とした。

ナイアシンは，かつお節，まぐろ，かつお，たらこ，さばなどの魚介類，うし肝臓，鶏肉，豚肉などの獣鳥肉類，干ししいたけ，ひらたけなどのきのこ類，その他藻類に多く含まれる。なお，食品成分表ではナイアシン（ニコチン酸とニコチンアミド）含量が示されている。

7-3-5　パントテン酸

（1）化　学

パントテン酸は生体内で補酵素型のコエンザイムA（CoA）となる。CoAはパントテン酸とシステアミン，アデノシン，リン酸が結合したものである（図7-9）。

（2）生理作用

パントテン酸はその補酵素型CoAとして機能を果たしている。CoAはアシルCoAをつくり，アシル基のキャリアーとなる。CoAが関与する反応は，脂肪酸合成・酸化，神経の刺激伝達に関係するアセチルコリンの合成，アミノ酸の代謝，ステロイドホルモンの合成，ヘモグロビンの構成成分であるヘムの合成などがある。また，TCAサイクルの入口となるアセチルCoAやTCAサイクルのサクシニルCoAの生成にビタミンB$_1$とともに関与する。ヒトのパントテン酸の欠乏はほとんど知られていないが，実験的にパントテン酸欠乏状態にした場合，手足の感覚異常，けいれんなどがみられた報告がある。パントテン酸の過剰摂取の影響は明らかでない。

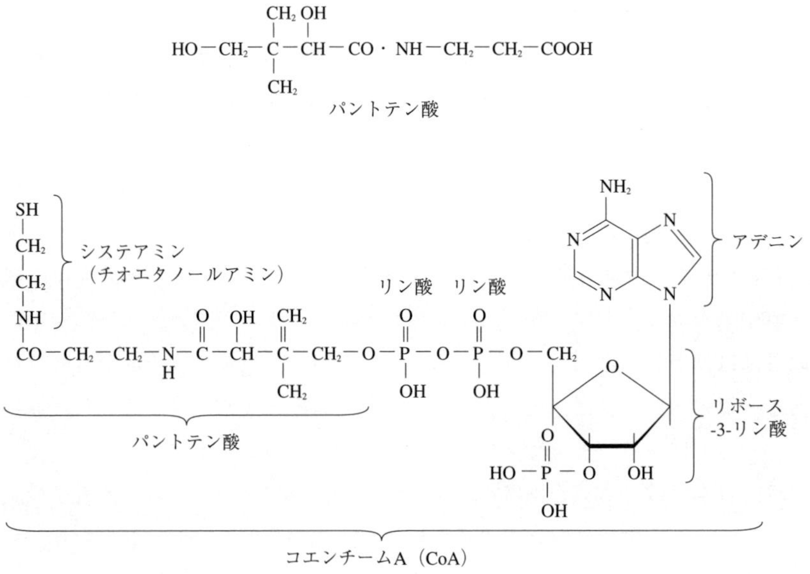

$$
\begin{array}{c}
\text{CH}_2\text{OH} \\
| \\
\text{HO}-\text{CH}_2-\text{C}-\text{CH}-\text{CO}\cdot\text{NH}-\text{CH}_2-\text{CH}_2-\text{COOH} \\
| \\
\text{CH}_2
\end{array}
$$

パントテン酸

図7-9　パントテン酸とCoA

（3）食事摂取基準と給源

食事摂取基準（2020年版）では，目安量が設定された（付録１を参照）。パントテン酸欠乏症を実験的に再現できないため，推定平均必要量を設定できないことから，摂取量の値を用いて目安量が設定された。

パントテン酸は食品に広く分布しているが，酵母，うしおよびにわとり肝臓，鶏卵，種実，だいず，魚介類などはパントテン酸含量が比較的高い。

7-3-6　ビオチン

（1）化　学

ビオチンは通常生体内で酵素たんぱく質と強く結合して機能を果たしている（図7-10）。

（2）生理作用

ビオチンを補酵素としている酵素はカルボキシル反応に関与し，脂肪酸合成系のアセチルCoAカルボキシラーゼ，ピルビン酸からオキザロ酢酸を生成するピルビン酸カルボキシラーゼなどがあげられる。ビオチンは食品中に広く分布すること，腸内細菌

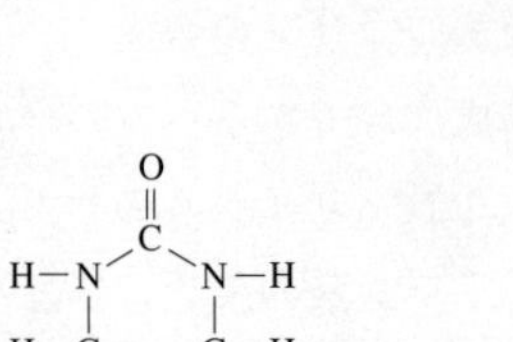

図7-10　ビオチン

が合成し，吸収利用するためヒトの欠乏症はほとんど見られない。しかし，生の卵白中には糖たんぱく質であるアビジンが含まれ，アビジンはビオチンの吸収を妨げる。そのため，生卵白を多量に摂取するという特殊な食生活では皮膚炎，知覚異常などビオチン欠乏症状が起こることがある。ビオチンの過剰症の報告はほとんどみられない。

（3）食事摂取基準と給源

　食事摂取基準（2020年版）では，目安量が設定された（付録1を参照）。ビオチン欠乏症を実験的に再現できないため，推定平均必要量を設定できないことから，摂取量の値を用いて目安量が設定された。ビオチンは食品中に広く分布するが，うしおよびぶたの肝臓，酵母，種実類，鶏卵などに多く含まれる。

7-3-7　葉　　酸

（1）化　　学

　葉酸はプテリジンを持つ物質で，補酵素型は5,6,7,8-テトラヒドロ葉酸（THF）およびTHFにメチル基，メチレン基などの1炭素単位を結合したその誘導体である（図7-11）。

（2）生理作用

　葉酸の補酵素型は1炭素単位を結合し，生体内で核酸を構成するプリン塩基，ピリミジン塩基の合成，アミノ酸であるグリシン，セリン，メチオニンの代謝，またコリン代謝系に関与している。葉酸の欠乏症は巨赤芽球性貧血であり，これはビタミンB_{12}欠乏によってもおきる。この成因としてプリンおよびピリミジン塩基の合成低下による核酸合成の抑制があげられる。また，妊娠初期に発生する神経管閉鎖障害の発生率が積極的な葉酸摂取によって抑制されることが報告されている。このことから，アメリカ，イギリス，オーストラリアなど各国では妊娠可能な女性に対する葉酸摂取に関するガイドラインが示されている。日本においても厚生労働省から同様な勧告がだされた。一方，葉酸は動脈硬化を予防し，その結果，心筋梗塞，脳梗塞などの発生リスクを低減することがわかってきた。これは血中ホモシステイン濃度の上昇が動脈硬化を促進するが，葉酸はビタミンB_6，B_{12}とともにホモシステインを正常な濃度に保つ機能を持っているからである。さらに葉酸は核酸のメチル化反応に関与することである種のがんのリスクを低下させる可能性が推定されている。葉酸の欠乏は，摂取不

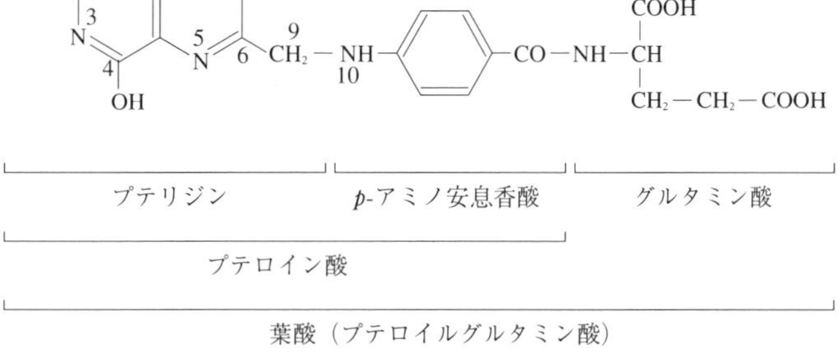

図7-11　葉　　酸

足，種々の原因による吸収障害，アルコール多飲，妊娠などの必要量の増大，ある種の薬剤投与によってもおきる。葉酸過剰症はほとんどみられない。

（3）食事摂取基準と給源

食事摂取基準（2020年版）では，推定平均必要量，推奨量，耐容上限量が設定された（付録1を参照）。体内の葉酸栄養状態を表す生体指標として，短期的な指標である血清中葉酸ではなく，中・長期的な指標である赤血球中葉酸濃度に関する報告を基に，推定平均必要量が設定された。

葉酸も比較的食品中に広く分布している。特に魚介類，獣鳥肉類，野菜類に多く，精白米などの穀類にも比較的多く含まれている。しかし，食品中の葉酸の生体内利用率は食品によって異なっていること，調理による損失が大きいことが知られている。

7-3-8　ビタミンB$_{12}$

（1）化　学

生体内に多く存在するビタミンB$_{12}$は補酵素型のアデノシルB$_{12}$とメチルB$_{12}$であるが，食品への添加や薬剤として利用されるB$_{12}$の多くはシアノB$_{12}$（シアノコバラミン）である（図7-12）。ビタミンB$_{12}$は他の水溶性ビタミンに比べ分子量が大きく，構造が複雑で，生体内濃度が低く，微量で生理作用を発揮するなどの特徴を有している。

（2）生理作用

摂取されたビタミンB$_{12}$の吸収には唾液中のR-タンパク質，胃から分泌される内因子，輸送にはトランスコバラミンなどのB$_{12}$結合タンパク質およびそれらのレセプターが関与している。何らかの理由による胃粘膜の障害や胃の切除により内因子の分泌低下または欠損した場合，ビタミンB$_{12}$欠乏が起こることがある。ビタミンB$_{12}$が関与する反応はメチオニン合成におけるメチル基転移反応，バリンおよびイソロイシン分

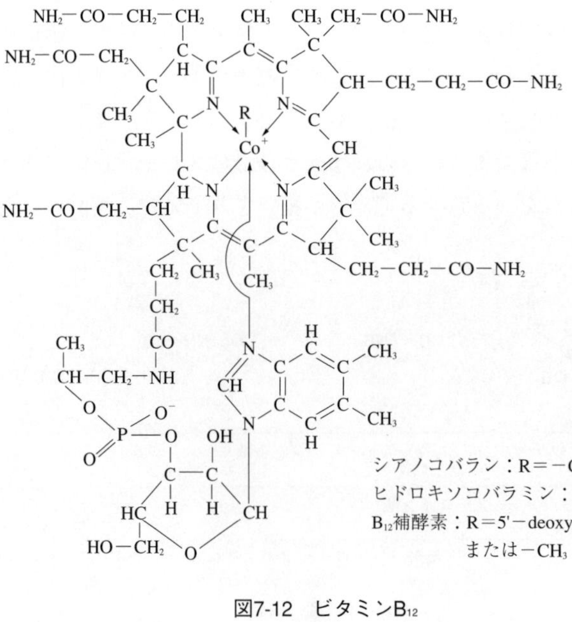

シアノコバラン：R＝−CN
ヒドロキソコバラミン：R＝−OH
B$_{12}$補酵素：R＝5′−deoxyadenosine
　　　　　　または−CH$_3$

図7-12　ビタミンB$_{12}$

解系における異性化反応である。このうちビタミンB₁₂が関与するメチオニンの合成反応はメチオニン代謝と葉酸代謝の接点に位置している。したがってビタミンB₁₂の欠乏はメチオニン代謝だけでなく葉酸代謝の変動を引き起こす。生体内でメチオニンは単に体タンパク質の構成素材として使われるほかに，リン脂質，DNA，タンパク質，神経伝達物質などのメチル化反応に使われるメチル基供与体の前駆体となる。正常な免疫能の維持，認知症との関連，覚醒リズムの維持など，最近明らかにされつつあるビタミンB₁₂の種々の機能はこのメチル化反応と関連が深いと考えられている。ビタミンB₁₂の典型的な欠乏症は巨赤芽球性貧血と神経障害である。ビタミンB₁₂は発見当時のいきさつから悪性貧血に対する治癒因子のビタミンなどといわれてきたが，悪性貧血とはビタミンB₁₂の欠乏が前述の内因子が何らかの理由で十分に生成されないことにより発症した巨赤芽球性の貧血をさしている。巨赤芽球性貧血が葉酸欠乏によってもおきる理由はビタミンB₁₂が葉酸代謝系に関係し，ともに核酸の合成に関与しているからである。また，ビタミンB₁₂は葉酸とともに血中のホモシステインを調節している。ビタミンB₁₂欠乏は厳密な菜食主義のような摂取不足の他に，前述のように内因子分泌の低下によっておきる。高齢者では，小腸からのビタミンB₁₂吸収力が低下し，生体内のビタミンB₁₂量が低値になることがある。ビタミンB₁₂の過剰投与による障害はみられない。

（3）食事摂取基準と給源

食事摂取基準（2020年版）では，推定平均必要量，推奨量，目安量が設定された（付録1を参照）。内因子を欠損した悪性貧血患者の貧血治癒に必要な量を基に，推定平均必要量が設定された。ビタミンB₁₂は高等植物では生合成されず，一部の細菌，放線菌のみ生合成できる。したがって，植物性食品はビタミンB₁₂の供給源になり得ず，動物性食品に含まれるビタミンB₁₂も微生物由来のものである。ビタミンB₁₂は魚介類，獣鳥肉類，卵類，乳類などの動物性食品に存在し，穀類，種実類，豆類，野菜類および果実類などの植物性食品にはわずかな例外の除き含まれていない。しじみ，あさり，かき，はまぐりなどの貝類，すじこ，たらこ，かずのこなどの魚卵，うしおよびにわとり肝臓は特にビタミンB₁₂含量が高く，魚類もビタミンB₁₂を多く含む。あまのり，わかめ，こんぶなどの藻類はビタミンB₁₂を含んでいる。

7-3-9　ビタミンC

（1）化　学

ビタミンCにはアスコルビン酸（還元型）とデヒドロアスコルビン酸（酸化型）があり，ビタミンCは通常アスコルビン酸をさしていることが多い（図7-13）。アスコルビン酸は還元力が強く，これがビタミンCの機能の基となっている。ビタミンCは酸化的条件下では簡単にその活性を失ってしまうが，最近，安定なアスコルビン酸誘導体が開発され，食品添加物としての利用が期待されている。

（2）生理作用

多くの動物はビタミンCをグルコースから生合成できるが，ヒト，サル，モルモッ

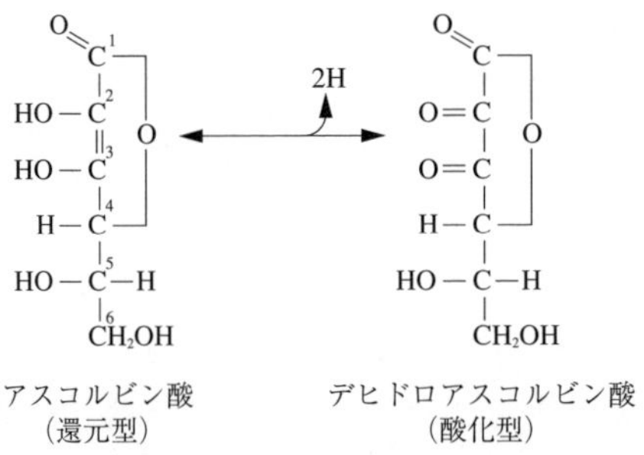

134

アスコルビン酸　　　　　　デヒドロアスコルビン酸
（還元型）　　　　　　　　（酸化型）

図7-13　ビタミンC

トは合成できない。ビタミンCの生体内での機能の代表的なものはコラーゲン生合成に関与することである。すなわち，コラーゲン生合成時におけるコラーゲン分子のプロリンとリジンの水酸化に関与している。コラーゲンは結合組織の主な成分となっているので，ビタミンCが欠乏すると毛細血管，歯，骨，軟骨，結合組織の脆弱化をまねく。その他，生体異物代謝に必要な肝臓の酵素であるシトクロームP450量の維持，チロシンからカテコールアミンの合成，脂肪酸の酸化に必要なカルニチンの合成，副腎皮質ホルモンの合成に関与している。また，ビタミンCはそのすぐれた抗酸化力を発揮することで作用を発揮する。動脈硬化の原因とされるLDL-コレステロールの酸化は活性酸素やフリーラジカルによっておきるが，ビタミンCは単独であるいはビタミンE，β-カロテン，ポリフェノールなどとともに酸化を抑制し，その結果生活習慣病のリスクを低下させる。ビタミンCは，食品に含まれるアミンと亜硝酸によるニトロソアミンの生成を，亜硝酸を還元することによって抑制したり，DNAの酸化障害を防いだり，免疫機能を増強したりして，発がんのリスクを低下させることができると推定されている。さらに，食品中の鉄を3価から2価鉄に還元することによって，鉄の吸収を促進することも知られている。ビタミンCの代表的な欠乏症は壊血病で，ビタミンCの摂取不足，吸収障害によっておきる。ビタミンCの過剰投与による障害はほとんどみられない。しかし，腎臓に障害のある場合，長期的な大量のビタミンCの摂取は腎臓結石のリスクを高くするといわれている。

（3）食事摂取基準と給源

　食事摂取基準（2020年版）では，推定平均必要量，推奨量が設定された（付録1を参照）。心臓血管系の疾病予防効果及び有効な抗酸化作用が期待できる量として，推定平均必要量が設定された。ビタミンCの適正摂取量は運動，感染やストレス，アルコール飲用，喫煙などによって影響を受ける。ビタミンCは野菜類，果実類にきわめて多く，特に葉菜，柑橘類は含量が高い。ほかに藻類，いも類にも多く含まれている。ビタミンCは調理・加工によって壊れやすく，切った野菜を水につけておくだけで損失する。

7-4　ビタミン様作用物質

　その他ビタミンに類似した作用があり，ビタミンに分類されるかどうか境界にある
ものをビタミン様作用物質と呼ぶことが多い（表7-3）。

表7-3　ビタミン様作用物質

ビタミン様作用物質	生理作用・関与する代謝
コリン	リン脂質の成分 神経伝達物質の成分
イノシトール （ミオイノシトール）	リン脂質の成分
ユビキノン （コエンザイムA）	電子伝達系に関与 抗酸化作用
リポ酸	α-ケト酸の酸化的脱炭酸反応に関与
オロット酸	ヌクレオチド合成に関与
カルニチン	脂肪酸の膜透過に関与
ヘスペリジン ルチン （ビタミンP）	血管の脆弱化を防止する
メチルメチオニン （ビタミンU）	抗消化管潰瘍因子

　　参考文献

1）日本ビタミン学会編，『ビタミン学Ⅰ』，東京化学同人（1980）．

2）文部科学省資源調査分科会報告，『日本食品標準成分表2015年版（七訂）』．

3）日本ビタミン学会編，『ビタミンハンドブック4, ビタミンと栄養』，化学同人（1990）．

4）柘植治人編，『からだに役立つ水溶性ビタミン』，雪印乳業健康生活研究所（1992）．

5）日本ビタミン学会編，『ビタミンの事典』，朝倉書店（1996）．

6）日本ビタミン学会編，『ビタミンハンドブック2, 水溶性ビタミン』，化学同人（1989）．

7）日本ビタミン学会編，『ビタミンハンドブック1, 脂溶性ビタミン』，化学同人（1989）．

8）五十嵐修，『ビタミンの生物学』，裳華房（1988）．

9）日本人の食事摂取基準（2020年版）策定検討会報告書，厚生労働省．

10）城田知子・田村明・平戸八千代，『イラスト栄養学総論』，東京教学社（2002）．

8章 無機質 (ミネラル) の栄養

●学習のポイント●

1．主要元素には，Ca，P，K，S，Cl，Na，Mgの7種，微量元素には，Fe，Cu，Zn，F，I，Se，Mn，Mo，Crなどの20種がある。

2．食事摂取基準（2020年版）には，多量ミネラルとしてNa，K，Ca，Mg，Pが，微量ミネラルとしてFe，Zn，Cu，Mn，I，Se，Cr，Moが取り上げられている。

3．Caの血中濃度は副甲状腺ホルモン（PTH）や甲状腺ホルモン（カルシトニン），活性型ビタミンDが関与し，9.0〜11.4 mg/dlの比較的狭い範囲に調節されている。

4．Mgは，生体内では多くの酵素の活性化に必要で，さまざまな代謝に関与し，虚血性心疾患などの循環器系疾患を予防する作用がある。

5．NaとClはその大部分が食塩（NaCl）の形で摂取し，ともに細胞外液の主要なイオンとして浸透圧の維持，pHの調節などに重要な役割を果たしている。

6．Feは摂取不足が続くと，貯蔵鉄（肝臓，脾臓，骨髄中にフェリチンとして存在）が減少し，ヘモグロビン合成が障害され，鉄欠乏性貧血が起こる。

7．Zn欠乏により，成長阻害，食思不振，皮疹，創傷治癒障害，味覚障害，精神障害（うつ状態），免疫能低下などをきたす。

8．Seは，抗酸化作用をもつ酵素であるグルタチオンペルオキシダーゼの構成成分であり，過酸化物から細胞を防御する役割を担っており，欠乏症として克山病が知られている。

9．Iは，甲状腺ホルモンの構成成分であり，不足すると甲状腺腫を引き起こすが，海産物を多く摂取する日本の食生活ではI不足による欠乏症は報告されていない。

8-1　無機質（ミネラル）とは

　人体および食物に存在する元素は約60種類といわれている。生体を構成して元素で多いのは酸素(O)，炭素(C)，水素(H)，窒素(N)の4元素で，体重の約96％を占めており，水および有機質（炭水化物，脂質，たんぱく質）の構成元素である。残りの4％占めるのが無機質（mineral）と呼ばれる元素である。

　人体に必要な無機質は約20種類であり，そのうち比較的多量に存在するものにカル

シウム(Ca)，リン(P)，マグネシウム(Mg)，ナトリウム(Na)，カリウム(K)，塩素(Cl)，イオウ(S)などがあり，これらを主要元素といい，それよりも微量の鉄(Fe)，銅(Cu)，亜鉛(Zn)，セレン(Se)，マンガン(Mn)，ヨウ素(I)，クロム(Cr)，モリブデン(Mo)，コバルト(Co)，フッ素(F)などを微量元素（micronutrient element）という。表8-1に人体（体重70 kg）の標準的元素組成を示す。

表8-1　標準的な人間（体重70kg）の元素組成

元素名	元素記号	存在量（g）	体重に対する割合（%）	備考
1．酸素	O	43,000	61	多量元素
2．炭素	C	16,000	23	
3．水素	H	7000	10	
4．窒素	N	1800	2.6	
5．カルシウム	Ca	1000	1.4	
6．リン	P	780	1.1	
7．イオウ	S	140	0.20	少量元素
8．カリウム	K	140	0.20	
9．ナトリウム	Na	100	0.14	
10．塩素	Cl	95	0.12	
11．マグネシウム	Mg	19	0.027	
12．ケイ素	Si	18	0.026	
13．鉄	Fe	4.2	0.006	微量元素
14．フッ素	F	2.6	0.0037	
15．亜鉛	Zn	2.3	0.0033	
16．ルビジウム	Rb	0.32	0.00046	
17．ストロンチウム	Sr	0.32	0.00046	
18．臭素	Br	0.20	0.00029	
19．鉛	Pb	0.12	0.00017	
20．銅	Cu	0.072	0.00010	
21．アルミニウム	Al	0.061	0.00009	
22．カドミウム	Cd	0.050	0.00007	
23．ホウ素	B	<0.048	0.00007	
24．バリウム	Ba	0.022	0.00003	超微量元素
25．スズ	Sn	<0.017	0.00002	
26．マンガン	Mn	0.012	0.00002	
27．ヨウ素	I	0.013	0.00002	
28．ニッケル	Ni	0.010	0.00001	
29．金	Au	<0.010	0.00001	
30．モリブデン	Mo	<0.0093	0.00001	
31．クロム	Cr	<0.0018	0.000003	
32．セシウム	Cs	0.0015	0.000002	
33．コバルト	Co	0.0015	0.000002	
34．ウラン	U	0.00009	0.0000001	
35．ベリリウム	Be	0.000036		
36．ラジウム	Ra	3.1×10^{-11}		

（千葉百子，化学と生物，**33**，370（1995））

8-2　無機質の機能

　生体内における無機質は次にあげるような生理作用をもつ。体内に吸収された無機質はすべて無機の状態だけでなく，たんぱく質などと結合し，生体の構成成分や酵素の成分として機能する場合も多い。

（1）生体組織の構成成分

①　骨や歯などの硬い組織の構成成分（Ca，P，Mgなど）

②　生体内の有機化合物の構成成分（リン脂質のP，ヘモグロビンのFe，含硫アミノ酸のSなど）

（2）生体機能の調節に関与

①　体液に溶けてpHや浸透圧の調節（K，Na，Ca，Mg，Pなど）

②　神経，筋肉，心臓の興奮性の調節（K，Na，Ca，Mgなど）

③　酵素の賦活剤として作用（Mg，Fe，Cu，Zn，Se，Mn，Caなど）

④　生理活性物質の構成成分（Fe，I，Zn，Moなど）

8-3　主要元素

8-3-1　カルシウム（Ca；Calcium）

　Caは人体の構成成分としては酸素，炭素，水素，窒素につぎ多く含まれる元素で，その99％は骨および歯に存在し，リン酸塩やヒドロキシアパタイト$Ca_{10}(PO_4)_6(OH)_2$として生体を支持する働きをしている。残りの1％は筋肉や血液，細胞外液にイオンとして存在し，①　細胞の分裂・増殖・分化，②　筋肉の収縮，③　神経の刺激，④　細胞膜の透過性，⑤　血液の凝固などに関与している。

　骨はCaの貯蔵庫としても機能していて，骨形成と骨吸収（造骨と破骨）を繰り返し，活発に代謝している。成長期には骨形成が骨吸収を上回り，成人では骨吸収と骨形成のバランスがとれた状態にあるが，骨量は徐々に減少し，女性の閉経以降および高齢期では骨吸収が骨形成を上回りさらに骨量は減少する。骨は絶えず変化しており，その変化に対応した栄養摂取が求められる。

　一方，血中Ca濃度は厳格に調節されている（4.5～5.7 mEq/l；9.0～11.4 mg/dl）が，これには副甲状腺ホルモン（パラトルモン；PTH），活性型ビタミンD，カルシトニン（CT；甲状腺から分泌されるホルモンの一種）が関与している（図8-1）。

　血中Ca濃度が低下するとPTHの分泌が増加し，骨からのCa，Pの溶出（骨吸収）を促進し，腎でのCaの再吸収を促進する。ビタミンDは活性型ビタミンDへ変換され，腸管Caの吸収を促進し，血中Ca濃度を上昇させる。逆にCTは，血中Ca濃度の上昇により分泌量が増加し，骨吸収を抑制する。また，性ホルモンのエストロゲン（卵胞ホルモン）やテストステロン（男性ホルモン）の分泌量の低下はPTH分泌コントロール能の低下をきたす。その結果PTHの分泌量が増加し，骨吸収を促進し，骨粗しょう症発症の危険性を高める。

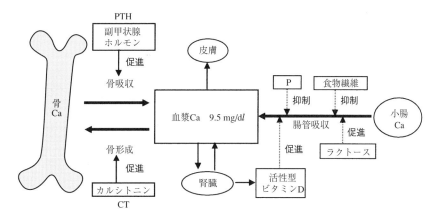

図8-1　血液中Ca濃度の恒常性にはたらく調節機能

　Caの吸収率は，条件により変動する。Ca欠乏時にはCa要求量が増大するため高くなる。また，食物中に含まれるCa量が低い場合にも相対的に吸収率は高くなる。Caの吸収を促進する因子としては，ビタミンD，ラクトース，リジン・アルギニンなどのアミノ酸が知られている。一方，野菜などに含まれるシュウ酸，穀類・豆類に含まれるフィチン酸，過剰の脂肪は，いずれもCaと不溶性の塩をつくって吸収を阻害する。リン酸もCaと不溶性の塩を形成するため，CaとPの比は1：2から2：1の間がよいとされている。また，動物性たんぱく質の過剰摂取はCaの尿中排泄量を増加させることも知られている。

　Caの主な給源として牛乳・乳製品があげられ，Caの利用性（吸収率）が高い。日本では，乳製品に比べてCa利用性（吸収率）が低い小魚，海草，豆類，野菜などの食品からCaを摂取する割合が高い。

　食事摂取基準（2020年版）では，推定平均必要量，推奨量，耐容上限量が設定された（付録1を参照）。

8-3-2　リン（P；Phosphorus）

　Pは成人体重の約1％で，その85％はリン酸カルシウム，リン酸マグネシウムの形で骨や歯を形成している。残りの15％が軟組織や細胞内液の主要な陰イオン（$H_2PO_4^-$，HPO_4^{2-}）として酸・塩基平衡，浸透圧の調節，筋肉の収縮などに関わっている。また，リン脂質として細胞膜の構成成分となるほか，ATP，核酸，リンたんぱく質等の構成成分でもあり，生体内での代謝に広範囲にわたって関与する。とくにATPは，エネルギーを必要とする多くの代謝反応に不可欠な化合物である。

　血中Ca^{2+}とPO_4^{3-}の積は一定であることから，PはCa代謝との関連が深い。Pの摂取量は，日常の食事で不足することはなく，むしろ各種リン酸塩が食品添加物として加工食品に広く用いられているため，過剰摂取が問題視されている。Pの過剰摂取は，Caの吸収を低下させることが知られており，日本ではCa摂取不足傾向があることから，Pの摂取量が2gを超えるとCa出納の不均衡，副甲状腺機能の亢進を引き起こすことが指摘されている。

Pは食品中に広く分布しているが，たんぱく質の豊富な食品に多い。動物由来の食品に含まれるPの方が吸収されやすく，穀類や豆類に含まれるPの多くはフィチン酸として存在しており，吸収されにくい。

食事摂取基準（2020年版）では，目安量と耐容上限量が設定された（付録1を参照）。

8-3-3　マグネシウム（Mg；Magnesium）

Mgは，その約60%が骨にリン酸塩や炭酸塩として存在し，筋肉中に約20%，その他の軟組織に約20%存在する。血液には1%以下と少ないが細胞内液に多い。

生体内では，多くの酵素の活性化に必要で，さまざまな代謝に関与している。虚血性心疾患などの循環器系疾患を予防する作用があることが注目されている。

Mgの生理作用としては300種類以上の酵素反応の賦活作用があげられ，この酵素反応を介してエネルギー産生機構とかかわっている。たんぱく質，核酸，ヌクレオチドの生合成にも関与している。

Mgは，神経の興奮に対しては抑制的に作用する。また，血管を拡張し，血圧を降下させることが知られている。

Mgは葉緑素（クロロフィル）に含まれるため，一般に植物性食品に多く，通常不足することはない。しかし，近年，精製加工食品やインスタント食品の利用が高いため，摂取量が不足する傾向にある。食事中のCa/Mg比が大きい（Caが2に対してMgが1未満）ほど虚血性心疾患による死亡率は高くなるといわれているので，Mgの摂取量不足には注意する必要がある。また過剰に摂取すると下痢を起こす。

食事摂取基準（2020年版）では，推定平均必要量，推奨量，耐容上限量が設定された（付録1を参照）。

8-3-4　ナトリウム（Na；Sodium）

Naは，細胞外液に最も多く存在する陽イオンで，食塩（NaCl）の形で塩素（Cl）とともに摂取されることが多い。生体内には平均で体重1kgあたり約60 mmol（1,380 mg）のナトリウムイオン（Na^+）が含まれている。そのうち50%は細胞外液中に，残りの43%は骨中に，7%が細胞内液中に存在し，血漿中のNa^+濃度は136〜142 mmmol/lである。

小腸から吸収されたNaは大部分が尿中に排泄され，糞中への排泄は少なく，多量の発汗によりNaの喪失は増大する。体内のNaは，腎臓糸球体でのろ過作用と尿細管の再吸収作用により調節・維持されている。

Naは，①　細胞外液の浸透圧の維持，②　酸・塩基平衡の維持，③　筋肉の収縮，④　水分平衡の調節，⑤　神経の刺激伝達などに関与している。

Na^+は，細胞外液の主要な陽イオンであり，陰イオンであるCl^-やほかのイオンとともに細胞外液の浸透圧を維持する。また，水分を保持する作用によって細胞外液量や血液量を維持しているが，Naの過剰はこれらの液量を増大させ，浮腫を生じる。

また，日本人の一日の食塩摂取量は一日当たりの最小必要量を大幅に上回っており，

高血圧症や胃がんの一因となっているので，減塩が推奨されている。疫学調査で，NaClの摂取量と高血圧症の発症に相関がみられ，体内のNaCl貯留量の増大は，高血圧症を悪化させる要因であることが知られている。しかし，高血圧症の発症には遺伝的な素因が関与すると考えられ，Naの過剰が直接的な発症の原因となるかどうかについては明確ではないが一因といえるであろう。世界保健機関－国際高血圧学会（WHO-ISH）は，高血圧の予防と治療の指針として，1日の食塩摂取量6g以下を勧告している。Naはインスタントラーメン，固形コンソメ，塩鮭，ちくわ，ハム類，梅干等の加工食品に多く含まれるので注意が必要である。

　食事摂取基準（2020年版）では，推定平均必要量，推奨量，目標量が設定された（付録1を参照）。

8-3-5　カリウム（K；Potassium）

　Kは細胞内液に最も多く存在する陽イオンで，生体内には，体重1kgあたり50mmol（約2g）のカリウムが存在する。そのうち98％は細胞内液に，残り2％が細胞外液に存在している。生理作用として，① 細胞内の浸透圧の維持，② 酸・塩基平衡の調節，③ 神経興奮の調節，④ 筋肉の収縮，⑤ 糖質代謝，⑥ 酵素の賦活化などに関与している。Kは小腸で吸収され，一部は肝臓へ保留されるが大部分は横紋筋へ移行する。またKの恒常性は腎臓が主役となって維持されている。

　Kは多くの食品に豊富に含まれているため，通常の食生活では欠乏症はほとんどみられない。しかし，激しい嘔吐や下痢，利尿降圧剤の長期使用などでK排泄量が増加した場合には欠乏症が起こることがあり，脱力感，食欲不振，吐き気，無関心，不安感，嗜眠，非合理的行動などの症状がみられる。ときには，不整脈，心停止をもたらすこともある。Kは海藻類，豆類，いも類，穀類，肉類，魚介類，野菜，果物など日常摂取する食品に広く含まれている。

　食事摂取基準（2020年版）では，目安量と目標量が設定された（付録1を参照）。

8-3-6　塩　素（Cl；Chlorine）

　ClはNaと同様に大部分を食塩の形で摂取される。細胞外液に最も多く含まれる陰イオン（Cl^-）で，浸透圧・pHを維持するほか，胃液の塩酸（HCl）の成分としてペプシンの活性化（ペプシノーゲン→ペプシン）に関与する。ClもNaと同様で容易に吸収され排泄されやすい。発汗によっても喪失するが，主として腎臓により調節されている。

8-3-7　イオウ（S；Sulfur）

　Sは含硫アミノ酸（メチオニン，システイン）の構成成分である。また，ヘパリン，グルタチオン，インスリン，ビタミンB_1（チアミン），ビオチン，コンドロイチン硫酸，コエンザイムA（CoA）の構成元素である。皮膚や爪，毛髪のたんぱく質であるケラチンは含硫アミノ酸に富んでいる。

　おもにたんぱく質（とくに動物性たんぱく質）として摂取され，消化されて含硫ア
ミノ酸として吸収される。体内で代謝されたSの大部分は，硫酸塩として尿中に排泄
される。

　給源はたんぱく質（とくに動物性たんぱく質）であるため，欠乏症はほとんどみら
れない。

8-4　微量元素

　必須微量元素の概要について表8-2に示す。

表8-2　必須微量元素の概要

元　素	元素が含まれる 生体内活性物質	欠乏症	生体内残存量
鉄　　　　(Fe)	ヘモグロビン(Hb)	鉄欠乏性貧血	4.5 g
亜鉛　　　(Zn)	酵素	皮膚疾患，生殖能低下，味覚・嗅覚能 低下	2.0 g
銅　　　　(Cu)	酵素	貧血，骨異常，脳障害	80 mg
マンガン　(Mn)	酵素	生殖能低下，骨発育不全	15 mg
ヨウ素　　(I)	甲状腺ホルモン：T_3, T_4	甲状腺腫，甲状腺機能障害	15 mg
セレン　　(Se)	酵素	心筋症（克山病）	13 mg
モリブデン	酵素 (Mo)	生育障害，銅と拮抗	9 mg
クロム　　(Cr)	耐糖因子　(Glucose tolerance	耐糖能低下，アテローム動脈硬化，	2 mg
コバルト　(Co)	factor;GTF)	寿命短縮	
	ビタミンB$_{12}$	悪性貧血，メチルマロン酸尿	2 mg

（糸川嘉則：食とミネラル，ネスレ科学振興会（監修），和田昭允・池原森男・矢野俊正（編），学会セン
ター関西／学会出版センター，2001　より一部改変）

8-4-1　鉄（Fe；Iron）

　成人男子でおよそ4〜5gのFeが存在し，その約70％は赤血球のヘモグロビン
（hemoglobin）として，3〜5％は筋肉のミオグロビン（myoglobin）の構成成分とし
て存在し，酸素の運搬，保持に関与する。また，生体内のFeは，機能鉄と貯蔵鉄に分
類され，機能鉄にはヘム鉄［ヘモグロビン，ミオグロビン，シトクロム（cytochrome），
カタラーゼ（catalase），P450など］や非ヘム鉄がある。貯蔵鉄には肝臓や脾臓，骨髄
に貯えられるFeを含む可溶性たんぱく質であるフェリチン（ferritin），ヘモシデリン
(hemosiderin)があり，生体の要求に応じてFeを血液中に供給する。

　食品中のFeはヘムFe（鉄錯体中のFe）と非ヘムFe（鉄錯体以外の状態で存在するFe）
として存在している。ヘムFeとはヘモグロビン，ミオグロビンなどに由来するFeで，
おもに赤身の魚肉や畜肉に含まれる。非ヘムFeは，卵，豆類，緑黄色野菜などに含ま
れる。非ヘムFeの多くは3価のFeイオン（Fe^{3+}）であるが，ビタミンC（アスコルビ
ン酸）を同時に摂取すると，溶解性の高い2価のFeイオン（Fe^{2+}）に還元されるため
吸収がよくなる。一方，穀類・豆類に含まれるフィチン酸，野菜などに含まれるシュ
ウ酸，お茶に含まれるタンニンは鉄と結合してその吸収を低下させることが知られて

いる。大豆製品はFeの多い食品であるが非ヘムFeであるため，その利用率は動物性食品（ヘムFe）に比べると低い。

　Feの吸収率は，体内必要量によって影響を受けるが，一般にヘムFeで20〜30％，非ヘムFeで5％程度である。摂取するFeの90％は非ヘムFeなのでFe全体の吸収率は10％程度の低値となる。Feの消化・吸収の機序は複雑であり，食物中のFe^{3+}はFe^{2+}の状態になって吸収される。吸収される時のFeの変化を以下に示す。

　　　［食品中］　　　　　　［小腸上部］吸収　　　　　　［血液］　　　　　　　［貯蔵］
　　　Fe^{3+} ————————— Fe^{2+} ————————————— Fe^{3+} ——————————— Fe^{3+}
　　　　　　（還元）　　　　　　　　　　　　（酸化）
　　　　ビタミンC　　　　　　　　　　　　　　　‖　　　　　　　　　　　　　フェリチン
　　　　　　　　　　　　　　　　　　　　　　ヘム形成

　腸管より吸収されたFeは再びFe^{3+}に変換され，アポフェリチンと結合してフェリチンとなり貯蔵される（貯蔵鉄）。貯蔵鉄は必要に応じて再びFe^{3+}を放出し，トランスフェリンFeとして血液中へ出て利用される。

　ヘモグロビンのFeは赤血球が約120日の寿命を終えて脾臓などで破壊されても，90％は血漿中を運ばれ再度骨髄でのヘモグロビンの産生に用いられる（代謝循環）。

　体内の鉄はほとんど再利用され，排泄される量は僅かであるが，出血等により鉄が失われると，貯蔵鉄が減少し，ヘモグロビン合成が障害され，鉄欠乏性貧血になる。

　生体内鉄の要求量が高い時には吸収率が高く，逆に要求量が低い時には吸収率は低下する。この調節には輸送たんぱく質DCT 1（divalent cation transporter）が関与している。

　食事摂取基準（2020年版）では，推定平均必要量，推奨量，耐容上限量が設定された（付録1を参照）。

8-4-2　銅（Cu；Copper）

　Cuは生体に70〜100 mg程度存在し，肝臓や脳に比較的多く分布する。Cuはセルロプラスミン，モノアミンオキシダーゼ，シトクロムcオキシダーゼ，スーパーオキシドジスムターゼ（SOD）などの酵素たんぱく質の活性中心に存在しており，乳児の成長，宿主の防御機構，骨強度，赤血球，白血球細胞の成熟，鉄輸送，コレステロールや糖代謝，心筋収縮，脳の発育などに必要とされる。

　Cuは小腸上皮細胞に存在するメタロチオネインと結合して吸収され，肝臓に貯蔵される。血漿中ではセルロプラスミンCuとして運ばれ，各組織に供給される。排泄は主に胆汁を介して行われている。

　セルロプラスミンは分子量13.2万の青色血漿たんぱく質で，1分子に8原子のCuが結合している。Fe^{2+}をFe^{3+}に変換し，Feをトランスフェリンに渡す役割をもっている。血漿中のCuのうち，90〜95％はセルロプラスミンに結合している。

Cu欠乏の主な症状としてはFe投与に反応しない貧血，白血球減少，特に好中球減少，骨形成障害がある。その他，頻度は少ないが，成長障害，毛髪の色素脱失，筋緊張低下，易感染性，好中球の貪食能の変化，コレステロールや糖代謝異常，心血管系異常などがみられる。

Cuの先天的代謝異常にはメンケス病とウイルソン病がある。メンケス病は腸管におけるCuの吸収障害があり，血中Cu，血中セルロプラスミンが低値になり，発育障害，精神神経障害などの症状がみられ，特に毛髪は褐色調でちぢれ毛，裂毛を示す。また，ウイルソン病は肝臓，腎臓，脳などにCuが過剰に蓄積する。これはセルロプラスミンの形成障害と胆汁中へのCuの排泄障害によってCuの体内蓄積が起こるためである。思春期以降になってレンズ核神経細胞変性と肝硬変症を発病する。

動物でのFe欠乏性貧血の改善にはFeの補給のほかに，微量のCuの同時摂取が効果を表す。これはFeがポルフィリン核に結合しヘムを形成する際に，Cuが触媒的に作用しているためと考えられている。

Cu給源食品は，牡蠣，しゃこのほか，豆類，種実類に比較的多く含まれる。牛乳は人乳より銅含量が少ないので，育児用調製粉乳にはCuが強化されている。

食事摂取基準（2020年版）では，推定平均必要量，推奨量，耐容上限量が設定された（付録1を参照）。

8-4-3　亜　鉛（Zn；Zinc）

Znは筋肉と骨，歯など生体内に約1.5 g含まれる必須元素である。アルカリホスファターゼや炭酸脱水酵素，アルコール脱水素酵素などの脱水素酵素，カルボキシペプチダーゼ，DNAポリメラーゼ，RNAポリメラーゼなどの構成成分として重要で，Zn欠乏時にはこれらの酵素活性が低下している。Znはインスリンの構成成分でもある。

Znが欠乏すると成長阻害，食思不振，皮疹，創傷治癒障害，味覚障害，精神障害（うつ状態），免疫能低下などをきたすことが知られている。

Znは十二指腸から吸収され，その日常食からの吸収率は20～70％である。亜鉛の吸収には上皮細胞のグリコカリックスやメタロチオネインが関与している。メタロチオネインはZnの吸収を緩衝する。また，フィチン酸，食物繊維，EDTA，ポリフェノール，Cu，カドミウム（Cd），FeなどはZnの吸収を阻害する。

Znは赤身の肉に多く含まれるが，日本人は穀類から摂取するほうが多い。

食事摂取基準（2020年版）では，推定平均必要量，推奨量，耐容上限量が設定された（付録1を参照）。

8-4-4　セレン（Se；Selenium）

Seは生体内に13.0～20.3 mgが含まれていて，そのほとんどがたんぱく質と結合している。細胞内の過酸化水素や各種の脂質過酸化物を還元する酵素であるグルタチオンペルオキシダーゼ（GPX：glutathione peroxidase）の活性中心を構成している。また，Seを含むヨードチロニン脱ヨウ素化酵素（5'-デイオジナーゼ）はチロキシン（T_4）の

脱ヨード化によりトリヨードチロニン（T$_3$）を生成して甲状腺ホルモンの生理活性を高めている。

Se欠乏では筋肉痛，心筋障害，つめの白色変化が見られる。中国の土壌中Se濃度が低い丘陵地域から山岳地域で生活する農民集団を中心に発生した地方固有の心筋症（克山病；Keshan病）がSe欠乏を主たる原因として起こったことが明らかにされた。

過剰症としては，爪の変形，神経障害，食欲不振，貧血，不眠，胃腸障害，悪心，嘔吐，下痢，疲労感などの症状が現れる。

食品中のSeの吸収率は，亜セレン酸とセレノメチオニンが80～90％，セレノシステインが50～70％である。Seの主な給源は穀類，豆類などであるが，家畜飼料へ無機Seが添加されているので家畜を原料とした食品に含まれていることが予測される。

食事摂取基準（2020年版）では，推定平均必要量，推奨量，耐容上限量が設定された（付録1を参照）。

8-4-5　マンガン（Mn；Manganese）

Mnは成人体内に約15 mgが存在する。Mnはアルギナーゼ，ピルビン酸カルボキシラーゼ（pyruvate carboxylase）やスーパーオキシドジスムターゼ（SOD）の構成成分である。また，Mnは糖質，脂質，たんぱく質代謝における各種の酵素の賦活剤としても働く。

食事で摂取したMnの代謝経路については，解明されていない部分が残されているが，胃酸によりマンガンイオン（Mn^{2+}）となり，上部消化管から吸収され，門脈を経由し，肝臓に運ばれ，そのほとんどが胆汁や膵液として再び消化管に排泄されるといわれている。したがって，糞中排泄量は摂取量にほぼ等しい。

Mnが欠乏すると，成長阻害や骨格異常，血液凝固の異常，生殖能力の欠如，運動失調，糖質・脂質の代謝の異常などがみられる。

一般に植物性食品に多く存在し，穀類，野菜類などが供給源であり，動物性食品には少ない。

食事摂取基準（2020年版）では，目安量と耐容上限量が設定された（付録1を参照）。

8-4-6　ヨウ素（I；Iodine）

Iは成人の生体内に15～20 mg含まれ，その70～80％が甲状腺に存在し，甲状腺ホルモン（トリヨードチロニン，T$_3$；チロキシン，T$_4$）の成分として，エネルギー代謝，たんぱく質の合成，神経系細胞の成長，骨形成，発育などに関与している。

摂取されたIはほぼ全量が腸管から吸収され，そのほんどが尿中へ排泄される。Iの摂取量はI含量の高い海藻類や魚類の摂取量によって大きく左右されるが，日本人の食生活では0.1 mg以下になることはあまりないと考えられ，欠乏症はほとんどみられない。

ヨウ素の欠乏症には，甲状腺腫とクレチン病（ヨウ素とセレンの両元素が欠乏）とがある。この欠乏症は，土壌中にヨウ素が少ない地域，インドや中国，東南アジア，

中央アフリカ，南米などの海から離れた地域，海藻が入手しにくい地域に多発しており，不妊や胎児・新生児の死亡率を高めている。北海道で昆布の大量喫食（ヨウ素を50〜80 mg/日摂取）によるヨウ素の過剰症として，甲状腺腫や甲状腺機能亢進症の悪化が報告されている。甲状腺腫は，ヨウ素の欠乏と過剰の両症でみられる。

食事摂取基準（2020年版）では，推定平均必要量，推奨量，耐容上限量が設定された（付録1を参照）。

8-4-7 クロム（Cr；Chromium）

成人の体内には約2 mgのCrが含まれ，糖や脂質，たんぱく質の代謝，結合組織の代謝に関与している。欠乏すると耐糖能の低下や高コレステロール血症，アテローム性動脈硬化症を引き起こす。完全静脈栄養法下のCr欠乏症は，インスリン不応性の耐糖能の低下，末梢神経障害による昏迷などの徴候が報告されている。

Crの供給源は穀類，肉類，卵類である。これらは土壌や河川，海水などのCr含量に影響されるといわれる。ビール酵母はCrのよい給源である。

食事摂取基準（2020年版）では，目安量と耐容上限量が設定された（付録1を参照）。

8-4-8 モリブデン（Mo；Molybdenum）

成人の体内には約9 mgのモリブデンが含まれていて，アルデヒドオキシダーゼ，キサチンオキシダーゼ，キサンチンデヒドロゲナーゼ，亜硫酸オキシダーゼなどの酵素の構成成分であり，これらのプテリン核を含む小さい非たんぱく質因子の中に存在する。ヒトにおける亜硫酸オキシダーゼの遺伝的欠損は，重度の脳障害（萎縮と機能障害），けいれん，精神遅滞をきたし，死亡を引き起こす。

完全静脈栄養法施行時にMo欠乏症が発症したとの報告があり，頻脈や頻呼吸，悪心，嘔吐，昏睡が発症している。Moの過剰摂取により関節痛，痛風様症状が報告されている。

給源として乳製品，豆類，穀類，レバーなどがある。

食事摂取基準（2020年版）では，推定平均必要量，推奨量，耐容上限量が設定された（付録1を参照）。

8-4-9 コバルト（Co；Cobalt）

Coは，成人の生体内に約2 mg存在する。ビタミンB_{12}の構成成分であり，赤血球の成熟に必要で，欠乏するとビタミンB_{12}の欠乏症である悪性貧血を発症する。ビタミンB_{12}酵素としてメチルマロニル-CoAをスクシニル-CoAに転換する過程を触媒するメチルマロニル-CoAイソメラーゼが知られている。生体内にはビタミンB_{12}以外の無機のCoが存在するが，その役割は不明である。

吸収についての詳細は明らかになっていないが，小腸で吸収され，吸収経路を鉄と共有している可能性がいわれている。排泄はおもに尿により行われる。コバルトの摂取不足による欠乏症はほとんどないが，アルコール中毒患者などでみられる場合があ

る。葉菜類，畜肉およびその臓器などが給源である。

8-4-10　フッ素（F；Fluorine）

フッ素は生体内に約2.6 g含まれており，その多くは歯のエナメル質や骨の硬組織に局在する。また，血液や肝臓などにも微量だが含まれている。

わが国では1人1日あたり2.56 mg摂取していると考えられるが，飲料水中のF量によって大きく変化する。またフッ素添加歯みがき粉などを用いると，摂取量は増加する。摂取された食品中のFは50〜80％腸管から吸収される。

生理作用は十分には解明されていないが，ヒドロキシアパタイト$Ca_{10}(PO_4)_6(OH)_2$がフッ化アパタイトとなり歯のエナメル質の形成，骨のミネラル化を促進すると考えられる。特に歯のエナメル質の安定化で酸に溶解しにくくなるため虫歯予防効果があるといわれている。しかし，F濃度が高すぎると，歯が斑点状に着色してもろく腐食し斑状歯になる。

食品では緑茶葉に多く含まれるが，その浸出液には少ない。次いで魚介類，中でも塩魚や干物に多く存在する。

参考文献

1）木村修一，小林修平翻訳監修，『最新栄養学（第8版）』，建帛社（2002）.

2）吉田　勉編，『基礎栄養学』，医歯薬出版（2003）.

3）林　淳三編，『基礎栄養学』，建帛社（2003）.

4）西川善之，灘本知憲編，『栄養学総論』，化学同人（2000）.

5）林　淳三編，『栄養学総論・各論』，医歯薬出版（1999）.

6）糸川嘉則，柴田克己編，『栄養学総論』，南江堂（2003）.

7）日本人の食事摂取基準（2020年版）策定検討会報告書，厚生労働省.

8）文部科学省資源調査分科会報告，『日本食品標準成分表2015年版（七訂）』.

9）村上　誠，松本和興編，『栄養の生化学』，同文書院（1997）.

10）糸川嘉則，五島孜郎編，『生体内金属元素』，光生館（1994）.

11）糸川嘉則，『食とミネラル』，ネスレ科学振興会（監修），和田昭允・池原森男・矢野俊正編，学会センター関西/学会出版センター（2001）.

9章 水，電解質の代謝

●学習のポイント●

1. 生体にとって水は体重の50〜60％を占める主要な構成成分であり，水分量として小児期には高いが老齢になるほど減少する。

2. 水は主に飲料水や食物中から摂取するほかに，体内で糖質，脂質，たんぱく質の酸化により生じる代謝水からも得られる。

3. 水をまったく摂取しないときでも，代謝による老廃物やミネラルバランスを保つための排泄への不可避尿や，皮膚や呼気からの不感蒸泄により水を失う。

4. 水には多くの生体成分を溶解する性質があるので，栄養成分の輸送や化学反応の基盤となっている。

5. 多量の発汗により電解質の損失を引き起こすが，このときに水分だけの補給はかえって電解質の損失が強まる結果になる。

6. 体液や血液の酸塩基平衡にも電解質が関与しており，pHは7.35〜7.45の狭い範囲に調節されている。

9-1　水の分布

　水はヒトの体内にもっとも多く存在する構成成分であり，成人男子では体重の約60％，成人女子では約55％が水である。成人では体重の約60％を占め，そのうちの約2/3が細胞内に，残りの1/3は組織間液および脈管内液（血液，リンパ液など）として細胞外に分布している。体内水分量は，小児では約70％と高率に存在するが，加齢とともに減少する。その20％を失えば生命を維持することが難しくなるといわれる。

9-2　水の機能

　生体内に存在する水はその機能から結合水と自由水に分けられる。結合水は生体構成成分と強く結合しており，その性質上から蒸発しにくく，低温でも凍結せず物質を溶かす性質がない。また，自由水は細胞膜を自由に透過でき，種々の化学成分を溶解

する溶媒としての性質を持つ。

　生体内には血液，細胞，リンパ液などの体液として存在し，以下のような機能を持つ。

① 溶解力が強く，種々の物質を溶解・電離し，化学反応の基盤となる。

② 血液の80％は水分で，栄養成分を各組織，臓器へ運び，また不要な産物を各組織から体外へ運搬する。

③ 電解質を溶かしその平衡維持を行う。また浸透圧の平衡を保ち，細胞の物理的形態を維持する。

④ 不感蒸泄，発汗作用などにより体温調節に関与する。

9-3　水の出納

　成人は水を飲料水，食物中の水および代謝水より得ており，1日当たり2,000〜2,500 mlにおよぶ。飲料水や食物中の水は胃を通過し，大部分が小腸で栄養素とともに吸収され，一部は大腸において吸収される。

　代謝水とは，体内における栄養素の酸化によって生成される水のことである。1 gの糖質，脂質およびたんぱく質が生体内で完全に酸化分解されると，それぞれ0.56〜0.60 g，1.07 g，0.34〜0.41 gの酸化水（代謝水）を生じる。

　水を失う経路は尿，糞便，不感蒸泄その他がある。

① 尿：1日の摂取した水分量に影響を受けるが，通常1,000〜1,500 mlである。そのうち500 mlは生体内で産生された代謝産物（老廃物）を溶解し，尿として排泄するのに必要な水として，不可避尿といい，残りを可避尿という。

② 糞便：消化管において唾液，胃液，胆汁，膵液，腸液として1日約8 lの水分が分泌されるが，そのほとんどは小腸および大腸で再吸収され，糞便中には約100 mlが排泄される。

③ 不感蒸泄その他：不感蒸泄とは皮膚と呼気から排泄される水分（ヒトが意識しないうちに絶えず蒸発して失われている水）のことで，皮膚からは500〜600 ml，呼気からは300〜400 mlが失われて，1日に600〜1,000 mlに達し，その時放散される熱量も約600 kcalにもなる。この量は，生活活動量が増えたり，周囲の温度の上昇や湿度の変動によって変化する。

　その他は涙，鼻汁またある場合は乳汁などの分泌物として失われる。

表9-1　水の出納（ml/日）

摂取量		排出量	
飲料水	800〜1,300	尿（不可避尿）	500
食物中の水	1,000	尿（可避尿）	1,000
代謝水	200〜300	糞	100〜200
		不感蒸泄（皮膚）	500〜600
		不感蒸泄（呼吸器）	300〜400
合　　計	2,500	合　　計	2,500

150

成人での水の出納は表9-1に示すように，摂取量はおよそ2,500 m*l*，排出量もおよそ2,500 m*l*でほぼ平衡が保たれている。

9-4　水の欠乏と過剰

摂取した水分量と同量の水分量を排泄し，水分のバランス（水平衡）を保っている。たとえば，飲料水を多く摂取すれば，尿量が増加し，汗をかけば，その分だけ尿量が減少するという水分調節が行われている。

しかしながら，水分の摂取不足，過剰排泄，塩分の過不足などは体液の浸透圧に極端な変化を起こし，水分のバランスが異常になる。

水分の欠乏（脱水）が体重の約1%になると，のどの渇きを訴える。これは細胞外液の減少，あるいは細胞外液の浸透圧の上昇を感知した視床下部に存在する中枢から摂水行動を引き起こす命令が出ているからである。この時点で水分補給が必要であり，水を摂取しなければ脱水状態に陥る。

このように体水分量の1〜2%の喪失，あるいは体重の約1%の水分喪失に敏感に反応することは，身体にとって水分調節が如何に重要であるかを示している。

また，塩分の過剰摂取は細胞外液の浸透圧を上昇させ，細胞内液の水分の細胞外液への移動を促す。その結果として血漿量が増加して尿量も増加し，水分量の減少が体液量の減少として現れる。

逆に摂取塩分量が減少すると，細胞外液の浸透圧は細胞内液より低張となり，細胞外液の水分が細胞内液へ移動する。その結果として細胞内液の浸透圧は低下し，腎臓の尿細管の水分再吸収力は抑制されて尿量が増加する。

すなわち，塩分の過不足はいずれも水分を損失させる結果となり，脱水症状に陥る。

以上のように水分の欠乏は生命に危険な状態をもたらすが，過剰の水分も生命に危険をおよぼす。経静脈的投与の過剰水分は細胞内液へ水分が移動し，脳細胞の浮腫により，脳圧上昇，意識障害，けいれんなどが引き起こされる。これを水中毒というがほとんどの場合は医原性で通常の場合は起こることはない。輸液を投与する場合に水分と塩分の補給を行わないと水分バランスが異常になり引き起こされる。

9-5　水分の排泄調節

体水分量の調節は主として腎臓によって行われている。正常な腎臓では1分間に約125 m*l*の水分が糸球体からろ過される。これを原尿というが，その1日量は170*l*にもおよぶ。その99%は再吸収され，残りの1%が尿として体外に排泄される。腎臓は，摂取水分量が多い場合尿量を増加させ，摂取水分量が少なければ尿量を減少させて，体水分量を一定に維持している。

この調節には視床下部に存在する浸透圧受容体をもつ中枢が関与し，下垂体後葉を刺激して抗利尿ホルモンのバソプレッシン（VP；vasopressin）の分泌を促す。VPは

腎臓の尿細管において水の再吸収を促進し，血圧上昇作用を示す。また，副腎皮質から分泌されるアルドステロン（aldosterone）にも腎臓の遠位尿細管におけるNa⁺や水分の再吸収を促進する作用がある。一方，アルドステロンはK⁺の排出を促進する。

9-6　運動と水分平衡

運動時には産熱により体温が上昇するので，発汗で熱を放出して体温を下げる。その結果，体温はほぼ一定に保たれるが，これは同時に体水分の損失を意味している。水分の損失は，血液の濃縮や脱水症を引き起こし，放熱と産熱のバランスを崩し，熱射病（熱中症，heatstroke）などになる。高度の運動時には，発汗によって失われた水分や塩類を補給する必要がある。

9-7　電解質の分布

電解質とは血液・体液中で電離してイオンになる物質で，おもに電離しやすい無機質（ミネラル）がこれにあたる。

血漿（細胞外液の一部）および細胞内液の電解質組成を図9-1に示す。細胞外液に

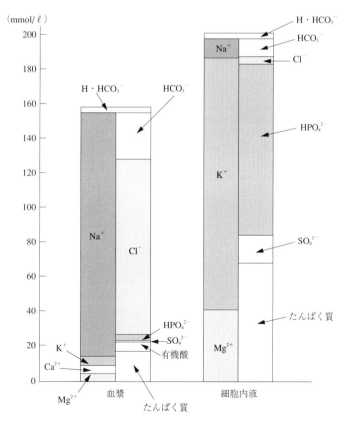

図9-1　血漿および細胞内液の電解質組成

152

はNa$^+$，Cl$^-$が多く，細胞内液にはK$^+$やMg^{2+}が多く存在し，体液の容量調節系や浸透圧調節系を介して体内の水分量を調節している。ミネラルの欠乏に対しては必要に応じて他の体内分布から動員されて，正常な血清濃度が維持されているが，調節機構が破綻すると電解質異常になり，体機能が障害される。

　また，体液や血液の酸塩基平衡にも電解質が関与しており，pHは7.35〜7.45の狭い範囲に調節されている。この細胞内・外のpH調節は，① 細胞外液緩衝系，② 細胞内液緩衝系，③ 呼吸性調節系，④ 腎性調節系の４つの緩衝調節系で行われており，肺臓と腎臓が重要な役割を演じている。

参考文献

1）木村修一，小林修平翻訳監修，『最新栄養学（第8版）』，建帛社（2002）.

2）吉田　勉編，『基礎栄養学』，医歯薬出版（2003）.

3）林　淳三編，『基礎栄養学』，建帛社（2003）.

4）西川善之，灘本知憲編，『栄養学総論』，化学同人（2000）.

5）林　淳三編，『栄養学総論・各論』，医歯薬出版（1999）.

6）糸川嘉則，柴田克己編，『栄養学総論』，南江堂（2003）.

10章 機能性非栄養素成分

●学習のポイント●

1. 食物繊維とは，ヒトの消化酵素では消化されない食物中の難消化性成分の総体として定義され，植物だけでなく動物の成分も含まれる。

2. 食物繊維は小腸内で胆汁酸やコレステロールを吸着し，糞便中への排泄を促進し，血中コレステロール値を低下させる。

3. 難消化性糖類には糖アルコールや難消化性オリゴ糖があり，甘味料として，肥満，虫歯，糖尿病などの予防や腸内環境の改善の面から注目を受け，今日では難消化性糖類を用いた食品が数多く出回っている。

　食物中には，五大栄養素のように，消化・吸収され，生体内で栄養素としての機能を発揮する成分のほかに，消化はされないがヒトの生体内において健康増進に何らかの生理作用をもつ成分が食物中にあることがわかってきた。この食物成分のことを機能性非栄養素成分といい，それらには食物繊維，難消化性オリゴ糖，糖アルコールなどがある。また，近年の研究により，大豆中のイソフラボン，ポリフェノール，カテキンなどが注目されている。

10-1　食物繊維

食物繊維（dietary fiber）は，従来，食品中に消化吸収されないセルロースなどの多糖類が存在し，これらの成分は，むしろ栄養素の利用効率を下げるものとして考えられてきた。しかし，1960年にトロウェル（Trowell，イギリス）は疫学調査をもとに，アフリカ地方ではまれで，西欧白人に見られる非感染性疾患が実に30にものぼり，これらの疾患のうち便秘，大腸憩室症，潰瘍性大腸炎，大腸がんなどは食事中の繊維質摂取の大小に関係するのではないかと報告した。その後，1970年にバーキット（Burkitt，D.P.，イギリス）は大腸がんの発がんに関して，「高度に精製された食品の摂取では，未精製食品の摂取と比較して，糞便容量の低下を招き，排便回数の低下と糞便の消化管内通過時間の延長がもたらされる。そのため腸粘膜と発がん性物質との接触時間が

長くなり発がんの危険性が増大する。繊維質摂取が多い場合はその逆で発がんの機会が抑えられる。」という作業仮説を発表した。この仮説の提案によって，食物繊維は研究者たちの脚光をあびる結果となり，その後急速に食品中の多糖類をはじめとする難消化成分と人間の健康との関連についての実証的研究が数多く行われるようになった。そして現在，食物繊維は生活習慣病を予防する生理的効果をもつことがさまざまな研究から明らかになり，食物繊維の栄養学的な重要性が認められている。

　また，D・Burkitt（D・バーキット）並びにH・Trowell（H・トローウエル）両氏は共著 "Western Disease: Their Emergence and Prevention" の中で，「少ない食物繊維，多い精製炭水化物という "洗練された" 現代欧米の食生活は，糖尿病を進行させることで破滅への一歩を踏み出している」と述べている。

10-2　食物繊維の定義

　食物繊維（Dietary Fiber）という言葉が最初に登場したのは1953年で，ヒスプレー（Hipsley）は，粗繊維値が食品中の不消化な繊維質のすべて現していないところから，セルロース，ヘミセルロース，リグニンの三成分を提案した。1976年，トロウェルは生理的意義を含ませた概念として食物繊維を「ヒトの消化酵素により消化されない植物細胞成分」と定義づけた。その後，動物性の難消化性成分のなかにも，植物の難消化性成分と同様な生理的効果を示すものがあることが明らかになった。現在使用されている食物繊維の定義は，桐山修八博士が1980年に提案した「ヒトの消化酵素で消化されない食物中の難消化性成分の総体」というものである。

10-3　食物繊維の生理作用

　食物繊維は，水への溶解性から，不溶性食物繊維（Water-insoluble Dietary Fiber；IDF）と水溶性食物繊維（Water-soluble Dietary Fiber；SDF）に大別される（表10-1）。
　不溶性食物繊維（IDF）には植物性のものではセルロースやマンナン，ガラクタン，アラビナンなどのヘミセルロース，リグニンなどが，海藻の多糖類では寒天（30〜40度以下では凝固するので不溶性に分類される），動物性のものではキチンなどが含まれる。
　水溶性食物繊維（SDF）には植物性のものではペクチン，グルコマンナンやグアーガム，ローカストビーンガムなどの植物ガム質，海藻由来のものではアルギン酸など，動物性ではコンドロイチン硫酸，合成されたものでは，近年健康食品素材として多く使われている，ポリデキストロースなどがある。
　食物繊維の生理作用はその物理化学的性質（水に対する溶解性など）によって異なる。
　不溶性食物繊維の特徴は，保水性が高く，膨潤して消化管内では不消化物の容積（かさ）を増加させる。

表10-1　食物繊維の分類と多く含む食品

種　類		多く含む食品
不溶性食物繊維	セルロース	野菜類，穀類，豆類，いも類，きのこ類，海藻類
	ヘミセルロース	野菜類，穀類，豆類，いも類，きのこ類
	キシラン	米，小麦，大麦，小麦ふすま
	マンナン	椰子胚乳部，あさくさのり，やまいも
	ガラクタン	さといも
	アラビノキシラン	米，小麦，大麦，小麦ふすま
	リグニン	野菜類，穀類，豆類，きのこ類，海藻類
		ココア，小麦ふすま，わかめ，ひじき
	キチン質	甲殻類，昆虫外骨格，きのこ，菌類
	キチン	エビ・カニの甲殻，きのこ類
	キトサン	きのこ類，菌類
	海藻多糖類	てんぐさ，おごのり(紅藻類)，ようかん
	寒天	ゼリー食品
水溶性食物繊維	ペクチン	野菜類，果実類，いも類
	ガラクツナロン	柑橘類，りんご，にんじん，かぼちゃ
	グルコマンナン	こんにゃくいも
	植物ガム質	植物樹皮，種子，根
	グアーガム	グアー種子(豆科)
	ローカストビーンガム	ローカストビーン種子(豆科)
	カラヤガム	カラヤ樹液
	アラビアガム	アラビアガムノキ樹液
	海藻多糖類	こんぶ，あらめ，かじめ(褐藻類)
	アルギン酸	やはずつのまた(紅藻類)，ゼリー食品
	カラギーナン	
	合成多糖類	飲料
	ポリデキストロース	増粘剤，安定剤
	カルボキシメチルセルロース 　(CMC)	

和田政裕：食物繊維，ホールグレイン協会　学術情報　13-17,2000

以下にそのはたらきを示す*。

① 大腸がんの発生を抑制する：発がん物質を吸着し，排泄を促進する。

② 排便の促進：大腸内で水分を保持し，軟便にするとともに排便を促進する。

③ 有害物質の排泄促進：生体に有害な物質を便とともに早く排泄する。

④ 整腸作用：腸内の有用な細菌の増殖を助け，生体に有利な環境をつくる。

　水溶性食物繊維の特徴は，水に溶けると粘性が著しく上昇すること，腸内細菌によって分解されることなどである。以下にそのはたらきを示す。

① 大腸がんの発生を抑制する：不溶性食物繊維とともに消化管通過時間を短縮させることにより発がん性物質の腸管粘膜への接触を抑え，発がんを抑制する。

② 血清コレステロール値の正常化：胆汁酸やコレステロールの吸収を抑制し，糞

＊　日本では現在は上記のように不溶性と水溶性による生理作用の分類が主であるが，国連の組織では，実際にはこの分類に当てはまらない場合があるため，繊維の分類に不溶性，水溶性をやめるべきであると勧告している。

　例えば，不溶性食物繊維は糞便容積を増加させる効果が強く，水溶性食物繊維はコレステロール濃度を低下させると考えられているが，水溶性繊維源が不溶性繊維源と同じように糞便容積を増加させることもあり，同様にすべての水溶性繊維源がコレステロール値を低下させるとは限らないためである。

　今後の動向に注目したい。

便への排泄を促進する。

③　糖尿病の発症予防：糖質の消化・吸収を遅らせて血糖の急上昇を防ぎ，その結果，インスリンの過剰分泌が抑制される。

④　血圧上昇抑制作用：ナトリウムの吸収を抑制し，糞便への排泄を促進する。

⑤　腸内細菌叢の改善：ヒトの消化管に棲息している有用な腸内細菌（ビフィズス菌，乳酸桿菌など）を選択的に増加させ，発酵による短鎖脂肪酸の生成を促し，腸内を酸性化し，有害な細菌の増殖を抑える。

10-4　食物繊維の食事摂取基準

食物繊維は，摂取不足が対象となる生活習慣病の発症に関連する報告が多いことから，食事摂取基準（2020年版）では，目標量を設定した。成人の目標量の策定には，理想的な摂取量と日本人の摂取量の中央値との中間値を参照値とした上で，目標量が設定された。また，小児期の食習慣が成人後の循環器疾患の発症やその危険因子に影響を与えている可能性が示唆されることなどを考慮し，3歳以上について成人と同じ方法で目標量が設定された（付録1を参照）。

いま，新たなステージに進もうとしている「食物繊維」

食物繊維は，化学的には多糖類が主体となっているが，多糖類以外の消化吸収されない物質もその範疇に入る。リグニンは炭水化物ではないが，昔から食物繊維の一部として扱われており，難消化性のオリゴ糖や糖アルコールも消化吸収されにくいという点では食物繊維に入ってくるものと考えられる。近年の研究で，植物性食品ばかりでなく動物性食品の中にもキチンやコンドロイチン硫酸などの難消化性多糖類が含まれることが見いだされ，消化性と考えられていたでんぷんの中にも消化抵抗性を示すでんぷんがあり（レジスタントスターチ：未精製穀類中に含まれる一部のでんぷんや老化でんぷん），食物繊維と同様の生理効果を持つことがわかってきた。また，食品たんぱく質の中にも難消化性のものが見いだされ（レジスタントプロテイン），これらも食物繊維と同様の効果を示すことがわかってきた。

わが国における食物繊維の定義は，桐山修八博士が1980年に提案した「ヒトの消化酵素で消化されない食物中の難消化性成分の総体」というものであるが，国外では，食物繊維を植物性に限定し，このような定義をとらない場合も多い。実際にはこの「難消化性成分」は前述のように植物性の多糖類ばかりではなく，従来考えられていた植物性食品に含まれる難消化性多糖類を中心とした「食物繊維」の定義が，現実のものと一致しなくなってきている。このあたりの事情については現在も学界において検討が続けられており，日本食物繊維研究会（平成12年第5回学術集会）では「食物繊維」に代わる新たな用語として「ルミナコイド」を提案している（図10-1）。また，ルミナコイドの定義として「ヒトの小腸内で消化・吸収されにくく，消化管を介して健康の維持に役立つ生理作用を発現する食物成分」を提案している。

ルミナコイドは食物の消化・吸収性という本来的な見地から眺めた「食物繊維」の姿であろう。また，ルミナコイドの分類原則は消化性に基づいた「でんぷん性」「非でんぷん性」であり，難

消化性を示すレジスタントスターチを十分考慮している点は注目できる。日本人の「食物繊維」摂取量は，食事内容の欧米化，食生活形態の変化などを理由に年々低下する傾向にあり，米を主食とする日本人においては，食物繊維摂取量と各疾患の罹患率との関連を探るうえでも，レジスタントスターチの働きを十分評価する必要がある。今のところ，食物繊維摂取量におけるレジスタントスターチの寄与については全く考慮されていないのが現状である。

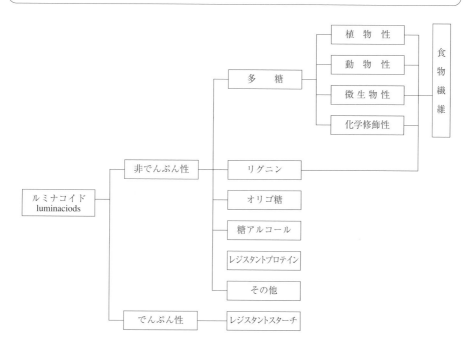

（和田政裕，「食物繊維に関する最近の話題」(3),(6)，臨床栄養，Vol.96,229,2000.）

図10-1　食物繊維の新しい分類案

10-5　難消化性糖類

　食物繊維と同様，消化されずに，われわれの体のなかで健康の維持のために役立っているものとして難消化性糖類がある。難消化性糖類は，砂糖に代わる代替甘味料として，肥満，虫歯，糖尿病などの予防や腸内環境の改善の面から注目を受けてきた。安全性が高く，加工食品への使用が容易なこと，安価で大量生産ができる，などの理由から，今日では難消化性糖類を用いた食品が数多く出回っている。難消化性糖類には難消化性オリゴ糖や糖アルコールがある。

（1）難消化性オリゴ糖

　難消化性オリゴ糖は，単糖類のグルコース，フルクトースやガラクトースが数個結合したもので，フルクトオリゴ糖（ショ糖のフルクトース部分にさらに1～3個のフルクトースが結合したもの），ガラクトオリゴ糖（乳糖のガラクトース部分に1～4個のガラクトースが結合したもの），イソマルトオリゴ糖（イソマルトースに1個の

グルコースが結合したもの）などよく知られている難消化性オリゴ糖は，糖アルコールと同様に，消化されずに大腸に達し，大腸内で腸内細菌により発酵を受ける。その生理作用は，糖アルコールのところで述べたとおりである。現在，難消化性オリゴ糖は，腸内環境の改善（ビフィズス菌などの有用菌の増殖を助けること）や虫歯（う歯）の軽減（砂糖の代替甘味料として，う触軽減効果をもつこと）を目的とした特定保健用食品に利用されている。

（2）糖アルコール

糖アルコールは，糖質のアルドースまたはケトースが還元されたものである。単糖アルコールとして，ソルビトール（グルコースやフルクトースが還元されたもの），マンニトール（マンノースが還元されたもの），キシリトール（キシロースが還元されたもの）などがある。二糖アルコールは，天然のものは知られていないが，マルチトール（マルトースが還元されたもの：グルコースとソルビトールが α-1,4結合したもの），ラクチトール（ラクトースが還元されたもの：ガラクトースとソルビトールが β-1,4結合したもの），パラチニット（パラチノースが還元されたもの：グルコースとマンニトールが α-1,6結合したものとグルコースとソルビトールが α-1,6結合したものとの混合物）などがある。ともに大腸内の腸内細菌により発酵を受け，酢酸，酪酸，プロピオン酸などの短鎖脂肪酸，メタンガス，水素ガス，炭酸ガスなどに代謝される。短鎖脂肪酸は最終的には吸収されてエネルギー源になるが，消化管内を酸性にして，ビフィズス菌などの有用菌を増やし腐敗菌などの有害菌を減らすので，腸内環境を改善する効果がある。しかし，発酵により生じたガスがおなかにたまると，おなかがゴロゴロ鳴ったり，おならが頻繁に出る原因となることもある。

そのほかの効用として，糖アルコールは消化・吸収されないので食後の血糖値を上昇させることもなく，インスリン分泌を刺激しないことがあげられる。そのために，糖尿病患者が糖アルコールを砂糖の代替甘味料として使用することは症状の軽減につながる。また虫歯を起こすミュータンス菌は糖アルコールをエネルギー源として利用できないので，虫歯菌の増殖を防ぐ効果もある。ただし，糖アルコールを含んだ食品を多量にとりすぎた場合には下痢を起こすこともあるので，1日の摂取量には注意が必要である。

参考文献

1）印南　敏，桐山修八編，『食物繊維（改訂版）』，第一出版（1995）.

2）和田政裕，『食物繊維に関する最近の話題』，(3)，(6)，臨床栄養Vol.96，229，789（2000）.

3）林　淳三編，『基礎栄養学』，建帛社（2003）.

4）西川善之，灘本知憲編，『栄養学総論』，化学同人（2000）.

5）日本人の食事摂取基準（2020年版）策定検討会報告書，厚生労働省.

6）文部科学省資源調査分科会報告，『日本食品標準成分表2015年版（七訂）』.

7）和田政裕，「食物繊維」，ホールグレイン協会，学術情報，13-17（2000）.

11章 エネルギー代謝

●学習のポイント●

1. あらゆる生命活動（生命維持・妊娠・成長・活動など）はエネルギー消費の上に成り立っている。ヒトは、そのために必要なエネルギーを動植物に含まれる三大栄養素（糖質、脂質、たんぱく質）を酸化（燃焼）して得ている。

2. エネルギーの獲得(摂食→消化吸収→ATPへの変換)→消費(細胞が行う仕事)→代謝産物の排出（二酸化炭素，窒素化合物など）の過程で繰り返されるエネルギーの変化（獲得と消費）をエネルギー代謝という。

3. 栄養素から取り出されたエネルギーは、エネルギー運搬物質ATP末端の高エネルギーリン酸結合のエネルギーに転換して利用される。細胞が行う仕事（体構成物質の合成と分解，物質輸送，神経伝達，筋収縮，産熱など）は、ほとんどすべてATPが分解されるときに放出される自由エネルギーによってなされる。

4. 最もよく用いられるエネルギー消費量の測定法は、間接熱量測定法または呼気分析法（ガス代謝法）とよばれる方法である。

5. ある活動におけるエネルギー消費量は、呼気の分析から得られる酸素（O_2）消費量，二酸化炭素（CO_2）産生量および尿中窒素量から計算できる。産生CO_2量と消費O_2量とのモル比（CO_2/O_2）を呼吸商（RQ）といい、RQから栄養素の燃焼比率を求めることができる。

6. 栄養素の燃焼値は、理論的には外界（物理的燃焼値）も生体内も同じである。栄養素の吸収率や最終代謝産物等を考慮した実際の生体内での燃焼値を生理的燃焼値という。糖質，脂質，たんぱく質の生理的燃焼値を一桁であらわすと、4, 9, 4 kcal/gになる。これをアトウォーターの係数と呼ぶ。

7. 総エネルギー消費量は、基礎代謝または安静時代謝，活動代謝，食事誘発性熱産生の3要素により構成される。エネルギー必要量は、この消費量と均衡が取れるエネルギー摂取量に相当する。

11-1　エネルギー

11-1-1　エネルギー代謝

　エネルギー（energy）は，ギリシャ語のエルゴン（ergon，仕事）から派生した言葉で，「物理的な仕事をなしうる諸量（位置エネルギーや運動エネルギー）の総称」である。エネルギーには化学，力学，熱，光，電気，磁気，音，核などさまざまな形態があり，私たちの生活は，これらエネルギーの消費の上に成り立っている。私たちの身体もまた，休むことなく心臓が拍動し，呼吸し，体温をほぼ一定に保ち，毎日仕事，家事，運動などの生活活動を行っているが，このような生命の維持と生活活動が行えるのも，体内でエネルギーを消費しているからに他ならない。ヒトは，このエネルギーを動植物が含有する化学エネルギーから得ている。化学エネルギーとは，炭素，酸素，水素からなる有機化合物に保たれている化学結合のエネルギーのことで，もとをただせば，植物が太陽光のエネルギーを光合成によって二酸化炭素と水から合成したグルコースの化学エネルギーに変換したものである。生体は，食物の有機質を呼吸から得た酸素によって酸化分解（燃焼）してエネルギーを取り出し，生体が利用可能なエネルギーに変換する。こうして，生命維持と身体活動に必要なすべてのエネルギーを獲得するのである。また，エネルギー産生に際して生じた炭酸ガスは，大気中に放出されて再び光合成の原料となって循環する。エネルギー代謝（energy metabolism）とは，食物からのエネルギー獲得と消費，生じた代謝産物の排泄という一連の過程の絶え間ない繰り返しによって営まれる生命現象である。

11-1-2　エネルギー量を表す単位

　国際的には，エネルギーの単位はジュール（joule，J）に統一される方向にあり，栄養・食品分野でも，1973年にFAO/WHOが，従来用いてきた熱エネルギーの単位であるカロリー（calorie）に替えてジュールを採用した。しかし，わが国では，実践上の慣行や世界の動向からみて，当面はジュールへの変更の必要はないものとして，現在もカロリーを用いている。日本食品標準成分表（科学技術庁）は，カロリーとジュールを併記している。1カロリー（1cal）とは，14.5℃の水1gを1℃上昇させるのに要する熱量であり，1ジュール（1J）は，質量1kgの物体を1ニュートンの力で1m動かすときの仕事量である。栄養・食品分野では扱うエネルギー量が大きいので，いずれも1,000倍にあたるキロカロリー（kcal）とキロジュール（kJ）が単位として用いられる。キロカロリーとキロジュールの換算は，次の通りである。

$$1\,kcal = 4.184\,kJ\text{（換算係数4.2）}\qquad 1\,kJ = 0.239\,kcal$$

11-2　自由エネルギーの獲得

　私たちがエネルギーを獲得するまでの過程を図11-1に示した。摂取された食物は，消化によってでんぷんはグルコース，脂肪は脂肪酸と2-モノアシルグリセロール，た

んぱく質はアミノ酸にまで分解されたのち吸収され，各細胞内に取り込まれる。細胞内ではクエン酸回路，脂肪の β 酸化といった多段階の酵素反応で栄養素を酸化し，補酵素NAD^+およびFADを還元する。還元型のNAD^+およびFADは，最終的にはミトコンドリア（mitochondria）の電子伝達系で酸素によって酸化されるが，この際電子伝達系と共役した酸化的リン酸化系で，大量の高エネルギーリン酸化合物ATP（アデノシン5'-三リン酸，adenosine 5'-triphosphate）が生成される。ATPはエネルギーの貨幣とも呼ばれ，このATPが分解するときに放出される自由エネルギー（free energy）が，私たちの体のあらゆる仕事に利用可能なエネルギーである。

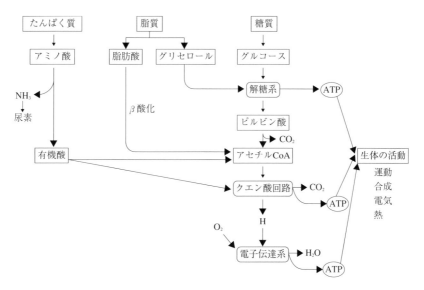

図11-1　栄養素の代謝経路とATPの生成

11-2-1　電子伝達系におけるATP合成

ATP合成のほとんどは，電子伝達系（electron transport system，呼吸による酸素を用いることから呼吸鎖the respiratory chainとも呼ばれる）と共役した酸化的リン酸化系で行われる（図11-2）。栄養素の酸化によって遊離した水素を受け取った$NADH+H^+$の水素は，NADH脱水素酵素複合体に渡され，ついでCoQに渡されて$CoQH_2$になる。これから分離した電子（$2e^-$）が酵素群のあいだをバケツリレーのように次々と受け渡され，最後に分離した$2H^+$と共に呼吸によって取り込まれた酸素に渡され水（H_2O）を生じる。この間にATP合成酵素がADPと無機リン酸（Pi）からATPを合成することができるだけの自由エネルギーの変化量もつステップが3ヵ所ある（図11-3）。FADHの場合は，同様に2ヵ所ある。実際にはこれらのステップでプロトン（H^+）がミトコンドリア外に汲みだされて生じた電気化学的ポテンシャルによってATP合成が行われる。これを酸化的リン酸化（oxidative phosphorylation）という。

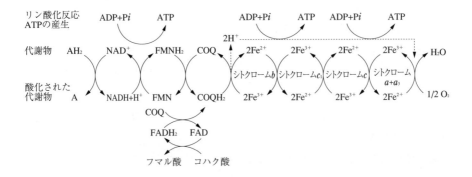

図11-2　酸化的リン酸化と共役する電子伝達系

11-2-2　グルコースのエネルギー転換効率

図11-3に示すように，ATPがADPとPiに加水分解されたときに生成される自由エネルギー量は，標準状態でATP 1モルあたり7.3kcalである。グルコース1モル（180 g）が完全に酸化されると，ATPが36～38分子生成される（第4章参照）。ATP36分子は263 kcal（7.3kcal×36）の自由エネルギーを生成するが，これはグルコース1分子が完全燃焼したとき生ずるエネルギー量686 kcalの38.3 %（263kcal／686kcal×100）に相当する。これをグルコースのエネルギー転換効率という。1分子のグルコースを酸化して36～38分子のATPを合成するには，多段階の酵素反応を経ているが，その割には非常にエネルギー転換効率がよいといえる。

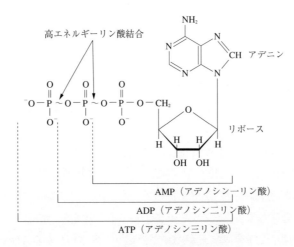

図11-3　ATPの構造

11-2-3　エネルギー消費とATPの合成

日本人成人は，1日あたり約2,000kcalのエネルギーを消費し，その約60%（1,200 kcal）が生命維持に最低必要とされる基礎代謝である。基礎代謝のために1日に消費するATPは164.4モル（1,200÷7.3），重量に換算すると83.4 kg（ATP1モル＝

$C_{10}H_{16}N_5O_{13}P_3＝507.2\,g$）にもなる。しかし，実際には体内のATP全量は0.1モル（約51g）以下に過ぎず，常時素早い代謝回転（リサイクル）でエネルギー転換をしている。すなわち，各細胞で必要に応じてATP生成量が調整されており，どのような事態にもすみやかに対応できるように，体内には常にATP合成のエネルギーを供給することができるグリコーゲンや中性脂肪が貯蔵されている。このようにATPは各細胞内で自給自足されるので，代謝が旺盛な組織の細胞には内膜の発達したミトコンドリアが多数存在し，大量のATPを合成している。エネルギー消費は，エネルギー形態とエネルギーを消費する臓器からとらえることができる。

（1）エネルギー形態別の消費

１日あたりのエネルギー消費量は，全身の細胞が下記の仕事によって消費するエネルギー量の総和である。

① 筋収縮による物理的な仕事のためのエネルギー（力学的エネルギー）

② 栄養素の消化・吸収・輸送や生合成・分解のためのエネルギー（化学的エネルギー）

③ 神経線維の興奮による刺激伝達のためのエネルギー（電気的エネルギー）

④ 体熱の放散や体温調節のためのエネルギー（熱エネルギー）

（2）臓器別の消費

安静時の各臓器のエネルギー消費量の総和が基礎代謝にほぼ匹敵する。細胞は，各臓器の機能により異なったエネルギー代謝を営むが，肝臓は最も大きく，代謝が旺盛な臓器であることから，エネルギー消費量が最大の臓器である。脳のエネルギー消費量は，興奮状態や不安や焦りに駆られているときには平常時よりも数％上昇すると考えられている。脳細胞は，通常グルコースしかエネルギー源にできない点が他の臓器と異なる。心臓は，単位重量当たりのエネルギー消費量が最大である。また，心臓と筋肉は，他の臓器と異なり身体活動の程度によって消費エネルギーが大きく変化する。表11-1に臓器別のエネルギー消費量を示した。

表11-1　臓器別エネルギー消費量

臓器	%REE[※]	%重量	%REE／%重量
肝臓	29	2	14.5
脳	19	2	9.5
心臓	10	0.4	25
腎臓	7	0.4	17.5
筋肉	18	40	0.45
合計	83	83	66.95

※REE：安静時代謝
（細谷憲政編著，『今なぜエネルギー代謝か』，第一出版）

11-3　エネルギーの供給

11-3-1　三大熱量素のエネルギー量

（1）物理的燃焼値

　糖質，脂質，たんぱく質を生体内で燃焼（酸化）して得られるエネルギー量は，理論的にはこれらの栄養素を外界で燃焼させて発生する熱量と等しい。ボンベ熱量計（bomb calorimeter）（図11-4）は，精密に測った試料をボンベ内の密閉容器に入れ，酸素を注入後，電流を流して瞬間的にこの試料を完全燃焼させ，そのとき発生する熱をボンベ周囲に満たした水に吸収させて，水温の上昇から発生熱量を知る装置である。こうして得られた試料１gのエネルギー量を物理的燃焼値という。三大熱量素の物理的燃焼値を表11-2に示した。

（2）生理的燃焼値とアトウォーターの係数

　物理的燃焼値に対し，生体内で発生する実際のエネルギー量を生理的燃焼値という。生理的燃焼値は，理論的には物理的燃焼値と一致するが，実際には異なる要因がある。ひとつは，生体内で燃焼されない成分の存在である。糖質と脂質は生体内でも完全燃焼するので，その生理的燃焼値は理論値と一致する。しかし，たんぱく質は，構成元素である窒素（N）が生体内では完全に燃焼されず，尿素，アンモニアなどとして体外に排泄されるので理論値と一致しない。N化合物の排泄によって失われるエネルギ

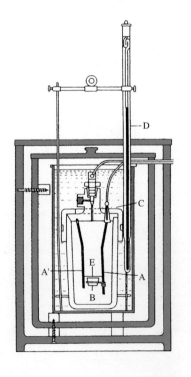

A：酸素を導入する銅管で
　Bを支える
A'：銅線
B：白金皿で被検物を入れ
　る
C：ニッケル製の同筒で水
　を満たす
D：温度計
E：被検物を貫く細い鉄線
　ヒーター

（小池五郎，『やさしい栄養学』，女子栄養大学出版部(1985)）

図11-4　ボンベ熱量計

表11-2　三大栄養素の物理的・生理的燃焼値とアトウォーターの係数

	物理的燃焼値	窒素化合物による損失	消化吸収率	生理的燃焼値	アトウォーターの係数
糖　質	4.10 kcal (17.15 kJ)		×0.98	=4.02 kcal (16.80 kJ)	4
脂　質	9.45 kcal (39.54 kJ)		×0.95	=8.98 kcal (37.54 kJ)	9
たんぱく質	5.65 kcal (23.64 kJ)	−1.25 kcal	×0.92	=4.05 kcal (16.93 kJ)	4

ー量は，たんぱく質1 g当たり1.25 kcalである。2つ目は消化吸収率である。アトウォーター（Atwater）は，三大熱量素の消化吸収率を糖質98％，脂質95％，たんぱく質92％として，混合食を用いて生理的燃焼値を求めた（表11-2）。さらに，生理的燃焼値を糖質4 kcal，脂質9 kcal，たんぱく質4 kcalという整数に単純化し，食物中のエネルギー量が容易に概算できるようにした。これをアトウォーターの係数と呼び，現在も広く使われている（表11-2）。三大熱量素によるエネルギー供給の望ましい配分比率は，成人の場合，糖質60〜65％，脂質20〜25％，たんぱく質13〜15％である。エネルギー所要量2,000 kcalの場合の各栄養素のエネルギー供給量をアトウォーターの係数を用いて算出すると，表11-3のようになる。

表11-3　エネルギー必要量2000kcalの場合（成人）のエネルギー供給配分と栄養素量

栄養素名	エネルギー比率 ％	（エネルギー量） kcal		アトウォーターの係数		栄養素量 g
糖　質	63	1260	÷	4	＝	315
脂　質	23	460	÷	9	＝	51
たんぱく質	14	280	÷	4	＝	70

11-3-2　エネルギー換算係数

　わが国では，主要な食品のエネルギー量を正確に知るために，「日本人における利用エネルギー測定調査」（科学技術庁）が行われ，その結果に基づくエネルギー換算係数が示されている（表11-4）。現在使用されている日本食品標準成分表2015年版（七訂）のエネルギー値は，各食品の可食部100g当たりのたんぱく質，脂質及び炭水化物*の量に各成分のエネルギー換算係数を乗じ，これを合計して算出している。エネルギー換算係数の適用は，①穀類，動物性食品，油脂類，大豆及び大豆製品のうち主要な食品については，上記測定調査に基づく換算係数を適用し，②それ以外の食品については，原則としてFAO/WHO合同特別専門委員会報告の換算係数を適用し，③適用すべき換算係数が明らかでない場合や，複数の原材料からなる加工食品についてはアトウォーター係数を適用している。

---

*炭水化物の成分値には食物繊維も含まれている。食物繊維の成分値は別項目として掲載されている。

表11-4　科学技術庁「日本人における利用エネルギー測定調査」に基づくエネルギー換算係数を適用した食品

項目 / 食品群	たんぱく質 (kcal／g)	脂質 (kcal／g)	炭水化物 (kcal／g)	適用した食品の番号	調査した食品
1　穀類	3.47	8.37	4.12	01080,01085,01090,01094,01098,01102,01106 01153,01155,01157,01161	玄米
	3.78	8.37	4.16	01081,01086,01091,01095,01099,01103,01107	半つき米
	3.87	8.37	4.20	01082,01087,01092,01096,01100,01104,01108	七分つき米
	3.96	8.37	4.20	01083,01088,01093,01097,01101,01105,01109～01117,01119～01121,01151,01152,01154,01156 01158～01160	精白米
	3.74	8.37	4.16	01084,01089	はいが精米
	4.32	8.37	4.20	01015～01022,01038～01055,01063,01064,01066～01069,01071～01075,01149	小麦粉
	3.83	8.37	4.16	01122～01126	そば粉
4　豆類	4.00	8.46	4.07	04001,04002,04004,04005,04007,04008,04010,04012,04013,04015,04017～04019,04023～04028,04046～04049,04051,04055,04056,04063～04066,04068～04075,04077,04081,04089,04092～04094	大豆（煮豆），納豆
	4.18	9.02	4.07	04032～04040,04042,04052,04057,04059,04060 04084～04087,04090,04091	豆腐，生揚げ，油揚げ，凍り豆腐，湯葉
	3.43	8.09	4.07	04029,04030,04078～04080,04082	きな粉
6　野菜類	4.00	8.46	4.07	06015～06017,06023～06026,06124,06125,06287,06288	大豆(煮豆),納豆
10　魚介類	4.22	9.41	4.11	10001～10022,10025,10026,10030,10031,10033,10034,10037～10039,10041～10057,10060,10065～10067,10069,10071,10073～10081,10083～10092,10098～10112,10114～10120,10122～10124,10126～10139,10143～10164,10167,10168,10170～10175,10179～10199,10201,10205,10206,10208,10209,10211～10221,10225,10228～10239,10241～10249,10251～10259,10265～10276,10279～10281,10283,10285,10286,10288～10293,10295～10301,10303～10308,10310～10317,10319～10330,10332～10340,10342～10349,10352,10353,10360～10362,10368,10369,10371,10389,10391,10393,10394,10396,10398,10399,10401,10402,10404～10408,10410～10415,10417,10418,10420	魚肉
	4.22	9.41	3.87	10023,10024,10027,10028,10032,10068,10121	魚肉
11　肉類	4.22	9.41	4.11	11001～11090,11103,11109～11164,11199～11230,11234,11235,11238,11240,11242,11243 11248～11275,11277,11278,11280～11288,11291	鶏肉
	4.22	9.41	3.87	11091～11100,11102,11165～11171,11231～11233,11239	鶏肉

（文部科学省資源調査分科会『日本食品標準成分表2015年度七訂』より一部抜粋）

11-4　エネルギーの産生

　栄養素を使用可能なエネルギーに効率よく変換するためにはO_2が必要であり，O_2消費量とエネルギー産生量は比例する（O_2消費量1 lで約5 kcalのエネルギーを産生する）。ただし，栄養素の種類によって，エネルギー産生量はやや異なりCO_2の産生量も

異なる（表11-5）。このため，O_2消費量とCO_2の産生量を同時に測定すればエネルギー産生量ばかりでなく，エネルギー産生基質の比率も計算が可能となる。

11-4-1　呼吸商（RQ）

ある活動によって産生されたCO_2量と消費されたO_2量とのモル比（CO_2/O_2）を呼吸商（Respiratory Quotient：RQ）という。呼吸商は，代謝の経路に関係なく栄養素の種類ごとに一定しており，糖質1.0，脂質0.71，たんぱく質0.81である（表11-5）。グルコースとパルミチン酸（動物性脂肪の代表的な脂肪酸）の呼吸商を求める反応式を（1），（2）に示す。また，たんぱく質の場合を（3）に示す。実際の測定法は11-4で述べる。

（1）グルコースの呼吸商

$$C_6H_{12}O_6 + 6O_2 = 6CO_2 + 6H_2O + 686 \text{ kcal}$$

$$6CO_2/6O_2 = 1$$

$$\therefore RQ = 1.0$$

（2）パルミチン酸の呼吸商

$$CH_3(CH_2)_{14}COOH + 23O_2 = C_{16}H_{32}O_2 + 23O_2 = 16CO_2 + 16H_2O + 2398 \text{ kcal}$$

$$16CO_2/23O_2 = 0.696$$

$$\therefore RQ = 0.696$$

1モルの気体の体積は22.4 lであるので，グルコースの場合，酸素1 l当たりのエネルギー産生量は，686(kcal)/6(mol)÷22.4(l)＝5.10(kcal)である。また，パルミチン酸の場合は，2398(kcal)/23(mol)÷22.4(l)＝4.65(kcal)　となる。

（3）たんぱく質の呼吸商

たんぱく質の構造は，C，O，H以外に窒素（N）や硫黄（S）を含む。平均的な元素組成ではNが16％を占めることから，N 1gはたんぱく質6.25g（100/16）に相当する。たんぱく質の燃焼時にNの大半は，エネルギー源として利用されることなく尿中に排泄されるので，尿中のN重量を測定して6.25をかければ燃焼したたんぱく質量が求められる。たんぱく質1 gが燃焼するとO_2 0.962lが消費され，CO_2 0.775 lが産生されることが分かっているので，たんぱく質のRQは0.80（0.775/0.962）である。また，N 1 g(たんぱく質6.25g)の燃焼に消費されるO_2量は6.01 l（0.962 l×6.25），産生され

表11-5　主な栄養素の酸化に関する定数

栄養素名	O_2消費量 l/g	CO_2産生量* l/g	RQ**	熱産生量 kcal/g	熱産生量 kcal/l O_2
グルコース	0.746	0.742	0.995	3.74	5.01
脂　質	1.975	1.402	0.710	9.35	4.73
たんぱく質	0.962	0.775	0.806	4.43	4.60
アルコール	1.429	0.966	0.663	7.11	4.88

* O_2 1モルの体積は標準状態（0℃，1 atm）で22.4 lであるが，CO_2 1モルは理想気体からのずれが大きく22.26 lである。
**体積比によるRQ。

（Garrow JS & James WPT, "Human Nutrition and Dietetics", Churchill Livingstone, 1993を改変）

るCO_2量は4.84 l（0.775 l×6.25）となる。この量を総O_2消費量および総CO_2産生量から差し引き，その値から算出したRQを非たんぱく呼吸商（Nonprotein Respiratory Quotient：NPRQ）という。この値は，糖質と脂質の混合値であるから0.71〜1.0の範囲内の数値を示す。

$$NPRQ＝（総CO_2－尿中N量×4.84）／（総O_2－尿中N量×6.01）$$

表11-6は，NPRQ，糖質・脂質燃焼比と1 lのO_2消費量に対するエネルギー産生量の関係である。ある活動に消費されたエネルギー量とその時のエネルギー産生基質の燃焼比率を表11-6を用いて算定した例を次に示す。

[例] ある活動によって1時間に消費されたO_2消費量16 l，CO_2排出量14 l，尿中N 0.2 gという値が得られた。この活動によって消費されたエネルギー量と糖質・脂質・たんぱく質の燃焼比率を求める。

① 非たんぱく呼吸商（NPRQ）は

　　NPRQ＝（総CO_2－尿中N量×4.84）÷（総O_2－尿中N量×6.01）

　　　　　＝（14l－0.2 g×4.84 l）÷（16l－0.2 g×6.01 l）

　　　　　＝（14－0.968）÷（16－1.202）

　　　　　＝13.032÷14.798

　（糖質と脂質の燃焼によって産生されたCO_2÷糖質と脂質の燃焼に消費されたO_2量）

　　　　　＝0.880

② 表11-5にNPRQ＝0.880を当てはめると，糖質と脂質の比率は60.8％と39.2％であり，酸素消費量1l当たりの発生熱量は4.899 kcalであることがわかる。

　　次に測定した1時間の熱産生量を求める。

③ 糖質と脂質の燃焼に消費したO_2量は　　　　　　16 l－1.202 l＝14.798 l

　　　　　　　　　　　　　　　（総O_2消費量—たんぱく質の燃焼に要したO_2量）

④ 糖質と脂質のエネルギー産生量は　　　　　　14.798 l×4.899 kcal＝72.5 kcal

⑤ 糖質のエネルギー産生量は　　　　　　72.5 kcal×60.8/100＝44.1 kcal

⑥ 脂質のエネルギー産生量は　　　　　　72.5 kcal－44.1 kcal＝28.4 kcal

⑦ たんぱく質のエネルギー産生量は

　　　　　（0.2 g×6.25 g）×0.962 l×4.60 kcal/l＝1.25×4.425≒5.5 kcal

　（たんぱく質量×燃焼に消費されたO_2量×O_2 1 l当たりのエネルギー量）

⑧ 総エネルギー消費量は　　　　　　　　　　72.5 kcal＋6.7 kcal＝79.2 kcal

⑨ 糖質・脂質・たんぱく質の燃焼比率は

　　糖質：　　　　44.1 kcal／79.2 kcal×100＝55.7 ％

　　たんぱく質：　5.5 kcal／79.2 kcal×100＝6.9 ％

　　脂質：　　　　100 ％ －（55.7 ％＋6.9 ％）＝37.4 ％　となる。

表11-6 非タンパク質呼吸商と酸素1lあたりの熱量

非タンパク質呼吸商	1lのO₂消費に関与する割合（%）糖質	脂質	1lのO₂に対する熱量（kcal）	非タンパク質呼吸商	1lのO₂消費に関与する割合（%）糖質	脂質	1lのO₂に対する熱量（kcal）
0.707	0	100	4.686	0.85	59.7	49.3	4.862
0.71	1.10	98.9	4.690	0.86	54.1	45.9	4.875
0.72	4.76	95.2	4.702	0.87	57.5	42.5	4.887
0.73	8.40	91.6	4.714	0.88	60.8	39.2	4.899
0.74	12.0	88.0	7.727	0.89	64.2	35.8	4.911
0.75	15.6	84.4	4.739	0.90	67.5	32.5	4.924
0.76	19.2	80.8	4.751	0.91	70.8	29.2	4.936
0.77	22.8	77.2	4.764	0.92	74.1	25.9	4.948
0.78	26.3	73.7	4.776	0.93	77.4	22.6	4.961
0.79	29.9	70.1	4.788	0.94	80.7	19.3	4.973
0.80	33.4	66.6	4.801	0.95	84.0	16.0	4.985
0.81	36.9	63.1	4.813	0.96	87.2	12.8	4.998
0.82	40.3	59.7	4.825	0.97	90.4	9.58	5.010
0.83	43.8	56.2	4.838	0.98	93.6	6.37	5.022
0.84	47.2	52.8	4.850	0.99	96.8	3.18	5.035
				1.00	100.0	0	5.047

Zuntz-Schumburg-Luskによる。

11-4-2 エネルギー消費量の測定
（1）直接式エネルギー代謝測定法

ヒトの産熱量を直接捕捉してエネルギー産生量を算定する方法である。代表的な測定法であるアトウォーター・ローザ・ベネディクト法（Atwater-Rosa-Benedict）は，被験者を外気温から完全に遮断された部屋に入れ，人体から発散する熱（体温による輻射熱）を室内に配置した冷却管内を循環する水に吸収させる。また，皮膚や呼気から蒸散する水蒸気の気化熱も補足し，それらの値からエネルギー消費量を算出する。精度の高い方法であるが，大規模で高価な設備が必要である。また，運動時などの急激な熱放散に対応できない，測定時間が長いなどの欠点がある。間接法との差も小さいため，現在はほとんど使用されない。

（2）間接式エネルギー代謝測定法（indirect calorimetry，IC）

エネルギー産生に消費したO_2量と排出したCO_2量から間接的にエネルギー生産量を知る方法である。呼気中のガスを分析することからガス代謝法とも呼ばれる。

1）開放式間接測定法

代表的な測定法はダグラスバック法（Douglas Bag）である（図11-5）。被験者は一定時間ダグラスバックを背負い，呼吸マスクを装着して過ごす。この間の吸気を外気から自由に取り込むので開放式と呼ばれる。呼気はダグラスバッグにもらさず集める。ガス分析器で，採取した呼気の分時O_2消費量（$\dot{V}_{O_2}$）および分時CO_2排出量（$\dot{V}_{CO_2}$）を分析する。また，この間の尿を採取して，尿中N量を測定しNPRQを求める。これにより，エネルギー消費量およびエネルギー産生基質の燃焼比を算出する。しかし，たんぱく質のエネルギー供給割合は10％程度であることや，たんぱく質燃焼と尿中へのN排出には時間差が生じることなどから，尿の分析は行わず呼気の分析によるRQを

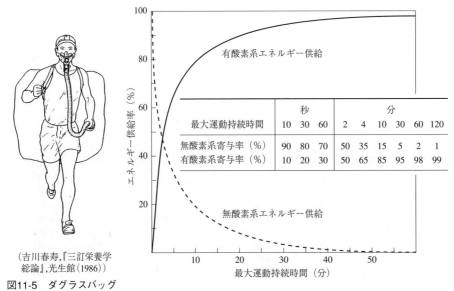

最大運動持続時間	秒			分					
	10	30	60	2	4	10	30	60	120
無酸素系寄与率（％）	90	80	70	50	35	15	5	2	1
有酸素系寄与率（％）	10	20	30	50	65	85	95	98	99

（吉川春寿，『三訂栄養学総論』，光生館(1986)）

図11-5　ダグラスバッグ

（細谷憲政編著，『今なぜエネルギー代謝か』，第一出版（2001）一部改変）

図11-6　最大運動時の供給エネルギー系

NPRQとみなしている場合が多い。実際に尿の分析から厳密に計算を行った値との誤差は2％程度とされ，問題にする必要のないことがわかっている。

2）閉鎖式間接測定法

外気との交流のない循環回路内で呼吸するので閉鎖式とよばれる。近年，携帯式の短時間で簡便に測定できる装置が開発されたことから，臨床やスポーツの分野で利用されている。被験者は，フェイスマスクをつけて数分間呼吸する。この間の分時換気量と呼気ガス中のO_2濃度を測定することで，1分間当たりのO_2消費量を求め，これにO_2 1lあたりのエネルギー産生量（4.28kcal，平均的な日本人の値）をかけることで，分あたりエネルギー代謝量を算出する。

3）二重標識水（doubly labeled water，DLW）法

同位元素で標識した水（$H_2^{18}O$と^2H_2O）を摂取させ，これらの体組織内への分布と消失率，CO_2産生量を算出し，CO_2 1l当たりのエネルギー必要量からエネルギー消費量を求める。測定精度はきわめて高く，非侵襲的であるなどの利点があり数週間の平均エネルギー消費量の測定などには最適とされている。しかし，測定に数日を要するため，短期間や特定の運動の測定ができない，標識水の入手が困難，測定器が高価等の問題点があり，まだ一般化していない。

4）身体計測値によるエネルギー消費量の算出法

エネルギー消費量は上記方法のいずれかによる計測が望ましいが，それぞれ特殊な装置が必要である。そこで，安静時代謝量は生体の細胞量に依存するとの考えから，代謝細胞量を除脂肪体重（fat free mass；FFM）で代用して算出する方法などが提唱されている。この算出には，除脂肪体重（FFM）を求めるために，皮下脂肪厚と生体インピーダンス（R）の測定値が必要である。

$$REE(kJ/日)＝77.4×FFM(kg)＋2.923$$

$$FFM(kg)＝0.16×(H^2/R)+(0.67×W)-(0.11×tr)-(0.16×ss)+(0.43×sex)+2.41(kg)$$

　　H：身長(cm)　　　R：抵抗(オーム Ω)　　　W：体重（kg）

　　　tr：上腕三頭筋部皮下脂肪厚（mm）

　　　ss：肩甲骨下部皮下脂肪厚（mm）　　　sex：男１，女０

5）生活時間・活動調査（タイムスタディー）

　機器類を一切使わず，１日の行動時間の記録から消費エネルギーを算出する方法である（11-5-4 活動代謝参照）。

11-4-3　エネルギー代謝と酸素供給

　日常の生活活動では，ATP供給の大半は電子伝達系（呼吸）によって行われる。筋肉労働や運動をすると呼吸が荒く，心臓の鼓動が早くなるが，これは，O_2供給量を増し，電子伝達酸化的リン酸化系によってATP産生量を増大し，得られたATPを利用して筋肉運動を行うためである。

1）無酸素運動

　短距離走や重量挙げのような急激で強い運動を行うと，O_2の供給が追いつかず，電子伝達系でのATP合成は行えない。このためエネルギー供給は，無酸素状態で行える嫌気的解糖に切り替わり，筋グリコーゲンが分解されて大量のATPが産生される。しかし，このとき多量の乳酸が同時に生成されるので，筋肉内のpHが低下して激しい疲労感におそわれ，運動は最大１分程度しか継続できない（図11-6）。このような運動を無酸素運動（anaerobics）という。

2）有酸素運動

　体内に摂取されたO_2量は，吸気O_2量と呼気O_2量の差であり，体重1kg当たり，１分間当たりの量（ml/kg/min）で表わされる。運動中に体内に摂取できる単位時間当たりO_2量の最大値を最大酸素摂取量（maximum oxygen intake；$\dot{V}_{O2max}$）といい，この値は呼吸器，循環器（心肺）の能力（全身持久力）を表わす指標として用いられる。全身持久力が一定水準以上の人は肥満症や循環器系疾患への罹患率が低いことや，全身持久力はトレーニングによって向上することなどから，生活習慣病予防のために運動習慣が有効であると考えられている。そこで，一般の人が日常的に行う運動の目安として「健康づくりのための運動所要量」が策定された（表11-7）。これによると，全身持久力の維持・増進のために行う運動は，速歩，ジョギング，水泳などの有酸素運動（aerobics）が適しており，運動の強度は$\dot{V}_{O2max}$の50％程度で，少なくとも10分以上継続した運動を１日20分以上，毎日行うことが望ましい。有酸素運動時の主要なエネルギー源は，脂肪組織から遊離した脂肪酸であるが，図11-6に示すように，はじめはグリコーゲンが用いられ，しだいに脂肪酸に切り替わる。このため有酸素運動で脂肪を燃焼するためには，最低10分以上運動を継続することが必要である。

表11-7　健康づくりのための運動所要量（1989年）

年齢階層	20代	30代	40代	50代	60代
1週間の合計運動時間	180分	170分	160分	150分	140分
（目標心拍数　拍／分）	(130)	(125)	(120)	(115)	(110)

（注）目標心拍数は，安静時心拍数が概ね70拍／分である平均的な人が50％に相当する強度の運動をした場合の心拍数を示すものである。

11-4-4　活性酸素の生成と消去

電子伝達系でATPが生成される過程では，最終段階でO_2に4個の電子とH^+が渡される。この受け渡しが不完全で，電子（および H^+）が1ないし2個だけ移行した場合には一重項酸素（$^1O_2$），ヒドロキシラジカル（・HO），過酸化水素（H_2O_2）などになる。これらは通常のO_2より反応性が高く，不安定であることから活性酸素（active oxygen）と呼ばれる。活性酸素は，免疫機構に組み込まれて，細菌やウイルスを撃退するなど有益な働きをする一方，細胞の脂肪酸やDNA，たんぱく質などと反応し，細胞を障害する。結果として，がん，動脈硬化，糖尿病など多くの生活習慣病の誘発や，老化の進行に関与すると考えられている。生体内には，SOD（スーパーオキシドジスムターゼ），GPx（グルタチオンペルオキシダーゼ）などの酵素をはじめとして，活性酸素を分解消去してその作用を免れる機構が複数存在する。また，食物中のビタミンC，ビタミンE，カロテノイド類，ポリフェノール類などは活性酸素の消去や障害された部分の修復などに関与し，抗酸化物質とも呼ばれる。

11-5　エネルギー必要量

エネルギー必要量とは，ある体格（身長，体重，体構成）の個人が，長期的に良好な健康状態を維持することができる身体活動レベルの時のエネルギー消費量と均衡が取れるエネルギー摂取量をいう。また，エネルギー摂取量は，尿および糞便中に排泄される量を除いた，体内代謝に利用可能なエネルギー量である（WHO）。一日のエネルギー消費量は，①基礎代謝または安静時代謝，②活動代謝，③食事誘発性熱産生（食事による産熱効果）の3要素により構成される。

11-5-1　基礎代謝

基礎代謝（basal metabolism：BM）は，身体的，精神的に安静な状態で代謝される最小のエネルギー代謝量であって，生きていくために必要な最小のエネルギー代謝量である。すなわち，特別な活動は一切行わず，生命維持に必要な呼吸・循環器系および脳，腎臓，肝臓などの臓器や組織がわずかに活動している状態におけるエネルギー代謝量で，通常総エネルギー消費量の60～70％を占める。基礎代謝率（basal metabolic rate：BMR）は，一定時間当たりの基礎代謝によるエネルギー消費量をいい，通常1分間当たり，体重1kg当たりで示される。なお，睡眠時のエネルギー代謝については，第5次改定日本人の栄養所要量（平成7年）までは，基礎代謝の10％減程度のエネルギー消費量としていたが，第6次改定以降は，むしろ睡眠時こそが定義した

基礎代謝に限りなく近い状態であるとされた。

1）基礎代謝の求め方

　基礎代謝の測定は，①　空腹（食後12〜14時間経過して消化吸収活動が行われていない），②　適温（20℃，外気温によるストレスがない），③　覚醒，④　安静仰臥（横たわり，心身ともにリラックスしている）状態で行われる。しかし，この条件を厳密にクリヤーした実測値を得ることは非常に難しい。そのため，簡易熱量計（10-3-3間接測定法参照）を用いて安静時代謝の実測値が得られる場合は，その値からの推算値（安静時代謝の0.8倍）を基礎代謝としてもよいとされている。実測値が得られない場合は，基礎代謝基準値を用いて算定する（付録 p.199参照）。個人の基礎代謝量は，性・年齢階層別基礎代謝基準値に体重を乗ずることで求められる。基礎代謝は，体表面積との相関が強いが，体重とも相関がある。体表面積の測定は困難なため，基準値は体重当たりで示されている。

2）基礎代謝に影響を及ぼす要因

　基礎代謝は，以下に示すようなさまざまな要因の影響を受け変動する。

　①　体表面積または体重（同性，同年齢の場合，体表面積が大きいまたは体重が重いほど高い）

　②　年齢（高齢者は若年者に比し低い。成長期は，発育分が加わるため，成人に比し高い）

　③　性（女性は男性に比し10%程度低い，筋肉量の違いと性ホルモンの影響による）

　④　筋肉量（筋肉の割合が多いほど高い。肉体労働者や運動選手は一般の人より10%程度高い）

　⑤　ホルモン（甲状腺，副腎，性などのホルモンは基礎代謝に影響する。有経女性の場合，卵胞期に比し黄体期は高く，月経周期によって6〜10%変動する）

　⑥　妊娠（胎児の代謝が加わるため，胎児の発育にともない次第に亢進し，出産直前には非妊時の20%増になる。）

　⑦　体温（発熱などで体温が1℃上昇すると13%程度の亢進が見られる）

　⑧　季節（春から夏にかけては筋肉の弛緩によって熱の産生を抑えるため低下し，秋から冬にかけては筋肉の緊張を高めて熱産生を増加するため亢進する。夏と冬の差は約10%）

　⑨　栄養状態（低栄養状態では，エネルギー不足に対する適応反応として低下する）

　⑩　その他　ストレス，火傷，寒冷暴露などによって上昇する。遺伝的要因もある。

11-5-2　安静時代謝（REE）

　安静時代謝（resting energy expenditure：REE）は，基礎代謝ほど条件が厳密でない状況下（空腹時や20℃の室温を求めない）において，覚醒，安静（座位）状態で消費されるエネルギー量をさす。平均的な体格の場合，基礎代謝のほぼ20%増しと考えられている。安静時代謝率（resting energy rate RER）は，基礎代謝率（BMR）と同様に1分間当たり，体重1kg当たりのエネルギー消費量で示される。RERもBMRと同じ

く，筋肉が多いほどその値が高い。BMRに比べ手軽に測定できることから，医療やスポーツの現場では，基礎代謝に代えて広く用いられている。

11-5-3　食事誘発性熱産生

　食事誘発性熱産生（diet-induced thermogenesis：DIT）は，食事摂取によるエネルギー代謝の亢進が引き起こす産熱亢進のことである。DITは，食物摂取後1時間でピークに達し，その後徐々に減少しながらも12～18時間にわたって持続する。亢進したエネルギー代謝の50～75%は，食物摂取後の消化活動（食物摂取，消化，吸収，体内輸送，貯蔵）の亢進によるものであり，残りは，食物摂取による味覚，嗅覚などの感覚刺激によって誘導される交感神経系の活動の亢進によるものと考えられている。DITは，エネルギー摂取量の約10%を占めるが，熱量素の種類によって差があり，たんぱく質は30%，糖質5%，脂質4%程度である。産生された熱は，体熱となって放散されるので，食後は体温が上昇し，暖かく感じる。このエネルギー量は，活動エネルギーに含まれるので，エネルギー必要量にこれを分けて加える必要はない。以前は，特異動的作用（SDA）と言っていたが，現在では，DITまたは食事による産熱効果（TEF）と呼ばれている。

11-5-4　活動代謝

　活動代謝（activity energy expenditure：AEE）量は，身体活動および精神活動（興奮，覚醒など）を支えるエネルギー消費量のことであって，ある活動に要したエネルギー消費量から基礎代謝分を差し引いた純粋に活動のために消費したエネルギー量のことである。

　仕事，家事，運動，休息など1日の活動は多様であり，生活時間の使い方も日々変化するものであるから，活動代謝の実態の把握は難しい。実測は，ダグラスバッグを装着して個々の活動について測定することで可能となるが，その労力を考えるとあまり現実的な方法とはいえない。一般的には，生活時間・活動調査（time and motion study）によって消費エネルギーを推計する方法がとられる。得られた総エネルギー消費量から基礎代謝を引いたものが活動代謝である。総消費エネルギー量の具体的な算出方法は下記1）身体活動レベルに示す。

1）身体活動レベル

　日本人の食事摂取基準（2020年版）では，身体活動レベルを推定するために必要な各身体活動の強度を示す指標として，Af（activity factor：基礎代謝の倍数として表した身体活動強度の指標）ではなく，メッツ値（metabolic equivalent：座位安静時代謝量の倍数として表した各身体活動強度の指標）が用いられている（付録1を参照）。個人の身体活動レベル値は，ある活動に要した時間を分単位で計測し，これにその活動のメッツ値を乗じて合計した値（1日の総エネルギー消費量の推計値で，基礎代謝及び食事誘発性熱産生も含まれる）を1440分（1日＝24時間）で徐すことにより推定できる。これにより次の式に示すとおり，個人の推定エネルギー必要量が推計できる。

推定エネルギー必要量（kcal/日）＝ BMR×体重(kg)×推計した身体活動レベル値
（ただし，ここでBMRは1分間当たり，体重1kg当りの基礎代謝率を示す）

生活活動強度を表わす指数には，メッツ（METS），RMR（エネルギー代謝率）などがある。メッツは，活動時の消費エネルギーが座位安静時代謝の何倍かを示す値で，安静状態維持に要するO_2量（3.5 ml/kg/min）を1単位とする。食事摂取基準（2020年版）や健康づくりのための身体活動基準（2013）では，活動強度の指標に用いられている。RMRは，全エネルギー消費量（TEE）から安静時代謝量（REE）を引いて活動代謝（AEE）を求め，これを基礎代謝（BM）で除して，BMに対する割合で示した値である。これらの指数相互の関係は，RMR＝1.2×（METS－1）となる。

2）推定エネルギー必要量

日本人の食事摂取基準（2020年版）では，成人（18歳以上）は，推定エネルギー必要量（kcal/日）を

推定エネルギー必要量（kcal/日）＝基礎代謝量（kcal/日）×身体活動レベル

として算出した。18〜29歳女性の参照体重は15〜17歳より少ないため，15〜17歳の参照体重を用いて算出ている。なお，生活習慣病の食事指導では，体重当たりの推定エネルギー必要量（kcal/kg 体重/日）が用いられることが多いので，18歳以上の年齢層について表にまとめた。この表からも，体重当たりの総エネルギー必要量は，成人ではおおむね30〜40 kcal/kg 体重/日の範囲にあることが分かる。

成長期である乳児，小児（1〜17歳）は，身体活動に必要なエネルギーに加えて，組織合成に要するエネルギーと組織増加分のエネルギー（エネルギー蓄積量）を余分に摂取する必要がある。そのうち，組織の合成に消費されるエネルギーは総エネルギー消費量に含まれるため，推定エネルギー必要量（kcal/日）は，

推定エネルギー必要量（kcal/日）＝基礎代謝量（kcal/日）×身体活動レベル
＋エネルギー蓄積量（kcal/日）

として算出できる。

妊婦の推定エネルギー必要量は，

妊婦の推定エネルギー必要量（kcal/日）＝妊娠前の推定エネルギー必要量（kcal
/日）＋妊婦のエネルギー付加量（kcal/日）

として求められる。妊婦が，妊娠中に適切な栄養状態を維持し正常な分娩をするために，妊娠前と比べて余分に摂取すべきと考えられるエネルギー量を，妊娠期別に付加量として示す。

授乳婦の推定エネルギー必要量は，

　　　　授乳婦の推定エネルギー必要量（kcal/日）＝妊娠前の推定エネルギー必要量（kcal/日）
　　　　　　　　　　　　　　　　　　　　　　　　＋授乳婦のエネルギー付加量（kcal/日）

として求められる。妊娠・分娩を経た授乳婦が，授乳期間中に妊娠前と比べて余分に摂取すべきと考えられるエネルギーを授乳婦のエネルギー付加量として示す（付録1を参照）。

参考文献

1）青木洋祐・細川優編著，『基礎栄養学』，光生館（2003）．

2）江指隆年・中嶋洋子編著，『基礎栄養学』，同文書院（2003）．

3）日本人の食事摂取基準（2020年版）策定検討会報告書，厚生労働省．

4）関周司・池田正五・村岡知子・矢尾謙三郎・斉藤健司，『生化学』，三共出版（2003）．

5）田川邦夫，『からだの働きからみる代謝の栄養学』，タカラバイオ（2003）．

6）奈良信雄，『人体の構造・機能と疾病の成り立ち』，医歯薬出版（2003）．

7）細谷憲政編著，『今なぜエネルギー代謝か』，第一出版（2001）．

12章 遺伝子発現と栄養

●学習のポイント●

1. 生命を維持し，多様な生命現象を営み，生命を再生産するためには，2つの必須要件がある。その一つは個体のもつ遺伝情報・生命情報で，その基になっているのがゲノムDNAである。他の1つは，絶えず外界から必要な栄養素（食物に加えて水や酸素も必要）を摂取し，消化・吸収し，代謝（物質代謝とエネルギー代謝）をすることである。消化・吸収・代謝もゲノムDNAの情報に基づいて行われている。

2. 個体のもつ遺伝情報・生命情報はゲノムDNAに4つの塩基の配列順序で記録されており，これに基づいて生命現象が営まれ，この情報は次世代に受け継がれる。

3. ヒトの外観がそれぞれ違うように，DNA配列にも異常を伴わない多様性（DNA多型）があり，これが遺伝的素因，ひいては個人差の源になっている。

4. DNA（または遺伝子）の変異が，同種交配集団の1％以上あるいは人口の1％以上になると遺伝的多型（DNA多型）という。DNA多型は，500〜1000ヌクレオチドごとに1回，あるいは1ゲノム当たり10^7個くらいある。DNA多型には1塩基の置換による多型（1塩基多型，SNP）のみならず，DNAの欠失や挿入などによる多型がみられる。

5. 高血圧症，高脂血症，肥満，糖尿病，動脈硬化症，脳卒中，心筋梗塞，骨粗鬆症，がんなどの生活習慣病は，遺伝素因（複数の遺伝因子）と環境要因（環境因子）が相互に影響し合って発症する多因子性疾患である。多因子疾患の発症関連遺伝子は，発症の危険因子の一つに過ぎないことから感受性遺伝子とよばれる。これに対し，遺伝的素因が強く影響する疾患の多くは単一遺伝子病で，関与する変異遺伝子を原因遺伝子とよぶ。

6. 生活習慣病の感受性遺伝子は，一遺伝子単独で発症にいたるような強力な性質をもった遺伝子ではなくて，DNA多型として受け継がれている。

7. ヒトゲノムの全塩基配列がほぼ決定され，研究がDNA配列の個人差の研究に進められている。生活習慣病の感受性遺伝子についても研究が進められており，感受性遺伝子がDNA多型として次第に明らかにされている。表12-1にその主なものをまとめた。

8. 生活習慣病の感受性遺伝子の研究を進めることによって，遺伝的素因を考慮したテーラーメイド健康栄養（個別化健康栄養，オーダーメイド健康栄養または予防栄養）により，生活習慣病の予防効果向上が期待される。

表12-1　多型が知られている主な生活習慣病関連遺伝子と遺伝子産物

生活習慣病	関連遺伝子産物（遺伝子シンボル）	主な性状，機能***
肥満	レプチン（脂肪細胞） （LEP**）	◎脂肪組織に由来する代表的なホルモン。視床下部のレプチン受容体に結合して摂食抑制作用とエネルギー消費促進作用を示す。
	レプチン受容体（満腹中枢） （LEPR）	◎視床下部満腹中枢の細胞の膜受容体。高脂肪食摂取でレプチン抵抗性状態になる。SNPs：Gln223Arg* (A/G一塩基多型；Argホモ型でグルコース寛容性減損，肥満と相関する傾向がある)，Lys656Asn（Asnホモ型でグルコース寛容性減損）など。
	β₃アドレナリン受容体 （脂肪細胞） （ADRB3）	◎アドレナリン（カテコラミン）が結合すると脂肪組織における熱産生，骨格筋のグリコーゲンの生合成を助ける。このシグナルを受けて熱産生に働くタンパク質は脱共役タンパク質UCP。 SNP：Trp64Arg(塩基ではT→C置換)，アルギニン型変異タンパク質をもつ場合熱産生能が低下し，肥満やインスリン抵抗性になりやすい。日本人でこの遺伝子多型は30%前後。
	ペルオキシソーム増殖剤応答性受容体γ（PPARγ；アイソフォームPPARγ 1,2,3）（脂肪細胞；転写因子の核内受容体） （PPARG）	◎脂肪細胞の分化に必須。高脂肪食による遊離脂肪酸が脂肪細胞のPPARγの弱いリガンドとして働き，エネルギー貯蔵，肥満をもたらす。典型的倹約遺伝子。ヒトPPARγ2遺伝子多型Pro12Ala（塩基ではC→G置換）。高活性型（プロリン型）に対し低活性型（アラニン型）はレプチンの分泌がよく，インスリン感受性が高く，糖尿病にも肥満にもなりにくい。
	アディポネクチン （脂肪細胞） （APM1）	◎インスリン感受性増強作用および抗動脈硬化作用を有する。肥満，糖尿病，動脈硬化症ではアディポネクチン濃度が低下している。APM1多型；Arg112Cys，システイン型変異は血漿中アディポネクチン量がきわめて低い。
糖尿病	（MODY1〜MODY6）****	◎MODY（maturity-onset diabetes of the youngの略）1〜6；若年発症の糖尿病で，これらは常染色体優性遺伝を示し，生活習慣病の感受性遺伝子ではない。MODY3は転写因子HNF-1αの変異遺伝子。
	（ミトコンドリア糖尿病）**** （MELAS）	◎ミトコンドリアDNAのA3243G変異。変異の結果，ロイシンtRNAの異常をきたし，ミトコンドリア機能低下をきたす。母系遺伝。他の位置の変異も報告されている。ミトコンドリアはヘテロプラスミーで2型糖尿病症状を示す場合がある。
	カルパイン10（NIDDM1）	◎基質特異性，限定分解性の高いシステインプロテアーゼ。数種のSNP多型があり，中には機能低下で糖尿病感受性を示す多型がある。G/A多型と糖尿病発症との間に高い連鎖が認められ，GGホモが糖尿病感受性，AAホモが糖尿病抵抗性を示す***。
	アミリン（IAPP）	◎膵β細胞から分泌されるタンパク質でアミロイド繊維のもとになる。Ser20Gly多型のGly型が2型糖尿病で有意に認められている。
	その他	◎既述の肥満関連遺伝子産物β₃アドレナリン受容体（Trp64Argのアルギニン型），PPARγ（Pro12Alaのプロリン型），アディポネクチンの多型は糖尿病にも関連する。
高血圧	ナトリウムイオン再吸収系の異常をもたらす変異 ①上皮ナトリウムイオンチャンネルβとγ（SCNN1BとSCNN2B）	◎上皮ナトリウムイオンチャンネル（ENaC）は3つのサブユニット（α，β，γ）からなる。高度な食塩感受性高血圧を特徴とするLiddle症候群は，βやγサブユニットの変異で，不活化が阻害された結果，ENaCが増え，血圧上昇をきたしている。高血圧症者の約半数が食塩感受性であり，本遺伝子の多型の中に本態性高血圧症候補遺伝子が存在する可能性がある。
	アルドステロン合成酵素 （CYP11B2）	◎アルドステロン合成酵素多型Arg173Lysなどが本態性高血圧症候補遺伝子と推定されている。Lys型に本態性高血圧症の頻度が高い。
	②レニン・アンジオテンシン系異常をもたらす変異 アンギオテンシノーゲン アンギオテンシンⅠ，Ⅱ （AGT） アンジオテンシン変換酵素 （ACE）	◎アンギオテンシノーゲン→アンギオテンシンⅠ→アンギオテンシンⅡの変換に関与する酵素や基質（AGT遺伝子産物）も本態性高血圧症候補遺伝子と推定されている。アンギオテンシノーゲンの遺伝子多型Thr235Met，トレオニンのホモ型（TT）がメチオニンホモ（MM）より体内に水や食塩を体内にためやすく，高血圧になりやすい。 ◎ACE遺伝子には挿入型（I）と欠失型（D）多型がある。DDホモの多型が心筋梗塞の危険性が大きい。

*Gln223Argとは，タンパク質のアミノ酸配列の223番目のアミノ酸がグルタミンとアルギニンの多型であることを示す。他も同様な表記をしている。

**イタリックは遺伝子シンボルを示す。

***OMIN（On Line Mendelian Inheritance in Man）のSearchに遺伝子名を入れて検索すると，Allelic variantsの項にSNPsなど多型と疾患の関係が記載されている。

****MODYとミトコンドリア糖尿病はそれ自体生活習慣病に関係する感受性遺伝子にもとづくものではないが，2型糖尿病と類似の症状を呈する場合があり，変遺伝子が同定されているので参考までに記載した。

12-1　遺伝情報

　生物が無生物と異なるところは，生命現象を営み，かつ種族を維持していくところである。生物が，外界から適当な物質を取り込み，これを利用してさまざまな生命現象（生活活動，成長，生殖など）を営むことを栄養といい，生命現象を営むために取り込み利用することのできる物質を栄養素という。ヒトは，他の生物が作り出した有機物を要求する従属栄養生物である。生物が種族を維持し，生命現象を営むためには，複製・伝達することができる情報とともに発生・分化・発育・発達・生活活動などをするための内なる情報（生命情報）が必要である。この遺伝情報および生命情報のもとになっているのが遺伝物質DNAである。個体を構成し，さまざまな生命現象営むことができる全情報を含む遺伝物質DNAの最小単位をゲノム(genome)という。ゲノムは半数染色体（n）DNAの全体，いいかえれば，生殖細胞にある全遺伝子をさす。

12-2　遺伝形質と栄養の相互作用

　生物の形質（trait, character），すなわち形や性質は個体間で大きな違いがある。形質がその個体のもつ遺伝子だけで決まれば遺伝形質，おかれた環境だけで決まれば環境形質という。多くの形質は遺伝要因と環境要因の共同で形成される。ある形質がある遺伝子でほぼ決定されるとき，その遺伝子をその形質の主遺伝子という。主遺伝子の働きは他の関連遺伝子群と環境因子の影響を受け，変更，修飾される（図12-1）。ここで，遺伝子（gene）とは，遺伝情報を担う構造単位で遺伝形質を規定する因子である。分子レベルでいえば，遺伝子とは高分子DNAで，一定の作用単位として定義される。ヒトのような真核生物の遺伝子では一般に，1つの遺伝子は特定の1たんぱく質（厳密にいえば1ペプチド）を規定する情報をもっている。種類は少ないが，たんぱく質を規定しない遺伝子（tRNA遺伝子やrRNA遺伝子など）もある。ヒトゲノムの

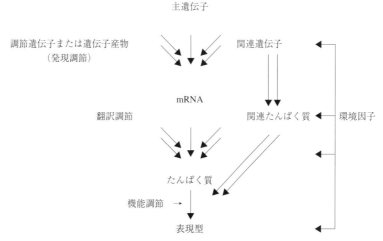

図12-1　主遺伝子の発現を調節する因子

塩基配列はすでに99％解読されており，ヌクレオチド数30億7,000万個，遺伝子数32,600個と推定されている。

　生体の構造と機能の中心になっているのはたんぱく質で，多種類のたんぱく質があるが，これらはすべてゲノムDNAの情報に基づいて作られる。子が親に似るのは親の遺伝形質を受け継いでいるからで，両親から受け継いだ遺伝情報に基づいて作られた子のたんぱく質（表現形質－観察可能な特徴など）が親のたんぱく質に似ているからである。一方，一卵性双生児は同一のゲノムDNA（遺伝情報）をもつ。しかし，表現形質はよく似てはいるが，同一ではない。この表現形質の違いは，一つひとつのたんぱく質は同じであっても，環境要因と内部要因の相互作用で遺伝情報の発現調節やたんぱく質の機能調節などに変化が生まれ，発生・発育・発達などのあらゆる段階で生じた双生児間の違いを総合した結果と考えられる。外界から適当な物質を取り込み，これを利用して行うさまざまな生命の営み（栄養現象）は，遺伝形質の支配を受けると共に栄養素を含む環境要因の影響を受けている。このことは，同じ雑食性の動物（例えばヒトとクマの）間の比較や一卵性双生児間の比較でも明らかである。

　「遺伝形質と栄養」についてさらに詳しく述べる前に，理解を助けるために「遺伝子の構造，遺伝情報の発現および発現調節」の要点を復習する。

12-2-1　遺伝子の構造，遺伝情報の発現および発現調節

　細胞核の中には遺伝子の本体であるデオキシリボ核酸（deoxyribonucleic acid；DNA）が，ヒストンなどのたんぱく質と複合体を作り，染色質を形成している。体細胞核は２倍体（2n）で，２セットのゲノムDNAをもっている。また細胞質には，DNAの情報をもとにたんぱく質を合成する役割をもつリボソーム（リボソームRNAとたんぱく質が会合したもの）が存在する。

（1）DNAとRNAの構成

　DNAは４種類のデオキシリボヌクレオチド（dNMPで表す：Nは塩基）が，またリボ核酸（ribonucleic acid; RNA）は4種類のリボヌクレオチド（NMPで表す）が多数ホスホジエステル結合で重合してできた高分子化合物（ポリヌクレオチド）である。ヌクレオチドは，有機塩基，糖およびリン酸がそれぞれ図12-2（a），図12-2（b）に示したように結合したものである。

　DNAを構成するデオキシリボヌクレオチドは，塩基がアデニンであるdAMP（略してA），グアニンであるdGMP（略してG），シトシンであるdCMP（略してC）およびチミンであるdTMP（略してT）の4種類ある。RNAを構成するリボヌクレオチドは，塩基がアデニンであるAMP（略してA），グアニンであるGMP（略してG），シトシン

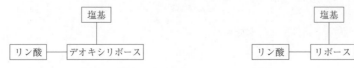

図12-2(a)　デオキシリボヌクレオチド（dNMP）　　　　図12-2(b)　リボヌクレオチド（NMP）

であるCMP（略してC）およびウラシルであるUMP（略してU）の４種類ある。

　DNAは通常図12-3に示すように，２本のポリヌクレオチド鎖が互いに逆向きに（一方が5'→3'，他方が3'→5'向きに）二重らせん構造を取っている（図12-4）。この時，２本の鎖の間では，塩基どうしが互いに水素結合で結ばれ塩基対を形成し，二重らせんを安定化している（図12-3）。この塩基対は，必ずアデニン（A）はチミン（T），グアニン（G）はシトシン（C）という組み合わせである。AとT，GとCとの対を塩基相補対といい，A-T，G-Cの塩基対を形成する性質を塩基相補性という。

　RNAは通常１本のポリヌクレオチド鎖からなるが，塩基相補性に基づいて分子内に部分的に塩基対を形成している。RNAはDNAの塩基配列を写しとって（転写）作られる。写し取りはやはり塩基相補性に基づいてなされ，DNAのA，G，C，TにはそれぞれRNAのU，C，G，Aが対合する。RNAの有機塩基A，G，CはDNAと同じであるが，Tの代わりにRNAではU（ウラシル）が入る。

（２）遺伝情報の流れ（複製，転写，翻訳）

　両親のゲノムDNAを受け継いだ受精卵（2n）から，細胞分裂を繰り返して約60兆個の細胞をもつ身体が作られる。この細胞分裂にさきだち受精卵と同じDNAが合成され4nとなったのちに，２つの娘細胞（2n）に分裂する。このようにもとのDNAを鋳型にして新しいDNAが合成される現象をDNAの複製という（図12-4）。

　DNA上にある遺伝情報はRNAを介してたんぱく質の形で発現される。まずDNA情報がメッセンジャー（伝令）RNA（mRNA）に写し取られ（これを転写という），次いでその情報に基づいてたんぱく質が作られる（この過程を翻訳という）。このDNA→RNA→たんぱく質という流れは，一部の例外を除いて普遍的なものであり，セントラルドグマとよばれている（図12-5）。

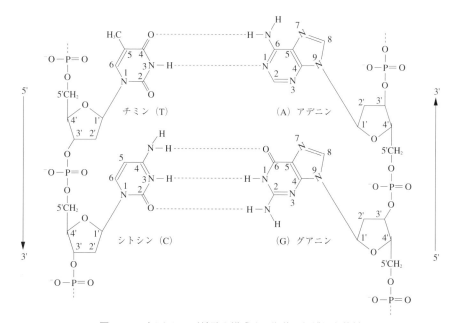

図12-3　デオキシリボ核酸を構成する塩基と相補的塩基対

182

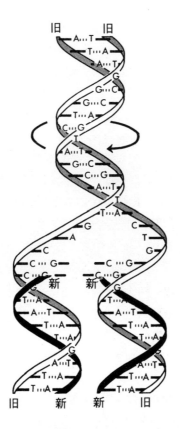

（Watson, J.D., Hopkins, N.H., Roberts, J.W., Steitz, J.A., Weiner, A.M., "Molecular Biology of the Gene (4th Ed)", The Benjamin/Cummings Publishing Company, Inc.,1987）

図12-4　DNAの二重らせん構造と複製

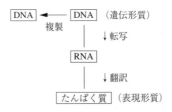

図12-5　遺伝情報の流れ

（3）転写・翻訳

　ヒトゲノムDNAで転写，翻訳される領域は数％に過ぎない。また多くの遺伝子は転写後成熟したmRNAになる部分とならない部分を含んでいる。mRNA前駆体はスプライシングによりイントロンが取り除かれmRNAが完成する（図12-6）。転写されたRNA全体をmRNA前駆体という。mRNA前駆体の中で成熟したmRNAになる部分をエキソン，ならない部分（成熟の過程で除かれる部分）をイントロンという。成熟したmRNAの塩基配列を5'→3'の順に1，2，3---のように番号を付けてあらわす。

　mRNAは細胞質のたんぱく質合成装置（粗面小胞体上リボソームまたはポリソーム）に運ばれ，翻訳される。mRNA上にはAUG（メチオニンコドン）を開始コドンとして，

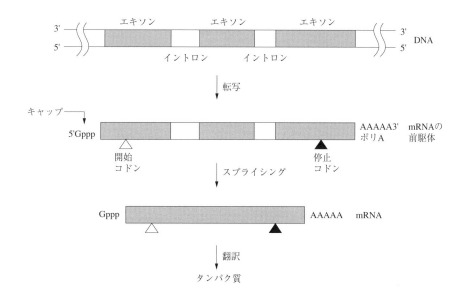

図12-6　mRNAの生成過程

　3塩基が1個のアミノ酸を指定する遺伝子暗号が5'→3'方向に配列しており，その順番にアミノ酸がペプチド結合で連結される。アミノ酸を指定しない終止コドンがくると翻訳は終了する。合成されたたんぱく質は，特有の立体構造をとり，ある場合は修飾を受け，細胞内外の様々な場所に輸送され，生理機能を発揮する。

（4）遺伝子発現の調節

　遺伝子の発現は，その発生や分化の過程で大きく変わる。また細胞内外の環境変化に応じて，遺伝子発現が絶えず調節されている。転写される遺伝子（≒構造遺伝子）の発現を調節する機能をもつ遺伝子を調節遺伝子という。この中には，転写調節に関係する非構造遺伝子領域（非発現領域）DNA（転写調節DNAエレメントとも言う）のみならず，転写調節因子の遺伝子も含まれる。例えば，リプレッサー，アポリプレッサーなどの調節物質の構造遺伝子，これらの作用部位オペレーター遺伝子，RNAポリメラーゼやサイクリックAMP受容たんぱく質の作用部位プロモーター遺伝子などが含まれる。転写調節因子（転写制御因子ともいう）とは，RNA合成の調節に関わるたんぱく質性因子のことで，DNA結合活性をもつ転写活性化因子（アクチベーター，activator）や転写不活性化因子／転写抑制因子（リプレッサー，repressor）がある。さらにDNAとは直接結合せず，たんぱく質－たんぱく質間相互作用を介してDNA結合性因子に働くコファクター（cofactor）が知られている。これも活性促進型（co-activator）と活性抑制型（co-repressor）に大別される。転写調節DNAエレメントは多様である。また，転写調節DNAエレメントに対応する転写調節因子の種類も多種あり，現在までにcDNA（mRNAに相補的なDNA）や遺伝子として単離されている転写調節因子は数百にのぼっている。これらが多様な生命現象の分子基盤を担っている。

12-2-2　栄養素に対する応答の個人差の遺伝的背景

（1）遺伝子多型と個人差（個人差の遺伝的背景）

　身体を構成している細胞のDNAは世代単位でみるとほぼ安定に維持されているが，もっと長い期間でみると変異（変化）している。生命に受け入れられた変異は交配によって拡散し，増幅もされる。このDNA（または遺伝子）の変異が，同種交配集団の1％以上あるいは人口の1％以上になると遺伝的多型（DNA多型；DNA polymorphism）とよばれる。DNA多型は，500〜1000ヌクレオチドごとに1回，あるいは1ゲノム当たり10^7個くらいある。DNA多型には，1塩基の置換による多型［1塩基多型；single nucleotide polymorphism，SNP(s)，スニップまたはスニップス（複数形）］の他に，DNAの欠失（deletion）や挿入（insertion）などによる多型がある。健康な人では，このような変化はDNAの非コード領域やたんぱく質の機能に変化をもたらさないような部位に多く見られるが，たんぱく質コード領域の多型もある。たんぱく質のコード領域の多型では，たんぱく質の（致命的ではない）機能変化とそれに伴う表現型の変化を伴う場合がある。転写調節領域の多型でも，遺伝情報発現の差異を生じ，結果として表現型の変化を伴うことがある。この多型が，ヒト一人ひとりが持っている特徴または個性（個人差）の基礎であり，また血縁集団の特徴（あるいは日本人の特徴）などの基礎になっている。このDNA構造の多型は世代を越えて受け継がれ（遺伝し），ときには血縁集団内の特定の遺伝病と関連（連鎖）することがあり，当該遺伝病の原因遺伝子の検索に用いられる。

　DNA多型には検出法とも関連して次のようなものがある。①　制限酵素断片長多型（restriction fragment length polymorphism；RFLP）。制限酵素とはDNAの特定の塩基配列を認識して二本鎖切断をする酵素で，6塩基対を認識する酵素はゲノムDNAを約4000塩基対（4^6），4塩基対を認識する酵素は約260（4^4）塩基対に1箇所割合でDNAを切断する。制限酵素が認識する塩基配列に変異が起こると切断されなくなり，DNAの断片長に変化が起こる。制限酵素断片長を比較して多型を検出する。②　一本鎖核酸は，分子内の塩基間相互作用のため，配列特異的な高次構造をとる。この高次構造の違いをポリアクリアミドゲル電気泳動で分離分析する方法で検出される多型を一本鎖高次構造多型（single-strand conformation polymorphism；SSCP）という。特定のゲノム領域をPCR法で増幅し，得たDNAをSSCP法で解析することにより，点突然変異（1塩基変異や1塩基多型）を感度よく検出することが可能である。③　数十塩基対を単位とする繰り返し配列の反復数が個体によって異なること（variable number of tandem repeat；VNTR）も多型として知られている。2〜6個の塩基の組［例えば(AC)n，(CAG)nなど］が15〜50回程度反復配列している部分をマイクロサテライトといい，このような繰り返し配列の多型をマイクロサテライト多型（microsatellite polymorphism）という。これらはゲル電気泳動法で検出される。たんぱく質レベルで多型が検出される場合，たんぱく質多型という。

　以上，簡単にまとめると，ヒトの外観がそれぞれ違うように，DNA配列にも異常を伴わない多様性があり，これが遺伝素因を形成しているといえる。

12-2-3　遺伝子病（狭義の遺伝病）

遺伝素因が強く影響する疾患の多くは単一遺伝子疾患で，遺伝子病（分子病）とよばれる。関与する変異遺伝子を原因遺伝子という。メンデルの法則に従い親から子に疾患遺伝子が伝えられる。食事療法で治療効果が期待できる遺伝子病としては，フェニルケトン尿症，メープルシロップ尿症，ホモシスチン尿症，チロジン血症，シトルリン血症，ガラクトース血症，乳糖不耐症，遺伝性の高脂血症（Ⅰ，Ⅱa，Ⅱb，Ⅲ，Ⅳ，Ⅴ型）などがある。

12-2-4　生活習慣病と遺伝子多型

高血圧症，高脂血症，肥満，糖尿病，動脈硬化症，脳卒中，心筋梗塞，骨粗鬆症，がんなどの生活習慣病（life style-related disease）は，遺伝要因（複数の遺伝因子）と環境要因（環境因子）が相互に影響し合って発症する多因子疾患である。多因子疾患の発症関連遺伝子は，発症の危険因子の一つに過ぎないことから感受性遺伝子とよばれる。現在，疾患それぞれについて感受性遺伝子が次第に明らかにされている段階で，個々の遺伝子の疾患発症への寄与度や相関関係などの詳細はまだ明らかになっていない。文部科学省は2003年度から，SNPタイプと病気の種類や投薬の効果・副作用の影響などとの関連を調べる研究プロジェクトを開始している。また，厚生労働省は2001年度からミレニアムプロジェクトとして，5大疾患（糖尿病，高血圧，喘息・アレルギー，がん，痴呆）の疾患関連遺伝子と薬剤反応性遺伝子との関連に重点を置く研究を推進している。やがて遺伝要因と生活習慣を共に考慮したよりよい健康栄養プログラムの作成・実施によって，生活習慣病の予防栄養・個人栄養の確立が期待される。現状では，何れの疾患についても得られている分子栄養学的情報は部分的（一部の遺伝子が明らかにされているに過ぎない状態）であり，多因子疾患（複合系）を全体として解析できるまでにはいたっていない。

生活習慣病関連遺伝子の研究を推進するためにも，また遺伝素因を考慮したテーラーメイド健康栄養（個別化健康栄養，オーダーメイド健康栄養）を実施するためにも，個人の遺伝情報が必要になる。この遺伝情報は，漏洩などにより個人の人権を侵害することのないよう慎重に扱われなければならない。そのために，厚生労働省，文部科学省，経済産業省の3省によって「ヒトゲノム・遺伝子解析研究に関する倫理指針」および厚生労働省と文部科学省によって「疫学研究に関する倫理指針」が策定されており，それらの遵守が求められている。これらの指針はそれぞれ，ホームページhttps://www.mhlw.go.jp/general/seido/kousei/i-kenkyu/genome/0504sisin.htmlおよびhttps://www.mhlw.go.jp/general/seido/kousei/i-kenkyu/ekigaku/0504sisin.htmlに掲載されている。

ここではこれまで明らかにされている生活習慣病感受性遺伝子の主なものについて概説する（表12-1）。これら感受性遺伝子一つひとつの作用は弱いが，複数の感受性遺伝子に環境因子が加わって多因子性に生活習慣病が発症すると考えられる。これら感受性遺伝子は，10 m*l*程度のうがい水で得られる頬粘膜細胞または綿棒で口腔粘膜を拭いて得られる細胞（または末梢血白血球や組織の細胞）からDNAを抽出し，こ

れを鋳型としてポリメラーゼ連鎖反応（polymerase chain reaction；PCR）法で多型部位を含む遺伝子断片を増幅し，多型の遺伝子型を調べる。検査施設によっては多型検査を受注・実施している場合があるが，その場合検体浮遊液や検体がついた綿棒に遺伝子分析許諾書を添付して検査を依頼する。

（1）肥　満

肥満（obesity）とは単に体重が標準より重い「過体重」ということではなく，体脂肪の異常な増加によって体重が増した状態をいう。肥満は，高血圧症，高脂血症，糖尿病，痛風，動脈硬化症など生活習慣病の主要な危険因子（リスクファクター；risk factor）となる。したがって，肥満の防止や是正はこれら生活習慣病の予防のためにも重視される。摂取エネルギーの90%近くは吸収されるので，肥満は摂取エネルギーと消費エネルギーのアンバランス，相対的摂取エネルギー過剰によって生じる。肥満の原因としては，車社会の運動不足，食習慣の欧米化，過食などの生活習慣があげられる。同じように食べて運動しても太りやすい体質の人とそうでない体質の人があることが知られているように，遺伝要因も肥満に関与する。Claude Bouchardは，肥満の原因における遺伝子の関与率は25%位で，残りは生活習慣を含む環境要因によると推定している。

これまで単にエネルギー貯蔵所（約130,000 kcal/体脂肪を貯蔵）と考えられていた脂肪組織が，実はさまざまな生理活性物質［アディポカインまたはアディポサイトカイン（adipocytokine）という］を産生・分泌する内分泌臓器であることが明らかになった（図12-7）。

ここでは肥満に関係する主なアディポサイトカインとそれらの遺伝子について述べる。

① **レプチンとレプチン受容体**　　肥満遺伝子（obese gene；ob遺伝子）の産物レプチン（leptin）は，脂肪組織に由来する代表的なホルモンで，主に視床下部（腹内側核満腹中枢）に作用して強力な摂食抑制作用およびエネルギー消費促進作用を示す。これによって肥満や体重増加を制御していると考えられる。レプチンは満腹中枢の細胞膜受容体（レプチン受容体）に結合して，その作用を発揮する。レプチンまたはレプチン受容体の遺伝子変異により，過食と著しい肥満を発症する遺伝子異常が世界中で僅か数例ではあるが報告されている。大多数の肥満者では，体脂肪量に比例して脂肪組織におけるレプチン産生が増加し，血中レプチン濃度は上昇している。しかし，（高脂肪食の摂取により）脂質が視床下部に働きレプチンが非常に効きにくい状態（レプチン抵抗性状態）になる。つまり，高脂肪食がレプチン抵抗性を誘導し，食欲を抑制できなくする。レプチン受容体のSNPsとして，223番目のアミノ酸残基がグルタミンとアルギニンの多型（Gln223Arg）や656番目のリシンとアスパラギンの多型（Lys656Asn）が知られている。

② **アドレナリンβ₃受容体**　　アドレナリン受容体（adrenaline receptor）は7回膜貫通型受容体である。この受容体にカテコラミン（アドレナリン，ノルアドレナリンなど）が結合すると，Gたんぱく質と共役して細胞内cAMP濃度が上昇する。α受容

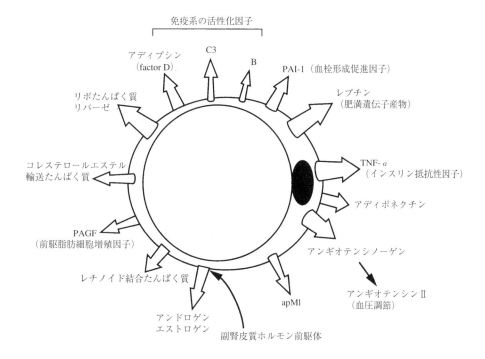

PAI-1：plasminogen activator inhibitor 1
TNF-α：tumor necrosis factor-α
PAGF：preadipocyte growth factor
apMl：adipose most adundant gene transcript 1

図12-7　脂肪細胞が分泌する主な生理活性物質

体，β_1，β_2，β_3受容体などがある。この中β_3受容体が受けたシグナル（信号；signal）は，消化管弛緩，脂肪組織における熱産生(脂肪分解)，骨格筋のグリコーゲン生合成を促進し，やせる方向に働く。β_3受容体を経由したシグナルで熱産生に働くたんぱく質は脱共役たんぱく質（uncoupling protein；UCP）と名づけられており，褐色脂肪細胞のUCP1，全身に広く分布しているUCP2，骨格筋に分布しているUCP3，脳内に分布するUCP4，UCP5などが報告されている。β_3受容体遺伝子の点突然変異に，β_3受容体の64番目のトリプトファンがアルギニンに入れ替わった遺伝子多型（Trp64Arg，塩基ではT→C一塩基置換のSNP）が報告されている。アルギニン型は，熱産生能が低下し，倹（節）約遺伝子として働き，肥満になりやすいと考えられている。実際にこの遺伝子多型をもつヒトには肥満者が多く，インスリン抵抗性を呈することが認められている。これは1塩基置換が個人の体質を変える一例である。日本人においてこの遺伝子多型の出現頻度は，約3人に1人と報告されており，この遺伝子異常が肥満の増加に寄与している可能性がある。

　③　**倹約遺伝子**　　進化の過程で以前は有益であった形質が，環境の変化で不利益になることがある。生物の歴史は，生きる糧（食）を得るための工夫，努力および種族保存のための争いの連続であった。そのため進化の過程で，より効率的にエネルギーを獲得・貯蔵する機構が得られたと考えられている。このエネルギー保存のために働く遺伝子が，「倹約遺伝子（thrifty genes）」（図12-8）と呼ばれている。食料は充足

188

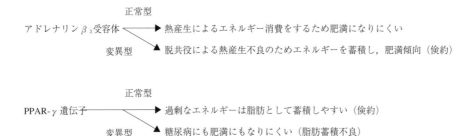

図12-8　倹約遺伝子

し，情報と交通手段の発達した今日の日本社会では，飽食と運動不足をもたらし，結果として，PPARγ遺伝子のような倹約遺伝子が肥満，糖尿病などの生活習慣病発症に関わる遺伝子とみなされるようになった。

④　ペルオキシソーム増殖剤応答性受容体γ（PPARγ）（倹約遺伝子の一つ）
PPARは，脂肪分解に関与する細胞内小器官ペルオキシソームの増殖剤により活性化をうける受容体という意味で，peroxisome proliferator-activated receptor（PPAR）と命名された。これまで3つのタイプ［α，δ（β），γ］が知られているが，その内PPARγは脂肪細胞分化に必須の転写因子で，核内受容体である。インスリン抵抗性改善薬チアゾリジン誘導体の細胞内標的でもある。脂肪細胞の分化を誘導し，レプチンの発現抑制を介して白色脂肪組織での脂肪蓄積を促進し，肥満を助長する。成人で分化を終えた成熟脂肪細胞では，高脂肪食による脂肪細胞の肥大化にPPARγが関係すると考えられている。すなわち，高脂肪食の場合遊離脂肪酸がPPARγの弱いリガンド（特異的に結合する物質）となりエネルギー蓄積を促進し，肥満をもたらす。このようにPPARγは，典型的な倹約遺伝子として働いていると考えられる。また，PPARγは，高脂肪食によるインスリン抵抗性の出現にも関与しているらしい。ヒトのPPARγ2遺伝子には高活性型（プロリン型；P）と低活性型（アラニン型；；A）の多型（Pro12Ala；遺伝子ではC→G一塩基置換）があり，低活性型はレプチンの分泌がよく，インスリン感受性が高く，糖尿病にも肥満にもなりにくいことが示されている。

⑤　アディポネクチン　　アディポネクチン（adiponection）は，インスリン感受性増強作用および抗動脈硬化作用を有するアディポサイトカインの一つである。肥満，糖尿病，動脈硬化症では血中アディポネクチン濃度が低下しているが，これは同じく肥大化した脂肪細胞から分泌される腫瘍壊死因子（TNF-α）やレプチンのアディポネクチン分泌抑制作用によると考えられている。アディポネクチンは小型脂肪細胞からよく分泌されており，インスリン抵抗性解除に関与していると考えられている。血中に分泌されたアディポネクチンは細胞膜の特異的受容体（R1，R2）を介して，肝臓，筋肉，血管壁の細胞，脂肪細胞などの細胞内に情報を伝達し，これら細胞内のAMPK（AMP-activated protein kinase）を活性化する。活性化AMPKは細胞内脂肪代謝を貯蔵から酸化に切り替え，インスリン感受性を増大させる方向に働くと考えられている。

⑥　**腫瘍壊死因子TNF-α**　　脂肪細胞が肥大化するとTNF-αが脂肪細胞内で大量に合成され，グルコースの細胞内への取りこみ機構を阻害し，インスリン抵抗性を増す。肥満を解消すると脂肪細胞のTNF-α合成は正常化され，インスリン感受性が回復する。

（2）糖尿病

糖尿病（diabetes mellitus）は1型糖尿病，2型糖尿病，特定の遺伝子異常による糖尿病，妊娠糖尿病およびその他の疾患に伴う糖尿病に大別される。日本では糖尿病罹患者および糖尿病が強く疑われる人約740万人，これに糖尿病の可能性を否定できない人を加えると1,620万人に達すると推計（2003年）されている。日本人の糖尿病の90%以上が2型糖尿病で，これは複数の遺伝因子に加えて高脂肪食や運動不足などの環境因子が組合わさって発症する多因子病で，生活習慣病と考えられている。2型糖尿病の感受性遺伝子を考察する前に，特定の遺伝子異常による糖尿病（MODYとミトコンドリア糖尿病）について簡単に述べる。

①　**MODY**　　家族性，若年発症すること以外には，膵臓のβ細胞のインスリン分泌不全により高血糖をきたす一般の2型糖尿病と際だった違いのない糖尿病としてMODY（maturity-onset diabetes of the young）が知られている。MODYは常染色体優性遺伝をとる単一遺伝子異常に基づく糖尿病で，現在までに6種類（MODY1〜6）が同定されている。MODY1はHNF-4α（hepatocyte nuclear factor-4α；肝，膵島，小腸などに発現している核内受容体型転写因子）遺伝子の変異，MODY2はグルコキナーゼ遺伝子の変異，MODY3はHNF-1α（hepatocyte nuclear factor-1α）遺伝子の変異，MODY4はIPF-1（インスリンプロモーター因子1;転写因子）遺伝子の変異，MODY5はHNF-1β（hepatocyte nuclear factor-1β；転写因子）遺伝子の変異，MODY6はNeuroD（膵発生に重要な転写因子）遺伝子の変異と同定されている。HNF-1αは，肝，膵，小腸などに発現している転写因子で，糖・脂質代謝関連遺伝子の転写を促進する。HNF-1α遺伝子の変異で発症するMODY3は単一遺伝子異常による糖尿病としては最も頻度が多い。学童期に尿糖陽性であれば本症による糖尿病の可能性も考慮する。

②　**ミトコンドリア糖尿病**（MIDD；maternal inherited diabetes with deafness）1型糖尿病型を示すものと2型糖尿病型を示すものがある。ミトコンドリアDNA（mtDNA）3243番目のA→G変異によりロイシンtRNAの異常をきたし，ミトコンドリアのたんぱく質合成が障害され，ミトコンドリアの機能低下をきたすものが頻度的に最も多い。細胞の種類によって1細胞当たりのミトコンドリアの数は異なる。肝細胞は多く約1,000個もある。変異mtDNAをもつ個体では，通常各細胞に正常mtDNAと変異mtDNAが混在するヘテロプラスミー（ヘテロは異種の，プラスミーは核外遺伝子）になっている。組織によりこのヘテロプラスミーの頻度が異なるため，多彩な臨床症状を呈する。MIDDの発症機序としては，膵β細胞グルコース感受性低下やATP産生不良によるアポトーシスなどが考えられている。受精卵のミトコンドリアは殆ど総て卵子に由来するので，MIDDは母系遺伝をする。

2型糖尿病の感受性遺伝子としては，カルパイン10，β3アドレナリン受容体，

PPARγ，アディポネクチン，アミリン遺伝子などが報告されている。β3アドレナリン受容体，PPARγ およびアディポネクチンについてはすでに肥満の項で述べた。

③　カルパイン10　　カルパインは，細胞内プロテアーゼの1種で，細胞骨格たんぱく質，転写因子など特定の細胞内たんぱく質を限定分解して，細胞機能を調節していると考えられている。糖尿病感受性遺伝子カルパイン10（calpain 10；NIDDM1）遺伝子には多数のSNPsがあり，特定のSNPをもつ個体ではカルパインの発現量が低く，酸化的な糖の利用が低下し，インスリン抵抗性がみられている。

④　アミリン　　膵β細胞から分泌されるたんぱく質で，膵島に沈着してアミロイド線維のもとになる。アミリンの20番目のアミノ酸SerがGlyに置換したSer20Gly多型が2型糖尿病で有意に高頻度に認められている。

（3）高血圧症

高血圧症は，原因がいまだ不明の本態性高血圧症と他の疾患の症候として高血圧をきたす症候性（二次性）高血圧症に大別される。本態性高血圧症は，高血圧症の90%以上を占め，生活習慣病の一つで，複数の遺伝因子（遺伝要因）と環境要因（非遺伝要因）が影響しあって発症すると考えられている。本態性高血圧症の感受性遺伝子候補については多数の報告がなされている。その中には，二次性高血圧症に分類されるべきものもあるが，それら遺伝子の比較的軽微な変異ないしは多型が本態性高血圧症の成因の一部になっているのではないかと考えられている。ここでは比較的よく研究されている本態性高血圧症候補遺伝子2種類を取り上げるにとどめる。

①　ナトリウムイオン再吸収系の異常をもたらす変異　　高血圧症者の約半数が食塩感受性である。遠位尿細管には，ナトリウムチャンネルとしてナトリウム再吸収調節に働く上皮ナトリウムイオンチャンネル（ENaC）のβおよびγサブユニットがある。高度な食塩感受性高血圧を特徴とするLiddle症候群はこのENaC遺伝子の変異に起因し，細胞膜表面におけるENaCの発現が増し，ナトリウム再吸収が亢進する。本遺伝子多型の中に本態性高血圧症候補遺伝子の存在が示唆されている。ナトリウムイオン再吸収系の異常をもたらす変異としては，この他にもアルドステロン合成酵素（CYP11B2遺伝子産物）の多型（Arg173Lys；173番目がアルギニンとリシンの多型；高血圧症ではリシン型が多い）やミネラルコルチコイドレセプターの遺伝子多型なども認められており，これら多型も本態性高血圧症の候補因子と推定されている。

②　レニン・アンギオテンシン系に異常をもたらす変異　　レニン（renin）の基質でアンギオテンシンⅠのもとになるアンギオテンシノーゲンの遺伝子多型（Thr235Met；235番目がスレオニンとメチオニンの多型，TTホモがMMホモより高血圧になりやすい）およびアンギオテンシン（angiotensin）Ⅰを昇圧物質アンギオテンシンⅡに変換する酵素アンギオテンシン変換酵素（ACE）の多型（I/D；挿入／欠失多型）に本態性高血圧候補遺伝子の存在が示唆されている。D/D 型が I/I 型に比し約2倍のACE活性を示した。

12-3　後天的遺伝子変異と栄養素・非栄養素成分

　細胞の情報源であるゲノムDNAは，内外の要因によりその塩基配列が変化する（言い換えれば突然変異の）可能性を秘めている。たとえば，i）分裂増殖をする細胞にあっては細胞分裂に先立ってDNAが複製されるが，このDNA複製の際に誤った塩基を挿入するなどの複製エラーで突然変異が起こる。ii）細胞DNAは内外の要因によって絶えず損傷を受けている。たとえば，塩基の欠落は1ゲノムDNAあたり1日に1万塩基余り起きている。これら損傷されたDNA部分は通常，細胞自身が備えているDNA修復系で損傷前の状態に修復される。しかし，①　修復能力を超えるDNA損傷が起きたときなどに誤った修復（誤修復）をされる場合や，②　細胞のDNA修復系に欠陥があって誤修復が起きやすい場合には突然変異が起こる。突然変異が生殖細胞DNAに起きると変異形質として子孫に受け継がれる可能性がある。遺伝子病（遺伝病）や遺伝する感受性遺伝子の変異はその例である。突然変異が体細胞DNAに起きると変異した形質は個体レベルで受け継がれ（体細胞遺伝），子孫には遺伝しない。ほとんどの'がん'はこのような体細胞レベルの突然変異（後天的遺伝子変異）が原因である。

　突然変異が起きる要因としては内部要因と外部要因とがあるが，実際には両者が複雑に絡み合って作用しているものと考えられる。内部要因としては，DNA複製系やDNA修復系などに起きる遺伝情報維持機構の破綻や生体内代謝産物による遺伝子の損傷などがある。たとえば，DNA修復系に遺伝的欠損のある色素性乾皮症などでは紫外線障害によるDNA損傷を修復する機構に障害があり，突然変異を起こしやすく，その結果皮膚障害や皮膚がんを起こしやすい。DNAの活性酸素傷害も，突然変異を引起こす要因となる。外部要因としては，物理的要因（放射線障害，熱傷，外傷など），化学的要因，生物的要因（ウイルスなど）および栄養的要因（化学的要因に包含されるものであるが，本項と直接関係があるので独立に扱った）があり，いずれも直接または間接に遺伝子の変異をもたらす。

酸化ストレスと栄養素

　生命体を構成しているたんぱく質，脂質や核酸などは比較的に還元状態にあり，活性酸素（スーパーオキシド，過酸化水素，ヒドロキシラジカル，一重項酸素など）のような反応性に富む酸素によって酸化障害を受けやすい。生物は進化の過程で酸素存在下でも障害をあまり受けずに生活活動を行うことができるように抗酸化機構を獲得した。そして，酸素を有効利用し，非常に効率的な物質・エネルギー代謝系を獲得し，酸素無しでは生命が維持できないまでに進化適応してきた。生体で行われている好気的代謝過程では絶えず反応性に富んだ酸素（活性酸素）が生じている。（好気的代謝過程で使用されている酸素の約2～5％は活性酸素になっているという推定もある。）白血球やマクロファージ（大食細胞）は活性酸素を積極的に産生して体内に進入した細菌やウイルスを殺すのに利用している。生体にみられる活性酸素による障害の主なものとしては，脂質（特に膜脂質）の過酸化，たんぱく質の変性（酵素は失活），核酸（DNA，RNA）の酸

化的損傷などがあり，その結果がさまざまな疾患（がん，動脈硬化，変性疾患，炎症性疾患など）や老化などと関係している。生体がこれら酸素障害から免れるために獲得してきた抗酸化機構には，i）ラジカルの生成を最小限にする代謝機構，ii）活性酸素が生じたら消去する機構，iii）活性酸素で傷害を受けたら修復する機構などがある。

　体内の活性酸素を消去する機構（坑酸化機構）：体内には活性酸素を消去する酵素［スーパーオキシドジスムターゼ（SOD），カタラーゼ，グルタチオンペルオキシダーゼ，グルタチオン-S-トランスフェラーゼなど］や物質［セルロプラスミン，アスコルビン酸（ビタミンC），α-トコフェロール（ビタミンE），グルタチオン，尿酸，アミノ酸の一部（ヒスチジン，トリプトファンなど），ユビキノン（コエンザイムQ），ビリルビンなど］がある。

　摂取する栄養素中の坑酸化物質：体内にあるアスコルビン酸（ビタミンC），トコフェロール類（ビタミンE），アミノ酸の一部（ヒスチジン，トリプトファンなど）は摂取食品の栄養素に由来するものであり，この他にもカロテノイド（β－カロテン，ビタミンA類似化合物；緑黄色野菜），ビタミンA（レバー，うなぎ，バター，卵黄など），茶などに含まれるフェノールカルボン酸及びそのエステル［タンニン，カテキン（赤ワイン，緑茶，紅茶，カカオ），イソフラボン（大豆製品）］，フラボノイド［植物フェノール；ケルセチン（タマネギ，ブロッコリー）］，セサミノール（ゴマ種子），アントシアニン類似物質（穀類や種子の表面）などがあり，さらにビタミンB$_2$，セレン（グルタチオンペルオキシダーゼ活性に必須な成分）なども坑酸化反応に関係することによって坑酸化能を発揮する。

12-3-1　がんのプロモーション，イニシエーションの抑制

　マウスの皮膚にタールやタバコ中の低濃度のベンゾピレンを1回塗ったのちに同じ所にクロトン油を繰返し塗ると皮膚がんが発生するが，ベンゾピレン処理だけでもクロトン油処理だけでも，また処理の順序を逆にしてもがんは発生しない。このような化学発癌の研究から，がんができる過程（発がん過程）を遺伝子の突然変異による発がん開始過程（イニシエーション，initiation），分化異常と細胞増殖を主体とする発がん促進過程（プロモーション，promotion）の2段階に分別されている。がん化の開始過程に働く物質を発がんイニシエーター，促進過程に働く物質を発がんプロモーター（発がん促進物質）と呼んでいる。発がん物質の多くは発がんイニシエーターの作用と発がんプロモーターの作用を同時にもっている（単独発がん物質）が，中にはどちらか一方の作用に片寄ったもの（不完全発がん物質）もある。発がんイニシエーターとしては，ベンゾピレンの他に多数の化学物質（ワラビなど食品に含まれる発がん物質や代謝の過程で生成される発がん物質も含まれる），紫外線，B型肝炎ウイルスなど遺伝子を傷つけDNAに突然変異を引起こす物質が含まれている。クロトン油の中の有効成分であるホルボールエステルは皮膚に対し，フェノバルビタールは肝臓に対して典型的な発がんプロモーター作用を示す。アントラセン，フェノール，ポリ塩化ビフェニルなども発がんプロモーターとして働く。

　生体内で代謝を受けて初めて発がん性を示すようになるものもあり，このような性

質もった物質を前駆発がん物質という。前駆発がん物質の活性化や酸化的DNA損傷などのように，発がん過程では酸化が関与することが多いので，酸化障害を防ぐ性質のある坑酸化物質（前項で述べた）が発がん抑制に働くと考えられている。

　非栄養素成分である食物繊維は，大腸における異常発酵を押さえ，プロモーター作用を示す胆汁酸を吸着し，糞便の大腸内通過速度を速め食品添加物などの毒性を制御することなどを通して，大腸がんの発生率を低下させることができると考えられている。

参考文献

1）垣沼淳司編著，『分子栄養学』，光生館（2002）.

2）榊原隆三編，『分子栄養学』，建帛社（2003）.

3）香川靖雄・柳沢佳子・阿部三枝子・佐藤史，『遺伝子多型と日本人の栄養』，栄養学雑誌 59，213-220（2001）.

4）今堀和友・山川民夫監修，『生化学辞典』，東京化学同人（1998）.

5）菅野純夫（プランナー），特集『ゲノム医科学のアプローチ』，Molecular Medicine（2003）.

6）菅野純夫（企画），特集『ゲノム的アプローチによる多因子疾患の解明』，実験医学（2003）.

7）萩原俊男（プランナー），特集『高血圧研究の最前線』，中山書店（2003）.

8）江指隆年・中嶋洋子編著，『基礎栄養学』，同文書院（2002）.

9）林淳三編著，『基礎栄養学』，建帛社（2003）.

10）近藤喜代太郎・葛巻暹・吉田迪弘，『人類遺伝学の基礎』，南江堂（1990）.

11）堀内正嗣・福田恵一・森下竜一編，『生活習慣と遺伝疾患』，メディカルレビュー社（2002）.

12）井上修二，肥満の臨床－最近の進歩，医事新報，4094，1-11（2002）.

13）関周司・池田正五・村岡知子・矢尾謙三郎・斉藤健司，『生化学』，三共出版（2003）.

付録1　日本人の食事摂取基準（2020年版）

1　策定の目的

日本人の食事摂取基準は，健康増進法（平成14年法律第103号）第30条の2に基づき厚生労働大臣が定めるものとされ，国民の健康の保持・増進を図る上で摂取することが望ましいエネルギー及び栄養素の量の基準を示すものである。

2　使用期間

使用期間は，令和2（2020）年度から令和6（2024）年度までの5年間である。

3　策定方針

・日本人の食事摂取基準（2020年版）では，策定方針として，生活習慣病の発症予防，および重症化予防を加えた。また，高齢者の低栄養やフレイルの予防も視野に入れて策定した。なお，2015年版では「フレイルティ（frailty）」を用いたが，日本老年医学会の提唱に従い「フレイル（frail）」を用いる（図-1）。

・対象については，健康な個人並びに集団とし，生活習慣病やフレイルに関する危険因子を有していても自立した生活を営んでいるものまで含むものとした。

・科学的根拠に基づく策定を行うことを基本とし，現時点で根拠は十分ではないが，重要な課題については，研究課題の整理も行うこととした。

4　策定の基本的事項

（1）指　標

1）エネルギーの指標

エネルギーの摂取量及び消費量のバランス（エネルギー収支バランス）の維持を示す指標として，「体格

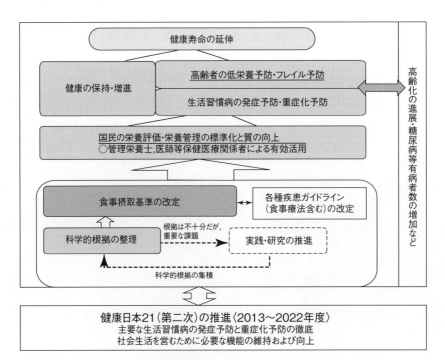

図1　日本人の食事摂取基準（2020年版）策定の方向性

（BMI：body mass index）」を採用した。

2）　栄養素の指標

栄養素の指標は，3つの目的からなる5つの指標で構成した（図2，図3）。

①　摂取不足の回避を目的として，「推定平均必要量」（estimated average requirement：EAR）を設定した。推定平均必要量は，半数の人が必要量を満たす量である。推定平均必要量を補助する目的で「推奨量」（recommended dietary allowance：RDA）を設定した。推奨量はほとんどの人が充足している量である。

十分な科学的根拠が得られず，推定平均必要量と推奨量が設定できない場合は，「目安量」（adequateintake：AI）を設定した。一定の栄養状態を維持するのに十分な量であり，目安量以上を摂取している場合は不足のリスクはほとんどない。

②　過剰摂取による健康障害の回避を目的として，「耐容上限量」（tolerable upper intake level：UL）を設定したが，十分な科学的根拠が得られない栄養素については設定しない。

③　生活習慣病の予防を目的に，「生活習慣病の予防のために現在の日本人が当面の目標とすべき摂取量」として「目標量」（tentative dietary goal for preventing life-style relatee diseases：DG）を設定した。

目　　的	種　　類
①　摂取不足の回避	推定平均必要量,推奨量 これらを推定できない場合の代替指標:目安量
②　過剰摂取による健康障害の回避	耐容上限量
③　生活習慣病の予防	目標量

図 2　栄養素の指標の目的と種類

十分な科学的根拠がある栄養素については，上記の指標とは別に，生活習慣病の重症化予防およびフレイル予防を目的とした量を設定

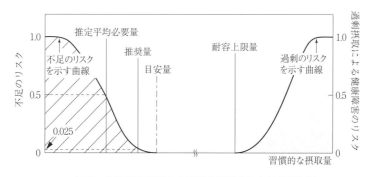

図 3　食事摂取基準の各指標を理解するための概念図

縦軸は，個人の場合は不足または過剰によって健康障害が生じる確率を，集団の場合は不足状態にある者または過剰によって健康障害を生じる者の割合を示す。

不足の確率が推定平均必要量では0.5（50％）あり，推奨量では0.02〜0.03（中間値として0.025）（2％〜3％または2.5％）あることを示す。耐容上限量以上を摂取した場合には過剰摂取による健康障害が生じる潜在的なリスクが存在することを示す。そして，推奨量と耐容上限量との間の摂取量では，不足のリスク，過剰摂取による健康障害が生じるリスクともに0（ゼロ）に近いことを示す。目安量については，推定平均必要量ならびに推奨量と一定の関係を持たない。しかし，推奨量と目安量を同時に算定することが可能であれば，目安量は推奨量よりも大きい（図では右方）と考えられるため，参考として付記した。目標量は，ここに示す概念や方法とは異なる性質のものであることから，ここには図示できない。

196

1歳以上について基準を策定した栄養素と指標を表1に示した。

表1　基準を策定した栄養素と設定した指標（1歳以上）[1]

栄養素		推定平均必要量 （EAR）	推奨量 （RDA）	目安量 （AI）	耐容上限量 （UL）	目標量 （DG）
たんぱく質[2]		○[b]	○[b]	–	–	○[3]
脂質	脂質	–	–	–	–	○[3]
	飽和脂肪酸[3]	–	–	–	–	○[3]
	n-6系脂肪酸	–	–	○	–	–
	n-3系脂肪酸	–	–	○	–	–
	コレステロール[4]	–	–	–	–	–
炭水化物	炭水化物	–	–	–	–	○[3]
	食物繊維	–	–	–	–	○
	糖類	–	–	–	–	–
エネルギー産生栄養素バランス[2],[3]		–	–	–	–	○[3]
ビタミン	脂溶性 ビタミンA	○[a]	○	–	○	–
	ビタミンD[2]	–	–	○	○	–
	ビタミンE	–	–	○	○	–
	ビタミンK	–	–	○	–	–
	水溶性 ビタミンB₁	○[c]	○[c]	–	–	–
	ビタミンB₂	○[c]	○[c]	–	–	–
	ナイアシン	○[a]	○[a]	–	○	–
	ビタミンB₆	○[b]	○	–	○	–
	ビタミンB₁₂	○[a]	○[a]	–	–	–
	葉酸	○[a]	○[a]	–	○[6]	–
	パントテン酸	–	–	○	–	–
	ビオチン	–	–	○	–	–
	ビタミンC	○[x]	○[x]	–	–	–
ミネラル	多量 ナトリウム[5]	○[a]	–	–	–	○
	カリウム	–	–	○	–	○
	カルシウム	○[b]	○[b]	–	○	–
	マグネシウム	○[b]	○[b]	–	○[6]	–
	リン	–	–	○	○	–
	微量 鉄	○[x]	○[x]	–	○	–
	亜鉛	○[b]	○[b]	–	○	–
	銅	○[b]	○[b]	–	○	–
	マンガン	–	–	○	○	–
	ヨウ素	○[a]	○[a]	–	○	–
	セレン	○[a]	○[a]	–	○	–
	クロム	–	–	○	○[6]	–
	モリブデン	○[b]	○[b]	–	○	–

1）一部の年齢区分についてだけ設定した場合も含む。
2）フレイル予防を図る上での留意事項を表の脚注として記載。
3）総エネルギー摂取量に占めるべき割合（％エネルギー）。
4）脂質異常症の重症化予防を目的としたコレステロールの量と，トランス脂肪酸の摂取に関する参考情報を表の脚注として記載。
5）高血圧および慢性腎臓病（CKD）の重症化予防を目的とした量を表の脚注として記載。
6）通常の食品以外の食品からの摂取について定めた。
a）集団内の半数の人に不足または欠乏の表情が現れ得る摂取量をもって推定平均必要量とした栄養素。
b）集団内の半数の人で体内量が維持される摂取量をもって推定平均必要量とした栄養素。
c）集団内の半数の人で体内量が飽和している摂取量をもって推定平均必要量とした栄養素。
x）上記以外の方法で推定平均必要量が定められた栄養素。

（2）　レビューの方法

・エネルギーおよび栄養素についての基本的なレビューでは，「日本人の食事摂取基準（2015 年版）」策定で課題となっていた部分について重点的にレビューを行った。

・高齢者，乳児などの対象特性についてのレビューを行った。

・エネルギーおよび栄養素と生活習慣病の発症予防・重症化予防との関係についてのレビューは，高血圧，脂質異常，高血糖，腎機能低下に関するリサーチクエスチョンの定式化を行うため，可能な限り PICO（Patients, Intervension Comparison, Outcomes）形式を用いてレビューした。

・栄養素摂取量との数量的関連が多数の研究によって明らかにされ，その予防が日本人にとって重要であると考えられている疾患に限ってレビューの対象とした。

（3）　年齢区分

・乳児については，前回同様 1 つの区分（0 ～ 5 ヶ月，6 ～ 11 ヶ月）であるが，成長に合わせた詳細な年齢区分が必要なエネルギーとたんぱく質には，2 つの区分（0 ～ 5 ヶ月，6 ～ 8 ヶ月，9 ～ 11 ヶ月）とした。高齢者については 65 歳以上とし，65 ～ 74 歳，75 歳以上の 2 つの区分を設けた（表 2 の年齢の欄参照）。

（4）　参照体位

・食事摂取基準策定において参照する体位（身長・体重）は，性および年齢区分に応じ，日本人として平均的な体位を持った人を想定し，健全な発育および健康の保持・増進・生活習慣病の予防を考えるうえでの参照値として提示し，これを参照体位と呼ぶ。

表 2　参照体位（参照身長，参照体重)[1]

性　別	男　性		女　性[2]	
年　齢　等	参照身長 （cm）	参照体重 （kg）	参照身長 （cm）	参照体重 （kg）
0～5　（月）	61.5	6.3	60.1	5.9
6～11　（月）	71.6	8.8	70.2	8.1
6～8　（月）	69.8	8.4	68.3	7.8
9～11　（月）	73.2	9.1	71.9	8.4
1～2　（歳）	85.8	11.5	84.6	11.0
3～5　（歳）	103.6	16.5	103.2	16.1
6～7　（歳）	119.5	22.2	118.3	21.9
8～9　（歳）	130.4	28.0	130.4	27.4
10～11　（歳）	142.0	35.6	144.0	36.3
12～14　（歳）	160.5	49.0	155.1	47.5
15～17　（歳）	170.1	59.7	157.7	51.9
18～29　（歳）	171.0	64.5	158.0	50.3
30～49　（歳）	171.0	68.1	158.0	53.0
50～64　（歳）	169.0	68.0	155.8	53.8
65～74　（歳）	165.2	65.0	152.0	52.1
75 以上　（歳）	160.8	59.6	148.0	48.8

1）0～17歳は，日本小児内分泌学会・日本成長学会合同標準値委員会による小児の体格評価に用いる身長，体重の標準値をもとに，年齢区分に応じて，当該月齢および年齢区分の中央時点における中央値を引用した。ただし，公表数値が年齢区分と合致しない場合は，同様の方法で算出した値を用いた。18歳以上は，平成28年国民健康・栄養調査における当該の性および年齢区分における身長・体重の中央値を用いた

2）妊婦，授乳婦を除く。

198

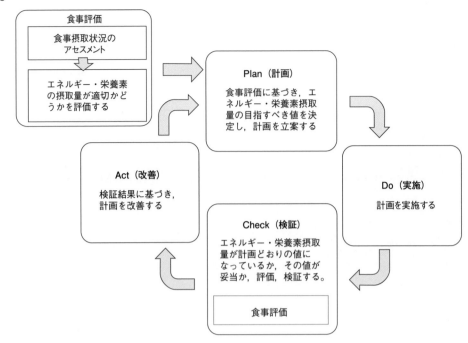

図 4 食事摂取基準の活用と PDCA サイクル

5　活用に関する基本的事項

・健康な個人または集団を対象として，健康の保持・増進・生活習慣病の発症予防および重症化予防のための食事改善に，食事摂取基準を活用する場合は，PDCA サイクルに基づく活用を基本とする。まず，食事摂取状況のアセスメントによりエネルギー・栄養素の摂取量が適正かどうかを評価する。食事評価に基づき，食事改善計画の立案，食事改善の実施，そしてそれらの検証。検証を行う際には，食事評価を行い，検証結果を踏まえ，計画や実施の内容を改善する（図 4）。

6　対象特性，生活習慣病とエネルギー・栄養素との関連

・妊婦・授乳婦，高齢者については，その特性上，特に着目すべき事項について，参考資料として示した。

・妊婦・授乳婦について，推定平均必要量，推奨量の設定が可能な栄養素については，付加量を示した。なお，授乳婦については，母乳含有量を基に付加量を設定した。

・目安量の設定にとどまる栄養素については，原則として，胎児の発育に問題ないと想定される日本人妊婦や授乳婦の摂取量の中央値を用いることとし，これらの値が明らかでない場合は，非妊娠時の値を用いることとした。

・高齢者については，脳卒中をはじめとする疾病予防の重要性だけでなく，後期高齢者が要介護状態になる原因として，認知症や転倒と並んで「フレイル」があり，低栄養との関連が極めて強い。また，高齢者の身体機能障害のリスク因子，転倒リスク因子として加齢に伴う筋力の減少または老化に伴う筋肉量の減少（サルコペニア）も注目されている。この病態はフレイルとも関連が強く，転倒予防や介護予防の観点からも重要である。

・高齢者では咀嚼能力の低下，消化・吸収率の低下，運動量の低下に伴う摂取量の低下などが存在する。これらは個人差の大きいこと，また多くの人が何らかの疾患を有していることも特徴としてあげられる。そのため，年齢だけでなく，個人の特徴に十分に注意を払うことが必要である。

7　策定した食事摂取基準

　エネルギー

・エネルギーの摂取量，および消費量のバランス（エネルギー収支バランス）の維持を示す指標として，体格（BMI：

body mass index）を用いた。このため，成人において，観察疫学研究において報告された総死亡率が最も低かった BMI の範囲，日本人の BMI の実態などを総合的に検証し，目標とする BMI の範囲を提示した。なお，BMI は，健康の保持・増進，生活習慣病の予防，さらには加齢によるフレイルを回避するための要素の1つとして扱うことにとどめるべきである。

・エネルギー必要量を推定するためには，体重が一定の条件下で，その摂取量を推定する方法とその消費量を推定する方法の2つに大別される（図5）。今回，参考表として示した推定エネルギー必要量は，エネルギー消費量から接近する方法の1つとして算出した値となる。これに対してエネルギー収支の結果は，体重の変化や BMI として現れることを考えると，体重の変化や BMI を把握することで，エネルギー収支の概要を知ることができる。なお，体重の変化も BMI もエネルギー収支の結果を示すものの1つであり，エネルギー必要量を示すものではないことに留意すべきである。

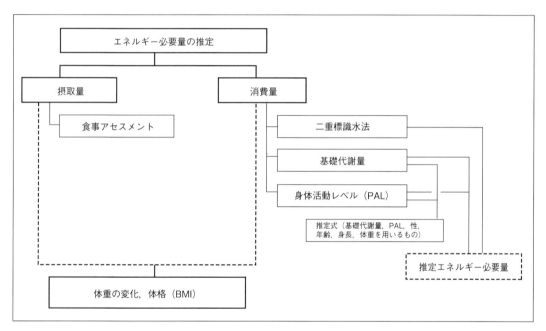

図5　エネルギー必要量を推定するための測定法と体重変化，体格（BMI），推定エネルギー必要量との関連

目標とする BMI の範囲（18 歳以上）[1],[2]

年齢（歳）	目標とする BMI（kg/m²）
18 ～ 49	18.5 ～ 24.9
50 ～ 64	20.0 ～ 24.9
65 ～ 74[3]	21.5 ～ 24.9
75 以上[3]	21.5 ～ 24.9

1）男女共通。あくまでも参考として使用すべきである。
2）観察疫学研究において報告された総死亡率が最も低かったBMIを基に，疾患別の発症率とBMIの関連，死因とBMIとの関連，喫煙や疾患の合併によるBMIや死亡リスクへの影響，日本人のBMIの実態に配慮し，総合的に判断し目標とする範囲を設定。
3）高齢者では，フレイルの予防および生活習慣病の発症予防の両者に配慮する必要があることも踏まえ，当面目標とするBMIの範囲を21.5～24.9kg/m²とした。

参照体重における基礎代謝量

年齢（歳）	男　性			女　性		
	基礎代謝基準値 (kcal/kg 体重/日)	参照体重 (kg)	基礎代謝量 (kcal/日)	基礎代謝基準値 (kcal/kg 体重/日)	参照体重 (kg)	基礎代謝量 (kcal/日)
1〜2	61.0	11.5	700	59.7	11.0	660
3〜5	54.8	16.5	900	52.2	16.1	840
6〜7	44.3	22.2	980	41.9	21.9	920
8〜9	40.8	28.0	1,140	38.3	27.4	1,050
10〜11	37.4	35.6	1,330	34.8	36.3	1,260
12〜14	31.0	49.0	1,520	29.6	47.5	1,410
15〜17	27.0	59.7	1,610	25.3	51.9	1,310
18〜29	23.7	64.5	1,530	22.1	50.3	1,110
30〜49	22.5	68.1	1,530	21.9	53.0	1,160
50〜64	21.8	68.0	1,480	20.7	53.8	1,110
65〜74	21.6	65.0	1,400	20.7	52.1	1,080
75 以上	21.5	59.6	1,280	20.7	48.8	1,010

身体活動レベル別にみた活動内容と活動の時間の代表例

	低い（Ⅰ）	ふつう（Ⅱ）	高い（Ⅲ）
身体活動レベル[1]	1.50 (1.40〜1.60)	1.75 (1.60〜1.90)	2.00 (1.90〜2.20)
日常生活の内容[2]	生活の大部分が座位で，静的な活動が中心の場合	座位中心の仕事だが，職場内での移動や立位での作業・接客等，あるいは通勤・買い物・家事，軽いスポーツ等のいずれかを含む場合	移動や立位の多い仕事への従事者。あるいは，スポーツ等余暇における活発な運動習慣をもっている場合
中程度の強度（3.0〜5.9メッツ）の身体活動の1日当たりの合計時間（時間/日）[3]	1.65	2.06	2.53
仕事での1日当たりの合計徒歩時間(時間/日)[3]	0.25	0.54	1.00

1）代表値。（　）内はおよその範囲。
2）Black, *et al*. Ishikawa-Takata. *et al*. を参考に，身体活動レベル（PAL）に及ぼす職業の影響が大きいことを考慮して作成。
3）Ishikawa-Takata. *et al*. による。

推定エネルギー必要量（kcal/日）

性　　別	男　　性			女　　性		
身体活動レベル[1]	Ⅰ	Ⅱ	Ⅲ	Ⅰ	Ⅱ	Ⅲ
0〜5　（月）	—	550	—	—	500	—
6〜8　（月）	—	650	—	—	600	—
9〜11　（月）	—	700	—	—	650	—
1〜2　（歳）	—	950	—	—	900	—
3〜5　（歳）	—	1,300	—	—	1,250	—
6〜7　（歳）	1,350	1,550	1,750	1,250	1,450	1,650
8〜9　（歳）	1,600	1,850	2,100	1,500	1,700	1,900
10〜11　（歳）	1,950	2,250	2,500	1,850	2,100	2,350
12〜14　（歳）	2,300	2,600	2,900	2,150	2,400	2,700
15〜17　（歳）	2,500	2,800	3,150	2,050	2,300	2,550
18〜29　（歳）	2,300	2,650	3,050	1,700	2,000	2,300
30〜49　（歳）	2,300	2,700	3,050	1,750	2,050	2,350
50〜64　（歳）	2,200	2,600	2,950	1,650	1,950	2,250
65〜74　（歳）	2,050	2,400	2,750	1,550	1,850	2,100
75 以上　（歳）[2]	1,800	2,100	—	1,400	1,650	—
妊婦（付加量）[3] 　初期				+50	+50	+50
中期				+250	+250	+250
後期				+450	+450	+450
授乳婦　（付加量）				+350	+350	+350

1）身体活動レベルは，低い，ふつう，高いの3つのレベルとして，それぞれⅠ，Ⅱ，Ⅲで示した。

2）レベルⅡは自立している者，レベルⅠは自宅にいてほとんど外出しない者に相当する。レベルⅠは高齢者施設で自立に近い状態で過ごしている者にも適用できる値である。

3）妊婦個々の体格や妊娠中の体重増加量および，胎児の発育状況の評価を行うことが必要である。

注1：活用に当たっては，食事摂取状況のアセスメント，体重およびBMIの把握を行い，エネルギーの過不足は，体重の変化またはBMIを用いて評価すること。

注2：身体活動レベルⅠの場合，少ないエネルギー消費量に見合った少ないエネルギー摂取量を維持することになるため，健康の保持・増進の観点からは，身体活動量を増加させる必要がある。

タンパク質の食事摂取基準
(推定平均必要量，推奨量，目安量：g/日，目標量：%エネルギー)

性　別	男　性				女　性			
年 齢 等	推定平均 必要量	推奨量	目安量	目標量[1]	推定平均 必要量	推奨量	目安量	目標量[1]
0〜5　（月）	—	—	10	—	—	—	10	—
6〜8　（月）	—	—	15	—	—	—	15	—
9〜11　（月）	—	—	25	—	—	—	25	—
1〜2　（歳）	15	20	—	13〜20	15	20	—	13〜20
3〜5　（歳）	20	25	—	13〜20	20	25	—	13〜20
6〜7　（歳）	25	30	—	13〜20	25	30	—	13〜20
8〜9　（歳）	30	40	—	13〜20	30	40	—	13〜20
10〜11　（歳）	40	45	—	13〜20	40	50	—	13〜20
12〜14　（歳）	50	60	—	13〜20	45	55	—	13〜20
15〜17　（歳）	50	65	—	13〜20	45	55	—	13〜20
18〜29　（歳）	50	65	—	13〜20	40	50	—	13〜20
30〜49　（歳）	50	65	—	13〜20	40	50	—	13〜20
50〜64　（歳）	50	65	—	14〜20	40	50	—	14〜20
65〜74　（歳）[2]	50	60	—	15〜20	40	50	—	15〜20
75 以上　（歳）[2]	50	60	—	15〜20	40	50	—	15〜20
妊　婦　（付加量）　初期					+0	+0	—	—[3]
中期					+5	+5	—	—[3]
後期					+20	+25	—	—[4]
授乳婦　（付加量）					+15	+20	—	—[4]

1）範囲に関しては，おおむねの値を示したものであり，弾力的に運用すること。
2）65歳以上の高齢者について，フレイル予防を目的とした量を定めることは難しいが，身長・体重が参照体位に比べて小さい者や，特に75歳以上であって加齢に伴い身体活動量が大きく低下した者など，必要エネルギー摂取量が低い者では，下限が推奨量を下回る場合があり得る。この場合でも，下限は推奨量以上とすることが望ましい。
3）妊婦（初期・中期）の目標量は，13〜20％エネルギーとした。
4）妊婦（後期）および授乳婦の目標量は，15〜20％エネルギーとした。

脂質の食事摂取基準　(1)

年 齢 等	脂質の総エネルギーに占める割合 脂肪エネルギー比率；％エネルギー				飽和脂肪酸 （％エネルギー）[2],[3]	
	男　性		女　性		男　性	女　性
	目安量	目標量[1]	目安量	目標量[1]	目標量	目標量
0〜5　（月）	50	—	50	—	—	—
6〜11　（月）	40	—	40	—	—	—
1〜2　（歳）	—	20〜30	—	20〜30	—	—
3〜5　（歳）	—	20〜30	—	20〜30	10 以下	10 以下
6〜7　（歳）	—	20〜30	—	20〜30	10 以下	10 以下
8〜9　（歳）	—	20〜30	—	20〜30	10 以下	10 以下
10〜11　（歳）	—	20〜30	—	20〜30	10 以下	10 以下
12〜14　（歳）	—	20〜30	—	20〜30	10 以下	10 以下
15〜17　（歳）	—	20〜30	—	20〜30	8 以下	8 以下
18〜29　（歳）	—	20〜30	—	20〜30	7 以下	7 以下
30〜49　（歳）	—	20〜30	—	20〜30	7 以下	7 以下
50〜64　（歳）	—	20〜30	—	20〜30	7 以下	7 以下
65〜74　（歳）	—	20〜30	—	20〜30	7 以下	7 以下
75 以上　（歳）	—	20〜30	—	20〜30	7 以下	7 以下
妊　婦			—	20〜30		7 以下
授乳婦			—	20〜30		7 以下

1）範囲については，おおむねの値を示したものである。
2）飽和脂肪酸と同じく，脂質異常症および循環器疾患に関与する栄養素としてコレステロールがある。コレステロールに目標量は設定しないが，これは許容される摂取量に上限が存在しないことを保証するものではない。また，脂質異常症の重症化予防の目的からは，200 mg/日未満に留めることが望ましい。
3）飽和脂肪酸と同じく，冠動脈疾患に関与する栄養素としてトランス脂肪酸がある。日本人の大多数は，トランス脂肪酸に関する世界保健機関（WHO）の目標（1％エネルギー未満）を下回っており，トランス脂肪酸の摂取による健康への影響は，飽和脂肪酸の摂取によるものと比べて小さいと考えられる。ただし，脂質に偏った食事をしている者では，留意する必要がある。トランス脂肪酸は人体にとって不可欠な栄養素ではなく，健康の保持・増進を図る上で積極的な摂取は勧められないことから，その摂取量は1％エネルギー未満に留めることが望ましく，1％エネルギー未満でもできるだけ低く留めることが望ましい。

脂質の食事摂取基準（2）

年 齢 等	n-6 系脂肪酸 （g/日）		n-3 系脂肪酸 （g/日）	
	男　性	女　性	男　性	女　性
	目安量	目安量	目安量	目安量
0〜5 　（月）	4	4	0.9	0.9
6〜11　（月）	4	4	0.8	0.8
1〜2 　（歳）	4	4	0.7	0.8
3〜5 　（歳）	6	6	1.1	1.0
6〜7 　（歳）	8	7	1.5	1.3
8〜9 　（歳）	8	7	1.5	1.3
10〜11 （歳）	10	8	1.6	1.6
12〜14 （歳）	11	9	1.9	1.6
15〜17 （歳）	13	9	2.1	1.6
18〜29 （歳）	11	8	2.0	1.6
30〜49 （歳）	10	8	2.0	1.6
50〜64 （歳）	10	8	2.2	1.9
65〜74 （歳）	9	8	2.2	2.0
75 以上 （歳）	8	7	2.1	1.8
妊　婦		9		1.6
授乳婦		10		1.8

炭水化物，食物繊維の食事摂取基準

	炭水化物（％エネルギー）		食物繊維(g/日)	
性　別	男　性	女　性	男　性	女　性
年 齢 等	目標量[1),2)]	目標量[1),2)]	目標量	目標量
0〜5 　（月）	—	—	—	—
6〜11　（月）	—	—	—	—
1〜2 　（歳）	50〜65	50〜65	—	—
3〜5 　（歳）	50〜65	50〜65	8 以上	8 以上
6〜7 　（歳）	50〜65	50〜65	10 以上	10 以上
8〜9 　（歳）	50〜65	50〜65	11 以上	11 以上
10〜11 （歳）	50〜65	50〜65	13 以上	13 以上
12〜14 （歳）	50〜65	50〜65	17 以上	17 以上
15〜17 （歳）	50〜65	50〜65	19 以上	18 以上
18〜29 （歳）	50〜65	50〜65	21 以上	18 以上
30〜49 （歳）	50〜65	50〜65	21 以上	18 以上
50〜64 （歳）	50〜65	50〜65	21 以上	18 以上
65〜74 （歳）	50〜65	50〜65	20 以上	17 以上
75 以上 （歳）	50〜65	50〜65	20 以上	17 以上
妊　婦		50〜65		18 以上
授乳婦		50〜65		18 以上

1）範囲については，おおむねの値を示したものである。
2）アルコールを含む。ただし，アルコールの摂取を勧めるものではない。

エネルギー産生栄養素バランス（％エネルギー）

性　別									
	男　性				女　性				
	目標量[1),2)]				目標量[1),2)]				
年齢等	タンパク質[3)]	脂質[4)]		炭水化物[5),6)]	タンパク質[3)]	脂質[4)]		炭水化物[5),6)]	
		脂質	飽和脂肪酸			脂質	飽和脂肪酸		
0〜11　（月）	—	—	—	—	—	—	—	—	
1〜2　（歳）	13〜20	20〜30	—	50〜65	13〜20	20〜30	—	50〜65	
3〜5　（歳）	13〜20	20〜30	10以下	50〜65	13〜20	20〜30	10以下	50〜65	
6〜7　（歳）	13〜20	20〜30	10以下	50〜65	13〜20	20〜30	10以下	50〜65	
8〜9　（歳）	13〜20	20〜30	10以下	50〜65	13〜20	20〜30	10以下	50〜65	
10〜11　（歳）	13〜20	20〜30	10以下	50〜65	13〜20	20〜30	10以下	50〜65	
12〜14　（歳）	13〜20	20〜30	10以下	50〜65	13〜20	20〜30	10以下	50〜65	
15〜17　（歳）	13〜20	20〜30	8以下	50〜65	13〜20	20〜30	8以下	50〜65	
18〜29　（歳）	13〜20	20〜30	7以下	50〜65	13〜20	20〜30	7以下	50〜65	
30〜49　（歳）	13〜20	20〜30	7以下	50〜65	13〜20	20〜30	7以下	50〜65	
50〜64　（歳）	14〜20	20〜30	7以下	50〜65	14〜20	20〜30	7以下	50〜65	
65〜74　（歳）	15〜20	20〜30	7以下	50〜65	15〜20	20〜30	7以下	50〜65	
75以上　（歳）	15〜20	20〜30	7以下	50〜65	15〜20	20〜30	7以下	50〜65	
妊婦　初期					13〜20				
中期					13〜20	20〜30	7以下	50〜65	
後期					15〜20				
授乳婦					15〜20				

1）必要なエネルギー量を確保した上でのバランスとすること。
2）範囲に関しては，おおむねの値を示したものであり，弾力的に運用すること。
3）65歳以上の高齢者について，フレイル予防を目的とした量を定めることは難しいが，身長・体重が参照体位に比べて小さい者や，特に75歳以上であって加齢に伴い身体活動量が大きく低下した者など，必要エネルギー摂取量が低い者では，下限が推奨量を下回る場合があり得る。この場合でも，下限は推奨量以上とすることが望ましい。
4）脂質については，その構成成分である飽和脂肪酸など，質への配慮を十分に行う必要がある。
5）アルコールを含む。ただし，アルコールの摂取を勧めるものではない。
6）食物繊維の目標量を十分に注意すること。

脂溶性ビタミンの食事摂取基準（1）

性　別	ビタミンA（μgRAE/日）[1)]								ビタミンD（μg/日）[4)]			
	男　性				女　性				男　性		女　性	
年齢等	推定平均必要量[2)]	推奨量[2)]	目安量[3)]	耐容上限量[3)]	推定平均必要量[2)]	推奨量[2)]	目安量[3)]	耐容上限量[3)]	目安量	耐容上限量	目安量	耐容上限量
0〜5　（月）	—	—	300	600	—	—	300	600	5.0	25	5.0	25
6〜11　（月）	—	—	400	600	—	—	400	600	5.0	25	5.0	25
1〜2　（歳）	300	400	—	600	250	350	—	600	3.0	20	3.5	20
3〜5　（歳）	350	450	—	700	350	500	—	850	3.5	30	4.0	30
6〜7　（歳）	300	400	—	950	300	400	—	1,200	4.5	30	5.0	30
8〜9　（歳）	350	500	—	1,200	350	500	—	1,500	5.0	40	6.0	40
10〜11　（歳）	450	600	—	1,500	400	600	—	1,900	6.5	60	8.0	60
12〜14　（歳）	550	800	—	2,100	500	700	—	2,500	8.0	80	9.5	80
15〜17　（歳）	650	900	—	2,500	500	650	—	2,800	9.0	90	8.5	90
18〜29　（歳）	600	850	—	2,700	450	650	—	2,700	8.5	100	8.5	100
30〜49　（歳）	650	900	—	2,700	500	700	—	2,700	8.5	100	8.5	100
50〜64　（歳）	650	900	—	2,700	500	700	—	2,700	8.5	100	8.5	100
65〜74　（歳）	600	850	—	2,700	500	700	—	2,700	8.5	100	8.5	100
75以上　（歳）	550	800	—	2,700	450	650	—	2,700	8.5	100	8.5	100
妊婦（付加量）前期					+0	+0	—	—			8.5[5)]	—[5)]
中期					+0	+0	—	—				
後期					+60	+80	—	—				
授乳婦（付加量）					+300	+450	—	—			8.5[5)]	—[5)]

1）レチノール活性当量（μgRAE）
　＝レチノール（μg）＋β-カロテン（μg）×1/12＋α-カロテン（μg）×1/24
　＋β-クリプトキサンチン（μg）×1/24＋その他のプロビタミンAカロテノイド（μg）×1/24
2）プロビタミンAカロテノイドを含む。
3）プロビタミンAカロテノイドを含まない。
4）日照により皮膚でビタミンDが産生されることを踏まえ，フレイル予防を図る者はもとより，全年齢区分を通じて，日常生活において可能な範囲内での適度な日光浴を心掛けるとともに，ビタミンDの摂取については，日照時間を考慮に入れることが重要である。
5）ビタミンDの目安量，耐容上限量は付加量ではない。

脂溶性ビタミンの食事摂取基準 (2)

性　別	ビタミンE（mg/日）[1]				ビタミンK（μg/日）	
	男　性		女　性		男　性	女　性
年　齢　等	目安量	耐容上限量	目安量	耐容上限量	目安量	目安量
0～5　（月）	3.0	—	3.0	—	4	4
6～11　（月）	4.0	—	4.0	—	7	7
1～2　（歳）	3.0	150	3.0	150	50	60
3～5　（歳）	4.0	200	4.0	200	60	70
6～7　（歳）	5.0	300	5.0	300	80	90
8～9　（歳）	5.0	350	5.0	350	90	110
10～11　（歳）	5.5	450	5.5	450	110	140
12～14　（歳）	6.5	650	6.0	600	140	170
15～17　（歳）	7.0	750	5.5	650	160	150
18～29　（歳）	6.0	850	5.0	650	150	150
30～49　（歳）	6.0	900	5.5	700	150	150
50～64　（歳）	7.0	850	6.0	700	150	150
65～74　（歳）	7.0	850	6.5	650	150	150
75以上　（歳）	6.5	750	6.0	650	150	150
妊　婦			6.5	—		150
授乳婦			7.0	—		150

1) α-トコフェロールについて算定した。α-トコフェロール以外のビタミンEは含んでいない。

水溶性ビタミンの食事摂取基準 (1)

性　別	ビタミンB₁（mg/日）[1,2]						ビタミンB₂（mg/日）[3]					
	男　性			女　性			男　性			女　性		
年　齢　等	推定平均必要量	推奨量	目安量	推定平均必要量	推奨量	目安量	推定平均必要量	推奨量	目安量	推定平均必要量	推奨量	目安量
0～5　（月）	—	—	0.1	—	—	0.1	—	—	0.3	—	—	0.3
6～11　（月）	—	—	0.2	—	—	0.2	—	—	0.4	—	—	0.4
1～2　（歳）	0.4	0.5	—	0.4	0.5	—	0.5	0.6	—	0.5	0.5	—
3～5　（歳）	0.6	0.7	—	0.6	0.7	—	0.7	0.8	—	0.6	0.8	—
6～7　（歳）	0.7	0.8	—	0.7	0.8	—	0.8	0.9	—	0.7	0.9	—
8～9　（歳）	0.8	1.0	—	0.8	0.9	—	0.9	1.1	—	0.9	1.0	—
10～11　（歳）	1.0	1.2	—	0.9	1.1	—	1.1	1.4	—	1.0	1.3	—
12～14　（歳）	1.2	1.4	—	1.1	1.3	—	1.3	1.6	—	1.2	1.4	—
15～17　（歳）	1.3	1.5	—	1.0	1.2	—	1.4	1.7	—	1.2	1.4	—
18～29　（歳）	1.2	1.4	—	0.9	1.1	—	1.3	1.6	—	1.0	1.2	—
30～49　（歳）	1.2	1.4	—	0.9	1.1	—	1.3	1.6	—	1.0	1.2	—
50～64　（歳）	1.1	1.3	—	0.9	1.1	—	1.2	1.5	—	1.0	1.2	—
65～74　（歳）	1.1	1.3	—	0.9	1.1	—	1.2	1.5	—	1.0	1.2	—
75以上　（歳）	1.0	1.2	—	0.8	0.9	—	1.1	1.3	—	0.9	1.0	—
妊　婦（付加量）				+0.2	+0.2	—				+0.2	+0.3	—
授乳婦（付加量）				+0.2	+0.2	—				+0.5	+0.6	—

1) チアミン塩化物塩酸塩（分子量＝337.3）の重量として示した。
2) 身体活動レベルⅡの推定エネルギー必要量を用いて算定した。
　特記事項：推定平均必要量は，ビタミンB₁の欠乏症である脚気を予防するに足る最小必要量からではなく，尿中にビタミンB₁の排泄量が増大し始める摂取量（体内飽和量）から算定。
3) 身体活動レベルⅡの推定エネルギー必要量を用いて算定した。
　特記事項：推定平均必要量は，ビタミンB₂の欠乏症である口唇炎，口角炎，舌炎などの皮膚炎を予防するに足る最小必要量からではなく，尿中にビタミンB₂の排泄量が増大し始める摂取量（体内飽和量）から算定。

水溶性ビタミンの食事摂取基準 (2)

性 別	ナイアシン (mgNE/日)[1],[2]								ビタミン B6 (mg/日)[5]							
	男 性				女 性				男 性				女 性			
年 齢 等	推定平均必要量	推奨量	目安量	耐容上限量[3]	推定平均必要量	推奨量	目安量	耐容上限量[3]	推定平均必要量	推奨量	目安量	耐容上限量[6]	推定平均必要量	推奨量	目安量	耐容上限量[6]
0〜5 (月)[4]	—	—	2	—	—	—	2	—	—	—	0.2	—	—	—	0.2	—
6〜11 (月)	—	—	3	—	—	—	3	—	—	—	0.3	—	—	—	0.3	—
1〜2 (歳)	5	6	—	60(15)	4	5	—	60(15)	0.4	0.5	—	10	0.4	0.5	—	10
3〜5 (歳)	6	8	—	80(20)	6	7	—	80(20)	0.5	0.6	—	15	0.5	0.6	—	15
6〜7 (歳)	7	9	—	100(30)	7	8	—	100(30)	0.7	0.8	—	20	0.6	0.7	—	20
8〜9 (歳)	9	11	—	150(35)	8	10	—	150(35)	0.8	0.9	—	25	0.8	0.9	—	25
10〜11 (歳)	11	13	—	200(45)	10	10	—	150(45)	1.0	1.1	—	30	1.0	1.1	—	30
12〜14 (歳)	12	15	—	250(60)	12	14	—	250(60)	1.2	1.4	—	40	1.0	1.3	—	40
15〜17 (歳)	14	17	—	300(70)	11	13	—	250(65)	1.2	1.5	—	50	1.0	1.3	—	45
18〜29 (歳)	13	15	—	300(80)	9	11	—	250(65)	1.1	1.4	—	55	1.0	1.1	—	45
30〜49 (歳)	13	15	—	350(85)	10	12	—	250(65)	1.1	1.4	—	60	1.0	1.1	—	45
50〜64 (歳)	12	14	—	350(85)	9	11	—	250(65)	1.1	1.4	—	55	1.0	1.1	—	45
65〜74 (歳)	12	14	—	300(80)	9	11	—	250(65)	1.1	1.4	—	50	1.0	1.1	—	40
75 以上 (歳)	11	13	—	300(75)	9	10	—	250(60)	1.1	1.4	—	50	1.0	1.1	—	40
妊 婦 (付加量)					+0	+0	—	—					+0.2	+0.2	—	—
授乳婦 (付加量)					+3	+3	—	—					+0.3	+0.3	—	—

1) ナイアシン当量 (NE) =ナイアシン+1/60 トリプトファンで示した。
2) 身体活動レベル II の推定エネルギー必要量を用いて算定した。
3) ニコチンアミドの重量 (mg/日), ( ) 内はニコチン酸の重量 (mg/日)。
4) 単位は mg/日。
5) タンパク質の推奨量を用いて算定した (妊婦・授乳婦の付加量は除く)。
6) ピリドキシン (分子量=169.2) の重量として示した。

水溶性ビタミンの食事摂取基準 (3)

性 別	ビタミン B12 (μg/日)[1]						葉 酸 (μg/日)[2]							
	男 性			女 性			男 性				女 性			
年 齢 等	推定平均必要量	推奨量	目安量	推定平均必要量	推奨量	目安量	推定平均必要量	推奨量	目安量	耐容上限量[3]	推定平均必要量	推奨量	目安量	耐容上限量[3]
0〜5 (月)	—	—	0.4	—	—	0.4	—	—	40	—	—	—	40	—
6〜11 (月)	—	—	0.5	—	—	0.5	—	—	60	—	—	—	60	—
1〜2 (歳)	0.8	0.9	—	0.8	0.9	—	80	90	—	200	90	90	—	200
3〜5 (歳)	0.9	1.1	—	0.9	1.1	—	90	110	—	300	90	110	—	300
6〜7 (歳)	1.1	1.3	—	1.1	1.3	—	110	140	—	400	110	140	—	400
8〜9 (歳)	1.3	1.6	—	1.3	1.6	—	130	160	—	500	130	160	—	500
10〜11 (歳)	1.6	1.9	—	1.6	1.9	—	160	190	—	700	160	190	—	700
12〜14 (歳)	2.0	2.4	—	2.0	2.4	—	200	240	—	900	200	240	—	900
15〜17 (歳)	2.0	2.4	—	2.0	2.4	—	220	240	—	900	200	240	—	900
18〜29 (歳)	2.0	2.4	—	2.0	2.4	—	200	240	—	900	200	240	—	900
30〜49 (歳)	2.0	2.4	—	2.0	2.4	—	200	240	—	1,000	200	240	—	1,000
50〜64 (歳)	2.0	2.4	—	2.0	2.4	—	200	240	—	1,000	200	240	—	1,000
65〜74 (歳)	2.0	2.4	—	2.0	2.4	—	200	240	—	900	200	240	—	900
75 以上 (歳)	2.0	2.4	—	2.0	2.4	—	200	240	—	900	200	240	—	900
妊 婦 (付加量)[4],[5]				+0.3	+0.4	—					+200	+240	—	—
授乳婦 (付加量)				+0.7	+0.8	—					+80	+100	—	

1) シアノコバラミン酸 (分子量=1,335.37) の重量として示した。
2) プテロイルモノグルタミン酸 (分子量=441.40) の重量として示した。
3) 通常の食品以外の食品に含まれる葉酸 (狭義の葉酸) に適用する。
4) 妊娠を計画している女性, 妊娠の可能性がある女性および妊娠初期の妊婦は, 胎児の神経管閉鎖障害の
   リスク低減のために, 通常の食品以外の食品に含まれる葉酸 (狭義の葉酸) を 400 μg/日摂取すること
   が望まれる (葉酸)。
5) 付加量は, 中期および後期にのみ設定した (葉酸)。

水溶性ビタミンの食事摂取基準 (4)

性　別	パントテン酸(mg/日) 男性	女性	ビオチン (μg/日) 男性	女性	ビタミンC (mg/日)[2] 男性			女性		
年　齢　等	目安量	目安量	目安量	目安量	推定平均必要量	推奨量	目安量	推定平均必要量	推奨量	目安量
0～5　（月）	4	4	4	4	—	—	40	—	—	40
6～11　（月）	5	5	5	5	—	—	40	—	—	40
1～2　（歳）	3	4	20	20	35	40	—	35	40	—
3～5　（歳）	4	4	20	20	40	50	—	40	50	—
6～7　（歳）	5	5	30	30	50	60	—	50	60	—
8～9　（歳）	6	5	30	30	60	70	—	60	70	—
10～11　（歳）	6	6	40	40	70	85	—	70	85	—
12～14　（歳）	7	6	50	50	85	100	—	85	100	—
15～17　（歳）	7	6	50	50	85	100	—	85	100	—
18～29　（歳）	5	5	50	50	85	100	—	85	100	—
30～49　（歳）	5	5	50	50	85	100	—	85	100	—
50～64　（歳）	6	5	50	50	85	100	—	85	100	—
65～74　（歳）	6	5	50	50	80	100	—	80	100	—
75 以上　（歳）	6	5	50	50	80	100	—	80	100	—
妊　婦　（付加量）		5[1]		50[1]				+10	+10	—
授乳婦　（付加量）		6[1]		50[1]				+40	+45	—

1）パントテン酸，ビオチンの目安量は付加量ではない。
2）L-アスコルビン酸（分子量＝176.12）の重量で示した。
　　特記事項：推定平均必要量は，ビタミンCの欠乏症である壊血病を予防するに足る最小量からではなく，心臓血管系の疾病予防効果および抗酸化作用の観点から算定。

多量ミネラルの食事摂取基準 (1)

性　別	ナトリウム (mg/日)，（ ）内は食塩相当量 (g/日)[1] 男性			女性		
年　齢　等	推定平均必要量	目安量	目標量	推定平均必要量	目安量	目標量
0～5　（月）	—	100(0.3)	—	—	100(0.3)	—
6～11　（月）	—	600(1.5)	—	—	600(1.5)	—
1～2　（歳）	—	—	(3.0 未満)	—	—	(3.0 未満)
3～5　（歳）	—	—	(3.5 未満)	—	—	(3.5 未満)
6～7　（歳）	—	—	(4.5 未満)	—	—	(4.5 未満)
8～9　（歳）	—	—	(5.0 未満)	—	—	(5.0 未満)
10～11　（歳）	—	—	(6.0 未満)	—	—	(6.0 未満)
12～14　（歳）	—	—	(7.0 未満)	—	—	(6.5 未満)
15～17　（歳）	—	—	(7.5 未満)	—	—	(6.5 未満)
18～29　（歳）	600(1.5)	—	(7.5 未満)	600(1.5)	—	(6.5 未満)
30～49　（歳）	600(1.5)	—	(7.5 未満)	600(1.5)	—	(6.5 未満)
50～64　（歳）	600(1.5)	—	(7.5 未満)	600(1.5)	—	(6.5 未満)
65～74　（歳）	600(1.5)	—	(7.5 未満)	600(1.5)	—	(6.5 未満)
75 以上　（歳）	600(1.5)	—	(7.5 未満)	600(1.5)	—	(6.5 未満)
妊　婦				600(1.5)	—	(6.5 未満)
授乳婦				600(1.5)	—	(6.5 未満)

1）高血圧および慢性腎臓病（CKD）の重症化予防のための食塩相当量の量は，男女とも 6.0 g/日未満とした。

多量ミネラルの食事摂取基準（2）

	カリウム（mg/日）			
性　別	男　性		女　性	
年　齢　等	目安量	目標量	目安量	目標量
0〜5　（月）	400	—	400	—
6〜11　（月）	700		700	
1〜2　（歳）	900	—	900	—
3〜5　（歳）	1,000	1,400 以上	1,000	1,400 以上
6〜7　（歳）	1,300	1,800 以上	1,200	1,800 以上
8〜9　（歳）	1,500	2,000 以上	1,500	2,000 以上
10〜11　（歳）	1,800	2,200 以上	1,800	2,000 以上
12〜14　（歳）	2,300	2,400 以上	1,900	2,400 以上
15〜17　（歳）	2,700	3,000 以上	2,000	2,600 以上
18〜29　（歳）	2,500	3,000 以上	2,000	2,600 以上
30〜49　（歳）	2,500	3,000 以上	2,000	2,600 以上
50〜64　（歳）	2,500	3,000 以上	2,000	2,600 以上
65〜74　（歳）	2,500	3,000 以上	2,000	2,600 以上
75 以上　（歳）	2,500	3,000 以上	2,000	2,600 以上
妊　婦			2,000	2,600 以上
授乳婦			2,200	2,600 以上

多量ミネラルの食事摂取基準（3）

	カルシウム（mg/日）								マグネシウム（mg/日）							
性　別	男　性				女　性				男　性				女　性			
年　齢　等	推定平均必要量	推奨量	目安量	耐容上限量	推定平均必要量	推奨量	目安量	耐容上限量	推定平均必要量	推奨量	目安量	耐容上限量[1]	推定平均必要量	推奨量	目安量	耐容上限量[1]
0〜5　（月）	—	—	200	—	—	—	200	—	—	—	20	—	—	—	20	—
6〜11　（月）	—	—	250	—	—	—	250	—	—	—	60	—	—	—	60	—
1〜2　（歳）	350	450	—	—	350	400	—	—	60	70	—	—	60	70	—	—
3〜5　（歳）	500	600	—	—	450	550	—	—	80	100	—	—	80	100	—	—
6〜7　（歳）	500	600	—	—	450	550	—	—	110	130	—	—	110	130	—	—
8〜9　（歳）	550	650	—	—	600	750	—	—	140	170	—	—	140	160	—	—
10〜11　（歳）	600	700	—	—	600	750	—	—	180	210	—	—	180	220	—	—
12〜14　（歳）	850	1,000	—	—	700	800	—	—	250	290	—	—	240	290	—	—
15〜17　（歳）	650	800	—	—	550	650	—	—	300	360	—	—	260	310	—	—
18〜29　（歳）	650	800	—	2,500	550	650	—	2,500	280	340	—	—	230	270	—	—
30〜49　（歳）	600	750	—	2,500	550	650	—	2,500	310	370	—	—	240	290	—	—
50〜64　（歳）	600	750	—	2,500	550	650	—	2,500	310	370	—	—	240	290	—	—
65〜74　（歳）	600	750	—	2,500	550	650	—	2,500	290	350	—	—	230	280	—	—
75 以上　（歳）	600	700	—	2,500	500	600	—	2,500	270	320	—	—	220	260	—	—
妊　婦（付加量）					+0	+0	—	—					+30	+40	—	—
授乳婦（付加量）					+0	+0	—	—					+0	+0	—	—

1）通常の食品以外からの摂取量の耐容上限量は，成人の場合 350 mg/日，小児では 5 mg/kg 体重/日とした。それ以外の通常の食品からの摂取の場合，耐容上限量は設定しない。

多量ミネラルの食事摂取基準（4）

性　別	男　性 リン（mg/日）		女　性	
年 齢 等	目安量	耐容上限量	目安量	耐容上限量
0〜5　（月）	120	—	120	—
6〜11　（月）	260	—	260	—
1〜2　（歳）	500	—	500	—
3〜5　（歳）	700	—	700	—
6〜7　（歳）	900	—	800	—
8〜9　（歳）	1,000	—	1,000	—
10〜11　（歳）	1,100	—	1,000	—
12〜14　（歳）	1,200	—	1,000	—
15〜17　（歳）	1,200	—	900	—
18〜29　（歳）	1,000	3,000	800	3,000
30〜49　（歳）	1,000	3,000	800	3,000
50〜64　（歳）	1,000	3,000	800	3,000
65〜74　（歳）	1,000	3,000	800	3,000
75 以上　（歳）	1,000	3,000	800	3,000
妊　婦			800	—
授乳婦			800	—

微量ミネラルの食事摂取基準（1）

性　別	鉄（mg/日） 男　性				女　性 月経なし		月経あり				亜　鉛（mg/日） 男　性				女　性			
年 齢 等	推定平均必要量	推奨量	目安量	耐容上限量	推定平均必要量	推奨量	推定平均必要量	推奨量	目安量	耐容上限量	推定平均必要量	推奨量	目安量	耐容上限量	推定平均必要量	推奨量	目安量	耐容上限量
0〜5　（月）	—	—	0.5	—	—	—	—	—	0.5	—	—	—	2	—	—	—	2	—
6〜11　（月）	3.5	5.0	—	—	3.5	4.5	—	—	—	—	—	—	3	—	—	—	3	—
1〜2　（歳）	3.0	4.5	—	25	3.0	4.5	—	—	—	20	3	3	—	—	2	3	—	—
3〜5　（歳）	4.0	5.5	—	25	4.0	5.5	—	—	—	25	3	4	—	—	3	3	—	—
6〜7　（歳）	5.0	5.5	—	30	4.5	5.5	—	—	—	30	4	5	—	—	3	4	—	—
8〜9　（歳）	6.0	7.0	—	35	6.0	7.5	—	—	—	35	5	6	—	—	4	5	—	—
10〜11　（歳）	7.0	8.5	—	35	7.0	8.5	10.0	12.0	—	35	6	7	—	—	5	6	—	—
12〜14　（歳）	8.0	10.0	—	40	7.0	8.5	10.0	12.0	—	40	9	10	—	—	7	8	—	—
15〜17　（歳）	8.0	10.0	—	50	5.5	7.0	8.5	10.5	—	40	10	12	—	—	7	8	—	—
18〜29　（歳）	6.5	7.5	—	50	5.5	6.5	8.5	10.5	—	40	9	11	—	40	7	8	—	35
30〜49　（歳）	6.5	7.5	—	50	5.5	6.5	9.0	10.5	—	40	9	11	—	45	7	8	—	35
50〜64　（歳）	6.5	7.5	—	50	5.5	6.5	9.0	11.0	—	40	9	11	—	45	7	8	—	35
65〜74　（歳）	6.0	7.5	—	50	5.0	6.0	—	—	—	40	9	11	—	40	7	8	—	35
75 以上　（歳）	6.0	7.0	—	50	5.0	6.0	—	—	—	40	9	10	—	40	6	8	—	30
妊　婦（付加量）初期					+2.0	+2.5	—	—	—	—					+1	+2	—	—
中期・後期					+8.0	+9.5	—	—	—	—								
授乳婦（付加量）					+2.0	+2.5	—	—	—	—					+3	+4	—	—

210

微量ミネラルの食事摂取基準 (2)

性　別	銅（mg/日）								マンガン（mg/日）			
	男　性				女　性				男　性		女　性	
年　齢　等	推定平均必要量	推奨量	目安量	耐容上限量	推定平均必要量	推奨量	目安量	耐容上限量	目安量	耐容上限量	目安量	耐容上限量
0〜5　（月）	—	—	0.3	—	—	—	0.3	—	0.01	—	0.01	—
6〜11　（月）	—	—	0.3	—	—	—	0.3	—	0.5	—	0.5	—
1〜2　（歳）	0.3	0.3	—	—	0.2	0.3	—	—	1.5	—	1.5	—
3〜5　（歳）	0.3	0.4	—	—	0.3	0.3	—	—	1.5	—	1.5	—
6〜7　（歳）	0.4	0.4	—	—	0.4	0.4	—	—	2.0	—	2.0	—
8〜9　（歳）	0.4	0.5	—	—	0.4	0.5	—	—	2.5	—	2.5	—
10〜11　（歳）	0.5	0.6	—	—	0.5	0.6	—	—	3.0	—	3.0	—
12〜14　（歳）	0.7	0.8	—	—	0.6	0.8	—	—	4.0	—	4.0	—
15〜17　（歳）	0.8	0.9	—	—	0.6	0.7	—	—	4.5	—	3.5	—
18〜29　（歳）	0.7	0.9	—	7	0.6	0.7	—	7	4.0	11	3.5	11
30〜49　（歳）	0.7	0.9	—	7	0.6	0.7	—	7	4.0	11	3.5	11
50〜64　（歳）	0.7	0.9	—	7	0.6	0.7	—	7	4.0	11	3.5	11
65〜74　（歳）	0.7	0.9	—	7	0.6	0.7	—	7	4.0	11	3.5	11
75 以上　（歳）	0.7	0.8	—	7	0.6	0.7	—	7	4.0	11	3.5	11
妊　婦（付加量）					+0.1	+0.1	—	—			3.5[1]	
授乳婦（付加量）					+0.5	+0.6	—	—			3.5[1]	

1）マンガンの目安量は付加量ではない。

微量ミネラルの食事摂取基準 (3)

性　別	ヨウ素（μg/日）								セレン（μg/日）							
	男　性				女　性				男　性				女　性			
年　齢　等	推定平均必要量	推奨量	目安量	耐容上限量	推定平均必要量	推奨量	目安量	耐容上限量	推定平均必要量	推奨量	目安量	耐容上限量	推定平均必要量	推奨量	目安量	耐容上限量
0〜5　（月）	—	—	100	250	—	—	100	250	—	—	15	—	—	—	15	—
6〜11　（月）	—	—	130	250	—	—	130	250	—	—	15	—	—	—	15	—
1〜2　（歳）	35	50	—	300	35	50	—	300	10	10	—	100	10	10	—	100
3〜5　（歳）	45	60	—	400	45	60	—	400	10	15	—	100	10	10	—	100
6〜7　（歳）	55	75	—	550	55	75	—	550	15	15	—	150	15	15	—	150
8〜9　（歳）	65	90	—	700	65	90	—	700	15	20	—	200	15	20	—	200
10〜11　（歳）	80	110	—	900	80	110	—	900	20	25	—	250	20	25	—	250
12〜14　（歳）	95	140	—	2,000	95	140	—	2,000	25	30	—	350	25	30	—	300
15〜17　（歳）	100	140	—	3,000	100	140	—	3,000	30	35	—	400	20	25	—	350
18〜29　（歳）	95	130	—	3,000	95	130	—	3,000	25	30	—	450	20	25	—	350
30〜49　（歳）	95	130	—	3,000	95	130	—	3,000	25	30	—	450	20	25	—	350
50〜64　（歳）	95	130	—	3,000	95	130	—	3,000	25	30	—	450	20	25	—	350
65〜74　（歳）	95	130	—	3,000	95	130	—	3,000	25	30	—	450	20	25	—	350
75 以上　（歳）	95	130	—	3,000	95	130	—	3,000	25	30	—	400	20	25	—	350
妊　婦（付加量）					+75	+110	—	—[1]					+5	+5	—	—
授乳婦（付加量）					+100	+140	—	—[1]					+15	+20	—	—

1）妊婦および授乳婦の耐容上限量は，2,000 μg/日とした。

微量ミネラルの食事摂取基準（4）

性　　別	クロム（µg/日） 男性		女性		モリブデン（µg/日） 男性				女性			
年　齢　等	目安量	耐容上限量	目安量	耐容上限量	推定平均必要量	推奨量	目安量	耐容上限量	推定平均必要量	推奨量	目安量	耐容上限量
0〜5　（月）	0.8	—	0.8	—	—	—	2	—	—	—	2	—
6〜11　（月）	1.0	—	1.0	—	—	—	5	—	—	—	5	—
1〜2　（歳）	—	—	—	—	10	10	—	—	10	10	—	—
3〜5　（歳）	—	—	—	—	10	10	—	—	10	10	—	—
6〜7　（歳）	—	—	—	—	10	15	—	—	10	15	—	—
8〜9　（歳）	—	—	—	—	15	20	—	—	15	15	—	—
10〜11　（歳）	—	—	—	—	15	20	—	—	15	20	—	—
12〜14　（歳）	—	—	—	—	20	25	—	—	20	25	—	—
15〜17　（歳）	—	—	—	—	25	30	—	—	20	25	—	—
18〜29　（歳）	10	500	10	500	20	30	—	600	20	25	—	500
30〜49　（歳）	10	500	10	500	25	30	—	600	20	25	—	500
50〜64　（歳）	10	500	10	500	25	30	—	600	20	25	—	500
65〜74　（歳）	10	500	10	500	20	30	—	600	20	25	—	500
75以上　（歳）	10	500	10	500	20	25	—	600	20	25	—	500
妊　婦（付加量）			10[1]	—[1]					+0	+0	—	—
授乳婦（付加量）			10[1]	—[1]					+3	+3	—	—

1）クロムの目安量，耐容上限量は付加量ではない。

付録2　食事バランスガイド（厚生労働省・農林水産省）　平成17年6月

食事バランスガイド

あなたの食事は大丈夫？

索　引

216

著者紹介

高　早苗

1972年　女子栄養大学栄養学部栄養学科卒業
現　在　前中国学園大学現代生活学部
　　　　人間栄養学科教授
専　門　栄養学

柳　　進（農博）

1960年　京都大学農学部卒業
1967年　京都大学大学院農学研究科修了
現　在　前畿央大学健康科学部
　　　　健康生活学科教授
専　門　栄養生化学

河田哲典（農博）

1976年　東京農業大学農学部卒業
1984年　東京農業大学大学院農学研究科修了
現　在　岡山大学教育学部特任教授
専　門　栄養学

山田英明（農修）

1983年　東京農業大学農学部栄養学科卒業
1985年　東京農業大学大学院農学研究科博士
　　　　前期課程修了
現　在　前山形県立米沢栄養大学健康栄養学
　　　　部教授
専　門　栄養学

眞鍋芳江（博士（理学））

1997年　岡山大学理学部卒業
2009年　岡山大学大学院自然科学研究科修了
現　在　中国学園大学現代生活学部
　　　　人間栄養学科教授
専　門　栄養学，生物学

関　周司（医博）

1959年　岡山大学医学部卒業
1964年　岡山大学大学院医学研究科修了
現　在　岡山大学名誉教授
　　　　中国学園大学名誉教授
専　門　生化学，分子生物学

基礎栄養学（第4版）

2005 年 4 月 15 日　初版第 1 刷発行
2007 年 3 月 30 日　初版第 2 刷発行
2011 年 3 月 30 日　第 2 版第 1 刷発行
2015 年 3 月 30 日　第 3 版第 1 刷発行
2020 年 6 月 20 日　第 4 版第 1 刷発行
2024 年 3 月 30 日　第 4 版第 2 刷発行

ⓒ 著 者　高　　早　苗
発行者　秀　島　　功
印刷者　渡　辺　善　広

発行所　三 共 出 版 株 式 会 社　東京都千代田区神田神保町 3 の 2
振替 00110 - 9 - 1065

郵便番号 101 - 0051　電話 03 - 3264 - 5711(代) FAX 03 - 3265 - 5149
https://sankyoshuppan.co.jp/

一般社団法人 日本書籍出版協会・一般社団法人 自然科学書協会・工学書協会　会員

Printed in Japan　　　　　　　　　印刷・製本　壮光舎

ISBN 978-4-7827-0795-1